ESSÊNCIA E PERSONALIDADE

CIP-BRASIL. CATALOGAÇÃO NA PUBLICAÇÃO
SINDICATO NACIONAL DOS EDITORES DE LIVROS, RJ

F744e
Fonseca, José
　　Essência e personalidade : elementos de psicologia relacional / José Fonseca. – São Paulo : Ágora, 2018.
　　320 p. : il.

　　Inclui bibliografia
　　ISBN 978-85-7183-202-2

　　1. Moreno, Jacob Levy, 19889-1974 - Crítica e interpretação. 2. Psicodrama. 3. Psicodinâmica. 4. Psicopatologia. I. Título.

17-46696

CDD: 150.195
CDU: 159.964.2

www.editoraagora.com.br

Compre em lugar de fotocopiar.
Cada real que você dá por um livro recompensa seus autores
e os convida a produzir mais sobre o tema;
incentiva seus editores a encomendar, traduzir e publicar
outras obras sobre o assunto;
e paga aos livreiros por estocar e levar até você livros
para a sua informação e o seu entretenimento.
Cada real que você dá pela fotocópia não autorizada de um livro
financia o crime
e ajuda a matar a produção intelectual de seu país.

ESSÊNCIA E PERSONALIDADE

Elementos de psicologia relacional

José Fonseca

ESSÊNCIA E PERSONALIDADE
Elementos de psicologia relacional

Copyright © 2018 by José Fonseca
Direitos desta edição reservados por Summus Editorial

Editora executiva: **Soraia Bini Cury**
Assistente editorial: **Michelle Neris**
Revisão técnica: **Mariana Kawazoe**
Revisão de texto: **Daniel Levy Candeias**
Projeto gráfico: **Crayon Editorial**
Diagramação e capa: **Santana**
Impressão: **Sumago Gráfica Editorial**

Editora Ágora
Departamento editorial
Rua Itapicuru, 613 – 7º andar
05006-000 – São Paulo – SP
Fone: (11) 3872-3322
Fax: (11) 3872-7476
http://www.editoraagora.com.br
e-mail: agora@editoraagora.com.br

Atendimento ao consumidor
Summus Editorial
Fone: (11) 3865-9890

Vendas por atacado
Fone: (11) 3873-8638
Fax: (11) 3872-7476
e-mail: vendas@summus.com.br

Impresso no Brasil

Sumário

Introdução 11

PARTE I – ESCRITOS MORENIANOS 15

I. Essência e personalidade: linhas e entrelinhas de Moreno 17

A "lei" da mínima ação 19

O movimento evolutivo cósmico 20

Conserva, espontaneidade e criatividade 23

Essência/matriz espontâneo-criativa e personalidade 28

O vazio mediano, interior ou criativo 30

Abrangência e profundidade 32

A cabala e o desenvolvimento 33

Caos-cosmo: uma intencionalidade 33

Energia e espontaneidade 35

Forças de proximidade e distância 40

Dinâmica relacional e energia 41

"Qualidades" relacionais: tele e transferência 43

O conceito de encontro 45

O inominado e o nominado 52

O conceito de momento 55

Finalizando 58

2. Moreno e Espinosa: aproximações cabalísticas 59

A questão de Deus 61

O conhecimento 65

Liberdade, ação e alegria 65

Finalizando 68

3. Exclusão-inclusão na vida e obra de J. L. Moreno 69

Introdução 69

Inclusão, identidade e matriz de identidade de Moreno 70

Lutando por inclusão social 72

Incluindo os excluídos 75

Incluindo a loucura 78

A última inclusão 83

A inclusão do psicodrama no Brasil 83

O legado de Moreno 85

4. Verdades relativas e os paradigmas científicos 87

A ciência é uma só? 87

Quadrantes de Wilber 88

Buber: Eu-Tu e Eu-Isso (Nós-Vós e Nós-Isso) 89

Buber e Wilber 91

Psicanálise, psicologia cognitiva e sociologia 92

E Moreno? 93

Psicodinâmica e neurociência 95

Finalizando 95

5. Teatro-psicodrama 99

Freud, Moreno e Dora, ficção histórica (Viena, 1900-1915) 99

6. Pílulas psicodramáticas 113

Moreno e o conceito de mais realidade 113

As cinco fases da obra moreniana 113

Moreno e Jesus Cristo 115

O homem na cruz 117

Senescência e maturidade 118

Psicodrama: um antiteatro? 121

Moreno: um pioneiro da psicologia do esporte 122

A trilogia austríaca de Moreno 123

O grupo de estudos de Moreno (GEM) –
Daimon: 22 anos de estudos morenianos 126

Reflexões sobre a eficácia das psicoterapias 128

Posição cósmico-relacional do homem e a estética cósmica 132

Transformação e permanência 135

Ciência e arte 138

PARTE II – ESCRITOS PÓS-MORENIANOS 143

7. Onde está o reconhecimento do Ele na matriz de identidade? Interseções entre Moreno e Lacan 145

A linguagem relacional 146

A matriz de identidade de Moreno 146

O estádio do espelho em Lacan 149

Evolução, desenvolvimento e temporalidade 151

Os três tempos da triangulação:
o reconhecimento do Eu, do Tu e do Ele 153

O campo relacional e o poder relacional 157

As estruturas e o percurso triangular 158

Cicatrizes da maturação 161

Conclusão 161

8. Matriz de identidade, triangulação e estruturas clínicas 165

Aquecimento 166

Dramatização: a triangulação 187

Comentários e análises: estruturas
trianguladas e não trianguladas 192

Compartilhando (*sharing*) 229

Apêndice – O olhar da psicologia relacional: entrevista 231

9. Medo e esperança: indivíduo, grupo e sociedade* 237

Os três cérebros 237

Instintos, emoções, sentimentos e pensamentos 238

Consciência 240

Relação-separação 242

Medo e esperança no grupo 244

Medo e esperança em organizações, estados e nações 245

O sofrimento ético-político e a felicidade pública 246

10. Psicoterapia da relação: um psicodrama minimalista 251

Teoria 251

Prática 258

Técnicas 262

Finalizando 266

PARTE III – HISTÓRIA 267

11. Memórias de Beacon e outras memórias 269

12. Moreno e a IAGP: a história da Associação Internacional de Psicoterapia de Grupo e Processos Grupais 275

A pesquisa 275

A incorporação 279

O pós-congresso 281

13. O movimento psicodramático em São Paulo e no Brasil: depoimento 283

Antes do psicodrama 283

O psicodrama em São Paulo: Rojas-Bermúdez 284

Congresso do Masp – 1970 289

Grupo dos onze 291

Fundação da SOPSP e ABPS 291

Rio de Janeiro, Belo Horizonte e Brasília: Pierre Weil 293

Psicodrama pedagógico (aplicado à educação
ou socioeducacional) 294

A Febrap 295

A segunda fase do movimento: Dalmiro Bustos 297

IAGP 299

Finalizando 299

14. **Reminiscências psicodramáticas** 301

A Pré-Febrap e o Rio de Janeiro 301

O sociólogo francês Lapassade e o congresso do Masp (1970) 302

Um encontro inusitado 304

Quem escreveu antes sobre o encontro: Moreno ou Buber? 306

Referências bibliográficas 307

Outras obras consultadas 315

Referências de filmes 316

Introdução

ESTE LIVRO SIGNIFICA O fecho de um longo percurso: o da busca de uma composição teórica que contempla uma linguagem relacional psicodinâmica e psicopatológica. Tive contato com a obra moreniana após meus primeiros passos na psiquiatria e na psicoterapia psicanalítica no final dos anos 1960. Moreno era absolutamente diferente de tudo o que eu tinha visto até então: suas propostas eram revolucionárias em termos da ortodoxia "psi" da época. Tomando por base sua filosofia relacional, procurei autores que preenchessem as lacunas de um corpo teórico que não atendia completamente às exigências de minha prática psiquiátrica e psicoterapêutica. Busquei nas linhas e entrelinhas psicanalíticas, de seguidores e dissidentes, a provisão de que necessitava. Não posso deixar de citar nesse sentido, entre outras, a contribuição das obras de John Bowlby (1981) sobre "relação-separação", de Heinz Kohut (1984) sobre o "narcisismo relacional", de Martin Buber sobre a filosofia dialógica e uma releitura pessoal da obra freudiana sob o foco relacional. Passei por muitas influências – o homem está sempre sob alguma –, mantendo-me, porém, fiel ao eixo filosófico anterior. Ultimamente me dediquei ao estudo da obra lacaniana, que contribuiu em muitos sentidos para chegar a uma psicopatologia relacional, que pode ser mais bem constatada nos capítulos 7 e 8 ("Onde está o reconhecimento do Ele na matriz de identidade: interseções entre Moreno e Lacan" e "Matriz de identidade, triangulação e estruturas clínicas").

Publicar este livro depois de 50 anos de trabalho oferece-me a oportunidade de fazer uma espécie de autoanálise profissional. O que poderia ter contribuído para esse resultado? Em primeiro lugar, sem dúvida, características de personalidade que, em termos de formação científica, sempre me impulsionaram a não seguir somente um autor. O fato de coordenar grupos de estudos de profissionais de diferentes linhas terapêuticas obrigou-me a aceitar sugestões de leituras que nem sempre seriam minhas primeiras escolhas e que acabaram por me oferecer surpresas generosas.

Dois terços do livro (parte I e II) são dedicados aos "Escritos morenianos" e aos "Escritos pós-morenianos", meras divisões didáticas, porque, na verdade, constituem o resultado de muitas influências colocadas ao redor do eixo central citado. O Capítulo I, "Essência e personalidade: linhas e entrelinhas de Moreno", constitui a tentativa de olhar a teoria moreniana baseado em outras epistemologias, que confirmam a intuição e genialidade do criador da psicoterapia de grupo, do psicodrama e da sociometria. As ideias aí pontuadas emergem de modo diverso ao longo de outros capítulos.

Seu terço final (Parte III – "História") é dedicado às memórias do movimento psicodramático. Uma das poucas vantagens da idade é não precisar ler sobre a história recente. No caso, do psicodrama brasileiro eu lembro... Evidentemente, esses depoimentos, como são todos os testemunhos, revelam, além da dimensão sócio-histórica, uma ótica particular. As verdades variam de acordo com os lugares e as distâncias de onde são observadas.

Este livro, como a figura mitológica do Ouroborus (a cobra mordendo o próprio rabo), na qual o início e o fim se encontram, é a continuidade e, quem sabe, o fecho de ideias levantadas em meu primeiro livro, lançado originalmente em 1980 e que atualmente está em sua sétima edição, *Psicodrama da loucura: correlações entre Buber e Moreno*.

"Talvez me perguntem se e até onde estou convencido das hipóteses aqui apresentadas. A resposta seria que eu próprio não estou convencido nem peço que outros nelas acreditem. Ou, mais precisamente: não sei até onde acredito nelas."
(Freud em *Além do princípio do prazer*, 2014, p. 232)

PARTE I

▼

Escritos morenianos

1. Essência e personalidade: linhas e entrelinhas de Moreno

ESTE É UM TEXTO sobre *psicologia relacional*. Defino-a como a psicologia balizada pela filosofia relacional de J. L. Moreno, com contribuições de outros autores que se pautam por princípios aproximados. Nesse sentido, discuto alguns conceitos morenianos, analiso-os à luz de outras teorias, e, se possível, tento torná-los mais claros. Procuro também explicitar a validação que Moreno propõe entre ciência, estética e existência humana. Afinal, ser fiel a Moreno não significa simplesmente repeti-lo, mas também repensá-lo. Merengué (2016, p. 27) vai adiante ao dizer que a autocrítica é essencial para a sobrevivência de um projeto científico, e, caso isso não aconteça, "corre o risco de ser varrido da história dos projetos humanos".

Privilegio o enfoque de alguns conceitos em detrimento de outros, não por serem menos ou mais importantes, mas tão somente pelo fato de ter seguido um critério eminentemente intuitivo. Um tópico me levou a outro. Parto do princípio de que a natureza é constituída por uma rede relacional que, segundo suas leis, integra todos os elementos que a compõem, inclusive, é claro, os seres humanos. Utilizo o termo *essência* no título desta apresentação como uma propriedade básica constitutiva dos seres vivos. Fundamento-me na física, na astronomia e na cosmologia:

> [...] somos criações cósmicas raras, aglomerados de poeira vinda de restos de estrelas, moléculas animadas pela faísca da vida, capazes de se perguntar sobre suas origens. [...] Carregamos a história do cosmo em nossos átomos. (Gleiser, 2016, p. III)

Freud (2014, p. 204) também assinala esse percurso: "[...] Mas, em última instância, a história do desenvolvimento da Terra e de sua relação com o Sol é que deixaria sua marca no desenvolvimento dos organismos [...]". Os fundamentos filosóficos dessa constatação retornam mais claramente no Capítulo 2: "Moreno e Espinosa: aproximações". Essa essência ou *self* cósmico pode ser visto na obra moreniana como uma matriz espontâneo-criativa, algo que permite ao homem a capacidade de criar.

O tema da essência resvala na dimensão do mistério e do místico – palavras que possuem a mesma raiz etimológica. A ciência busca respostas pela lógica do intelecto, a mística pela fé. São caminhos diferentes que se cruzam. Moreno foi considerado por muitos um místico, e ele próprio assim se considerou, quando na juventude pensou em fundar uma religião[1]. Em suas palavras:

> Por ter vivido em dois sistemas culturais opostos, primeiro, [a] existência sacro-religiosa, depois, [a] existência secular mundana, pude passar sem dificuldade do pensamento religioso para o científico. De fato, pareciam ser os dois lados de uma mesma moeda. (Moreno, 1994, p. 28)

Este texto percorre esse território controverso, porém tenta levar em conta a ciência como ligada à experiência e a filosofia como a reflexão de seus resultados. A filosofia está desprendida dos objetivos de dominação moral das religiões.

A segunda parte do título, a personalidade, ganha aqui a condição de *persona*, uma máscara biológica, social e psicológica que recobre a essência humana e lhe dá identidade terrena.

Apresentei essas ideias a audiências diversificadas, referendando-as com títulos diferentes que refletem a abrangência do tema e meus dilemas para realizar essa travessia:

---

1. A *Revista Brasileira de Psicodrama*, v. 16, n. 2, 2008, dedicou sua seção temática a "Psicodrama, ciência e religião", com as contribuições de Possan, Franco e Reñones (2008).

- Dimensão relacional do homem
- Elementos de psicologia relacional
- Elementos de psicodrama contemporâneo
- Para melhor compreender Moreno
- Nas linhas e entrelinhas de Moreno
- Essência e personalidade

A "Lei" da mínima ação[2]

NA FÍSICA EXISTE UM princípio chamado de "lei da mínima ação" ou "lei do mínimo esforço". Esse princípio mostra que a natureza sempre opta pelo caminho mais simples. Se você está em um quarto escuro e entreabre a porta, imediatamente entra um feixe de luz. A umidade em uma parede segue o caminho mais viável. Ao bloquearmos seu curso aqui, ela reaparece acolá. Um riacho constrói seu percurso ao driblar as ondulações e as pedras do caminho. Esse movimento da natureza nunca cessa, constitui a essência da vida. Essa lei da física lembra o ditado: "Entre várias explicações semelhantes, a mais simples é a melhor".

O movimento é parte do processo evolutivo. Considere-se o movimento evolutivo um processo de transformação de um estado a outro mais elaborado, ou seja, um processo de complexificação gradual da natureza. Nesse tópico, impossível não citar Edgar Morin (2003, p. 54):

> Vamos tentar ir não do simples para o complexo, mas da complexidade para uma complexidade sempre maior. Repetimo-lo, o simples é apenas um momento, um aspecto entre várias complexidades (microfísica, macrofísica, biológica, psíquica-social).

---

2. Vale consultar a dissertação de mestrado em Física de Guto Mardegan (1991), na qual o autor, antes de ser psicodramatista, já se interessava pela fluência espontâneo-criativa (moreniana).

O movimento evolutivo cósmico

Recordemos os aspectos evolutivos do Universo, pois constituem parâmetro para todos os movimentos vitais. A grande explosão inicial, o Big Bang, gerou uma sopa de partículas cósmicas de altíssimas temperaturas que foi esfriando lentamente. Dela surgiram os prótons e os nêutrons – os núcleos atômicos, com cargas eletromagnéticas positivas. Os elétrons, com cargas negativas, foram atraídos pelos primeiros, passando a girar em torno deles, formando os átomos. Nesse processo integrativo, os átomos geraram as moléculas e elas, por sua vez, as células. Os seres unicelulares geraram os organismos multicelulares e daí, sucessivamente, os peixes, os anfíbios, os répteis, os mamíferos, os primatas e os humanos. Foi um caminho espontâneo e criativo ao longo de bilhões de anos.

Nesses termos, fala-se de uma hierarquia cósmica, cujo exemplo seria o equilíbrio gravitacional dos corpos celestes. As luas giram em torno dos planetas e estes, em torno do Sol. O sistema solar, por sua vez, pertence à Via Láctea, que compõe um agrupamento de pelo menos 20 outras galáxias (conhecidas).

Vejamos em uma figura:

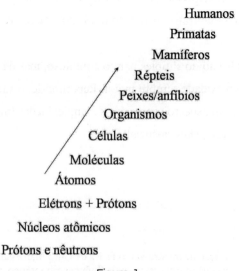

Figura 1

Interessante pensar que o ser humano em seu desenvolvimento neuropsicomotor apresenta etapas correlatas às descritas acima. Ao ser concebido, vive na água (líquido amniótico); ao nascer, após um curto período no colo, vai para o chão (terra), rasteja como réptil, engatinha como mamífero e, finalmente, levanta e anda.

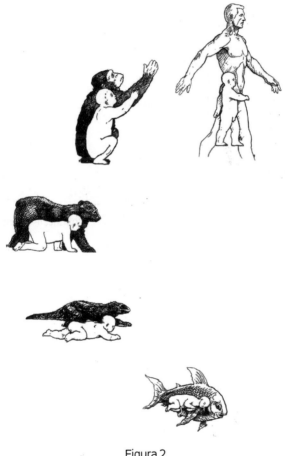

Figura 2

(Fonte: Keleman, 1992, p. 39)

Evolução das espécies

Na evolução das espécies observamos novamente a "lei do mínimo esforço". Quando há um bloqueio, o movimento busca outra saída ou se interrompe. No esquema a seguir, utilizado pelo psicodramatista brasileiro José Carlos Landini (1998), observamos que a espécie *Australopithecus pri-*

mitivus não conseguiu evoluir pelo lado direito do esquema, mas conseguiu movimentar-se pelo lado esquerdo, chegando ao *Homo sapiens/Sapiens*.

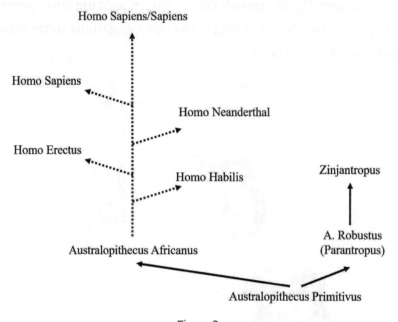

Figura 3

(Fonte: Petit e Prevost, 1973, p. 308)

Moreno (1994, p. 91-92) também fala de movimento, evolução e complexificação:

> Em toda a natureza encontramos as linhas verticais de estrutura, vemos sempre as formas mais evoluídas ligando-se às menos evoluídas, vemos uma parte expressar-se através da outra e servir-se de outra para a realização de objetivo comum.

> No corpo humano, a cabeça se apoia no tronco e este, nas pernas. A topografia da mente indica que os elementos mais finos e sutis – as ideias – se apoiam em elementos mais pesados e grosseiros – as emoções – que, por sua vez, necessitam do apoio dos impulsos instintivos.

A estrutura 1-2-3

Wilber (2001) explica que o processo evolutivo obedece a uma "estrutura 1-2-3". Algo que se encontra fusionado (1) diferencia-se (2) e inclui-se em outro estado evolutivo (3). A natureza repete interminavelmente esse movimento.

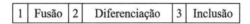

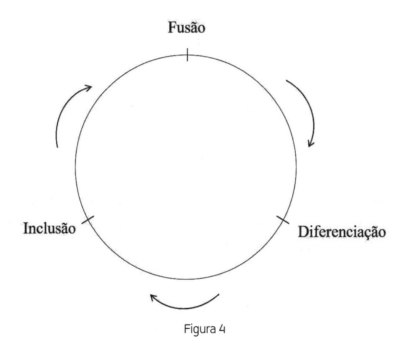

Figura 4

Conserva, espontaneidade e criatividade

Para o leitor de Moreno, não fica difícil fazer uma aproximação entre a "estrutura 1-2-3" e os conceitos de conserva cultural, espontaneidade e criatividade. A conserva corresponde à fusão, à espontaneidade, à energia que leva à diferenciação, e à criatividade e a algo novo a que se chega, uma identificação em um novo patamar. Ou seja, a partir do degrau nº 1 existe algo que se movimenta verticalmente (nº 2) e atinge um novo patamar no degrau nº 3, e assim por diante.

Vejamos agora a representação da estrutura 1-2-3 como uma escada. A escada é tomada, desde a antiguidade, como um caminho simbólico ao divino – vide a Torre de Babel e as pirâmides escalonadas egípcias. Em nosso caso, a escada representa um movimento de organização-desorganização-reorganização, dependendo do sentido que é seguido: para cima ou para baixo.

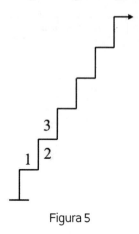

Figura 5

Na figura a seguir, aparecem outros desenhos possíveis de ser utilizados na ilustração desse processo. Além da escada, temos o zigue-zague, os círculos e a espiral, todos ascendentes e descendentes:

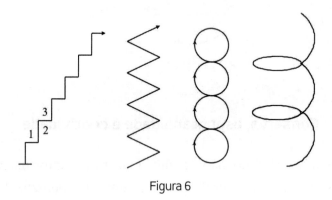

Figura 6

Retomo a imagem do núcleo atômico circundado pelos elétrons em movimento. Costuma-se compará-la a um estádio esportivo, cujo gramado corresponde ao núcleo e as arquibancadas, aos elétrons, uma vez que a cada giro eles mudam seu curso e altura.

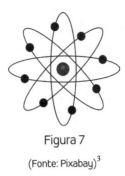

Figura 7

(Fonte: Pixabay)[3]

Segundo o físico Marcelo Gleiser (2003), o elétron tem padrões de vibração como uma corda de violão, ou seja, a cada giro ele supostamente emite um som:

> [...] Cada padrão de vibração do elétron está relacionado a uma "órbita", ou melhor, estado, com energia bem definida [...]. O átomo é como um instrumento musical, com notas possíveis, cada uma correspondendo a um estado ou nível de energia.

Seguindo essa colocação, podemos relacionar a escada a uma escala musical na qual cada degrau (figura abaixo) corresponde a um tom ou semitom, de maneira que o movimento de subida ou descida seria acompanhado de uma música. O desenho da escada-escala musical ficaria, inicialmente, com as notas "dó", "dó sustenido" (dó#), "ré", "ré sustenido" (ré#) e "mi", conforme se segue. Explicarei, em seguida, como entram as demais notas musicais.

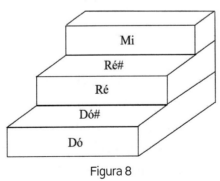

Figura 8

---

3. Disponível em: <https://pixabay.com/pt/>.

Na escala musical existe um "salto" entre o "mi" e o "fá" para a sucessão "fá-sol-lá-si". Nicoll (1982) faz uma correlação entre um "salto" musical e um "salto" existencial. Usualmente os acontecimentos existenciais são elaborados e a vida segue como antes, ou seja, no padrão "dó-ré-mi". Às vezes, no entanto, um acontecimento ganha a conotação de um "choque" que redireciona a vida da pessoa. Não é uma simples "mudança", mas uma verdadeira "transformação". Em termos da alegoria utilizada, a escada-escala deixaria de seguir a direção "do-ré-mi" para tomar a direção "fá-sol-lá-si". Os degraus passam de retângulos a triângulos e permitem vislumbrar um novo horizonte. A estrutura "1-2-3" passa a "1-2-3-4". A escada passa de linear a espiralada.

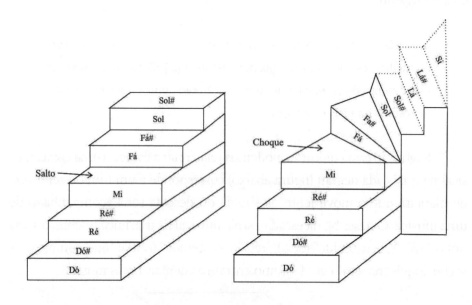

Figura 9

O conceito torna-se mais claro quando exemplificado. Durante a ditadura militar brasileira (1964-1985), um jovem professor universitário foi acusado de subversivo e submetido a um inquérito policial militar (I.P.M.). Enquanto aguardava seu desfecho, recebeu convite para trabalhar no exterior. Porém, pela condição de réu, não podia deixar o país. Depois de longo período processual, foi finalmente absolvido. Poderia continuar a carreira acadêmica aqui. Porém, foi tomado por um choque "existencial-musical",

ESSÊNCIA E PERSONALIDADE

um "dó-ré-mi-fá-sol-lá-si" transformador. Deixou o país e ousou a aventura do exterior. Ao longo dos anos tornou-se presidente de um dos mais respeitados institutos de pesquisa científica do mundo.

Moreno (2014a) insere esse tipo de transformação existencial dentro do movimento filosófico que propôs quando jovem, o "seinismo" (do alemão: *"sein"* = "ser") ou "existencialismo heroico". Os fenômenos aí compreendidos estão diretamente ligados aos seus conceitos de encontro, espontaneidade, criatividade e momento, os quais veremos adiante. Traduzem uma urgência criativa na experiência imediata. Moreno cita, como exemplo, seu amigo John Kellmer, que abandonou a carreira universitária, deixando de ser um filósofo e escritor para tornar-se um simples lavrador. Cita também o escritor russo Leon Tolstoi, que deixou uma vida confortável e bem-sucedida por um isolamento ascético; e o médico alsaciano Albert Schweitzer, que deixou sua clínica europeia para atender pacientes carentes na África.

Estrutura 1-2-3-4: aquecimento, espontaneidade, criatividade e conserva cultural

Moreno apresenta um gráfico explicativo de seus conceitos de conserva cultural, espontaneidade e criatividade. É importante que se note que os três conceitos são apresentados juntos, intermediados pelo processo de aquecimento (*"warming-up"*), pois não podem ser compreendidos isoladamente. Por considerá-los básicos, ele utiliza a expressão "cânon da criatividade". O sentido da palavra "cânon" é o de um princípio básico, um dogma, uma doutrina.

No esquema ele mostra as incessantes operações rotativas entre a espontaneidade (E), a criatividade (C) e a conserva cultural (CC), intermediadas pelo aquecimento (A) para o ato. O aquecimento é a condição essencial para desencadear o sistema, portanto ganha a condição de quarto componente. Segundo os comentários anteriores, o movimento rotativo estaria acompanhado de uma música quando fluente, ou de um ruído quando bloqueado.

Um mau entendimento conceitual seria achar que a espontaneidade e a criatividade são boas e a conserva, má. Na fluência do movimento entre

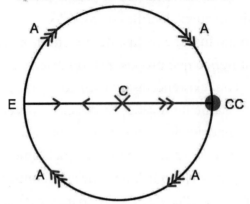

Figura 10

(Fonte: Moreno, 2008, p. 60)

elas, todas são essenciais, assim como no gráfico da escada os degraus superiores dependem dos inferiores.

Moreno (1991, p. 156) não utiliza a imagem da escada e nem da espiral, mas admite uma escala de espontaneidade.

> A escala tem dois polos opostos: o máximo de espontaneidade num polo e espontaneidade zero no outro, com numerosos graus de espontaneidade entre ambos, representando cada grau um diferente quociente de espontaneidade. Esta é uma escala axiológica: o expoente ideal de um polo é um criador totalmente espontâneo e o expoente ideal do outro polo é a conserva cultural total.

Essência/matriz espontâneo-criativa e personalidade

Moreno (1992, p. 74) considera o homem um ser cósmico em sua origem. Ele utiliza a imagem poética e cabalística do homem provido de centelhas divinas, essências ou potências espontâneo-criativas. O Deus-Universo é o

ESSÊNCIA E PERSONALIDADE

grande criador e o homem, o pequeno criador. Segue trecho da alegoria moreniana em que o Criador fala às criaturas:

> Esta é a lei do Universo:
> Quem é parte da criação
> Também é parte do criador,
> e é uma parte de Mim.

Aventuro-me a um devaneio interpretativo do "Gênesis" para tornar mais clara essa questão. O Criador-Pai gerou a criatura-filho à sua imagem e semelhança – ou seja, com o mesmo tipo de energia –, mas impôs-lhe as leis em relação à Mãe-Paraíso. Os filhos, Adão e Eva, transgrediram-nas, sendo punidos com a expulsão do paraíso. Perderam a imortalidade e ficaram marcados para sempre pelo "nome-do-pai"[4]. E assim aconteceu a primeira triangulação bíblica.

Para cobrir as vergonhas do pecado cometido, o Criador lhes ofereceu duas peles, uma biológica (corpo) e outra psicológica (mente), e piedosamente não retirou totalmente sua condição divina: deixou bem no centro de si mesmos um ponto oculto (*self*), uma essência espontâneo-criativa, que, quando liberada, permite aos seres humanos alguma capacidade criativa.

> O microcosmo reproduz o macrocosmo [...] o que está em cima está em baixo [...]. Em outras palavras, conforme vários textos do "Antigo" e do "Novo Testamento", "Deus está em nós e nós estamos em Deus", já que a palavra "microcosmo", no caso, significa Homem. (Moreno, 1959, p. 16-17)

Essa alegoria está representada no próximo desenho: o núcleo central é denominado essência. Ao redor aparece a primeira "pele", a biológica, e, em seguida, a segunda, a psicossocial. Ambas são formadas durante o processo da matriz de identidade, período do crescimento corporal e da formação da personalidade. Vale lembrar a etimologia da palavra "personalidade" – *"persona"*:

---

4. Expressão consagrada por Lacan para definir a instituição da ordem e da lei no inconsciente infantil.

máscara, ou seja, a máscara que recobre a essência cósmica/matriz espontâneo-criativa. Esta última aparece com pequenas estrelas que simbolizam as centelhas divinas morenianas. Acrescento no gráfico os traços principais e secundários que darão origem às diferentes estruturas da personalidade.

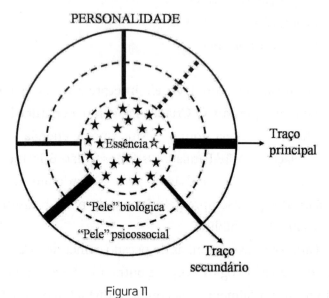

Figura 11

O vazio mediano, interior ou criativo

O VAZIO MEDIANO, TAMBÉM chamado de vazio interior e de vazio criativo, é um antigo conceito do pensamento chinês[5] que se casa com o conceito de essência e de *self* cósmico. Ele é considerado a unidade originária responsável por tudo que é vivo. É também chamado de sopro primordial, pois se manifesta em todas as coisas. O vazio é, portanto, o Nada e o Tudo.

A filosofia chinesa fala que o *ying*, o *yang* e o vazio mediano constituem um sistema ternário, diferentemente da interpretação binária que os ocidentais lhes dão. Seriam três sopros conectados, nos quais o vazio se encontra no meio. Ele tem a função de pivô – um eixo ao redor do qual os outros componentes giram. Sem ele não haveria movimento e movimento

---
5. Lacan inspirou-se na filosofia chinesa para criar alguns de seus conceitos. Para melhor conhecimento, consulte o livro *Lacan chinês* (2015).

é vida. Sua representação se faz por intermédio de círculos concêntricos ao redor do vazio mediano, como se vê na figura anterior. Se ele não existisse os outros dois componentes estariam desconectados.

> É interessante pensar numa concepção de *vazio* que sustenta uma estrutura ternária, que se coloca ao centro em torno do qual o movimento é possível e, ainda assim, se mantém como *vazio*, sem que se vise preenchê-lo. (Andrade, 2015, p. 124)

Essa concepção pertence ao taoismo, originado no século VI a. C. e atribuído ao filósofo Lao Tsé. Ela fala da força criadora do universo e de seu fluxo natural. A palavra *"tao"* pode ser traduzida como caminho, curso ou mesmo voz, no sentido de comunicação e relacionamento. A expressão "sopro" (também utilizada na Bíblia, em "Gênesis", "Êxodo" e "Jó") representa o fundamento de uma concepção unitária do universo. O sopro pode ser compreendido como uma energia ou força que compõe uma unidade dinâmica entre o Um e o Múltiplo, como se vê no texto a seguir transcrito por François Cheng (2016):

> O Tao originário engendra o Um
> O Um engendra o Dois
> O Dois engendra o Três
> O Três engendra os Dez Mil seres
> Os Dez Mil seres revestem o Yin
> e abraçam o Yang
> Pelo sopro do Vazio mediano
> realizam a troca-harmonia.

O Tao fala, portanto, do vazio original, do qual emana o sopro primordial que se complementa com o yang – força ativa – e o ying – a suavidade receptiva. Assim, a ação conjunta transpõe a oposição estéril entre as duas forças anteriores, dando-lhes movimento e harmonia. Acontece uma relação de intercâmbio, e não de domínio, entre elas.

Abrangência e profundidade

Voltemos às estruturas "1-2-3" ou "1-2-3-4" e a como elas podem ser vistas em termos dos conceitos de abrangência e profundidade. Wilber (2001) inspira-se em Lazlo (1987) e eu, neles para ilustrar o tema. Parte-se da imagem de uma pirâmide para representar o aspecto espacial dos conceitos. O cume da pirâmide representa sua maior altura, aqui chamada de profundidade, enquanto a base representa sua maior abrangência. Os dois conceitos se interdependem e apresentam uma gradação compartilhada. Podemos, por exemplo, ter conceitos abrangentes sem profundidade, porém, para que haja profundidade, deve haver uma abrangência que a sustente.

No gráfico a seguir, a linha vertical corresponde à profundidade; a horizontal, à abrangência. A primeira pirâmide representa a abrangência e a profundidade e a segunda, os mesmos conceitos vistos de forma escalonada, tornando a "estrutura" mais evidente.

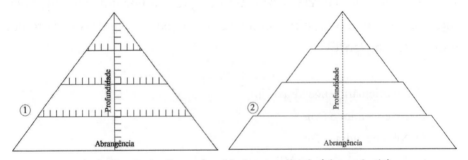

Figura 12 – Evolução: profundidade e amplitude (abrangência)

(Fonte: Lazlo, 1987)

Moreno (1994, p. 91) fala disso? Sim:

> Se observarmos o Universo, vemos a vida de seus organismos interligada, em estado de interdependência [...] se olharmos, com particular atenção, os organismos que habitam a Terra, podemos notar dois aspectos deste estado de interdependência: uma estrutura horizontal ou geográfica e uma estrutura vertical. Observamos, também, que organismos mais altamente diferenciados necessitam e dependem dos menos dife-

renciados. É esta ordem de coisas heterogêneas que faz com que tanto a bactéria quanto as algas sejam indispensáveis às estruturas mais complexas que não podem passar sem elas; é esta ordem que permite a criaturas tão vulneráveis e dependentes como o homem a possibilidade de sobrevivência.

A cabala e o desenvolvimento

A CABALA COMPREENDE O ciclo vital como um caminho possível de desenvolvimento. Da "inocência", o sujeito chega à "experiência", que se entende aqui como o conhecimento dos mistérios da vida. Um ditado cabalístico fala que existem quatro questões básicas a ser refletidas: o que existe acima? O que existe abaixo? O que existiu antes? O que existirá depois? O homem "não realizado" busca a integração dos "mundos superiores" (essência) com os "mundos inferiores" (instintos e sentimentos). Esse antagonismo está representado por dois triângulos opostos que se integram na figura da estrela de David, símbolo do "homem realizado".

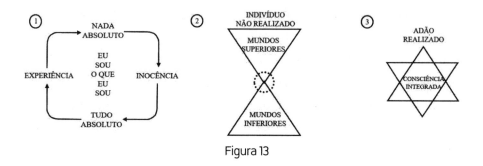

Figura 13

Caos-cosmo: uma intencionalidade

INCLUO AGORA OS ASPECTOS de organização-desorganização, construção-desconstrução, diferenciação-indiferenciação, simetria-assimetria e equilíbrio-desequilíbrio que caracterizam os processos da natureza. Constituem um só sistema que oscila constantemente entre seus polos.

Tomemos um desses critérios para exemplificar sua dualidade: a simetria-assimetria. O ser humano está acostumado à estética da simetria, até mesmo a partir do seu corpo. É chocante deparar com a perda dela.

O universo foi criado a partir da explosão de uma energia preexistente que propiciou a formação de alguns elementos providos e de outros desprovidos de massa. Para explicar esse fenômeno, os físicos lançam mão da alegoria de um pião que gira em torno de seu eixo, demonstrando um equilíbrio que pode ser quebrado por qualquer interferência. O universo em formação, como o pião, perdeu o equilíbrio momentaneamente, acomodando-se em uma estabilidade assimétrica, o campo de Higgs. Devido a essa assimetria, foi possível dar massa a algumas partículas, responsáveis, por exemplo, pelos planetas e pelo nosso corpo, e a outras não, como é o caso da luz (fótons). Em outras palavras, a assimetria também é criativa, ou, como diz o ditado, "Deus escreve certo por linhas tortas".

Represento essas oposições (organização-desorganização, simetria-assimetria etc.) em um gráfico, na tentativa de torná-las didáticas. Opto pela dualidade tradicional, e de certa forma mística (sublime-céu, denso-inferno etc.): o cosmo ocupando o polo superior e o caos, o inferior. Claro que se poderia utilizar o posicionamento inverso ou em diagonal. De qualquer maneira, o movimento para cima representa organização, construção, diferenciação, equilíbrio e simetria; e o movimento para baixo, desorganização, desconstrução, indiferenciação, desequilíbrio e assimetria. Existe, portanto, uma relação entre o caos e o cosmo, a ponto de se poder falar em uma "intencionalidade organizatória". Morin (2013) simplifica a questão ao denominar a organização como a interação entre uma ordem e uma desordem.

Creio que podemos incluir nesses termos a pulsão de vida-pulsão de morte freudiana e a conserva-espontaneidade-criatividade moreniana. A ideia básica é que existe um processo natural, como vida-morte e saúde-doença, que inclui os dois polos intermediados por uma energia.

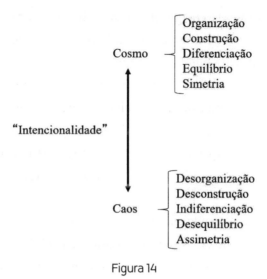

Figura 14

O conceito de catarse de integração moreniana é compreendido como a desorganização de uma antiga organização (conserva) e sua consequente reorganização de forma mais fluente (criatividade).

Energia e espontaneidade

O UNIVERSO ESTÁ CONSTITUÍDO de energias que regem as relações dos elementos que o compõem. Os estudos de Steven Weinberg, Prêmio Nobel de Física (1979), buscam a possível unificação das forças do universo. Einstein também almejava encontrá-la. A teoria de supercordas retoma a tentativa com a chamada "teoria de tudo". Na verdade, ao tempo do Big Bang existia uma única energia que se diferenciou em quatro tipos de forças: a da gravidade, a eletromagnética, a nuclear fraca – responsável pela expulsão dos elétrons – e a nuclear forte, mantenedora da coesão do núcleo do átomo.

Não sei se os físicos chegarão a demonstrar a existência de uma energia única, porém sua referência, pelo menos simbolicamente, é constante na filosofia, na psicologia e nas religiões. Um filósofo teria dito que não conseguia provar sua existência, porém desafiava quem pudesse provar o contrário.

A "energia" está presente na medicina, na psicologia e na filosofia. Ela aparece com diferentes nomes e concepções. Freud chama-a de *libido*,

Reich, de *orgon*, Jung, de *energia psíquica*. A filosofia oriental denomina-a energia *ki* (Japão) e *chi* (China), distribuída por canais, os meridianos, que fundamentam o *tai chi chuan* e a acupuntura. Os iogues falam do *prana*, distribuído pelos *nadis*. Todas essas denominações representam diferentes concepções culturais para um mesmo elemento: a energia.

Moreno (2008, p, 59) chama-a de "espontaneidade" e define-a em termos da física atual, ultrapassando os conceitos da termodinâmica e da conservação de energia de quando escreveu os textos citados abaixo:

> [...] Mas o que é a espontaneidade? É um tipo de energia? Se quisermos garantir a consistência do significado de espontaneidade, se for energia, é uma energia *não conservável*. É necessário, portanto, distinguir duas variedades de energia – uma conservável e uma não conservável. Há uma energia que é conservável, sob a forma de conservas "culturais". Ela pode ser economizada, pode ser gasta à vontade em determinados lugares e usada em diferentes momentos; como um robô à disposição de seu dono. Há outra forma de energia que é utilizada em dado momento. Ela tem de emergir para ser utilizada e deve ser utilizada para que possa emergir, assim como a vida de alguns animais que nascem no ato de amor.

A espontaneidade irrompe no momento:

> [...] o indivíduo não é dotado de um reservatório de espontaneidade, no sentido de uma quantidade dada, estável. A espontaneidade está (ou não) disponível em graus variados de prontidão (do zero até o máximo), operando como um catalisador [...]. A espontaneidade funciona somente no momento em que emerge, da mesma forma que, metaforicamente falando, quando se acende a luz de uma sala, toda a sala torna-se visível. (Moreno, 2008, p. 56)

O *self cósmico* ou *essência* seria, portanto, o espaço virtual que se abre, quando, em um momento, acontece a expressão espontâneo-criativa.

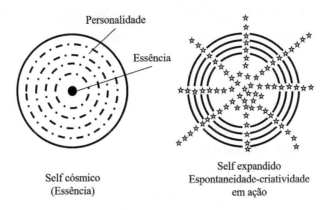

Figura 15

Moreno (2012, p. 71) compara a espontaneidade a algo fluente, um fluxo de energia:

> O agente do improviso, poeta, músico, pintor, encontra seu ponto de partida não fora, mas dentro de si, no "estado" de espontaneidade. Não se trata de algo permanente, nem estabelecido e rígido, como são as palavras e as melodias, mas fluente – fluência rítmica, levantar e cair, aumentar e diminuir – como os atos vivos. [...] É o estado de produção, o princípio essencial de toda experiência criativa.

Moreno (*ibidem*) distingue o estado de espontaneidade de emoção e sentimento[6]:

> O termo *sentimento* não o expressa, porque os "estados" não decorrem meramente do medo, ansiedade, raiva e ódio. [...] Termos como "emoção" e "condição" também não dão conta plenamente da ideia. Porque os "estados" motivam frequentemente não apenas um processo interno, mas também uma relação externa, social, ou seja, uma correlação com o "estado" de outra pessoa criativa [...]

---

6. Faço uma distinção entre emoção e sentimento no Capítulo 9 ("Medo e esperança: indivíduo, grupo e sociedade").

Depreende-se dessas afirmações que o "psicologuês" não seja o melhor idioma para expressar o conceito de espontaneidade, uma vez que sua compreensão está fora do campo dos sentimentos. Talvez fosse mais apropriado empregar o "filosofês" para compreendê-lo. Espontaneidade e criatividade constituem, entre outras, ilhas filosóficas no corpo teórico moreniano. Bem, e por onde escoa a espontaneidade nas relações humanas? Ela se expressa pelo intermédio dos papéis.

Papéis

No tópico "Essência/matriz espontâneo-criativa e personalidade" levei em conta, além da essência, os componentes genético-hereditários e psicossociológicos na constituição da personalidade. Esses elementos estão contemplados na teoria de papéis de Moreno.

Para ele, os papéis dão origem à personalidade e não o contrário, como se poderia pensar. Ele elenca três tipos de papéis nesse processo constitutivo: os *papéis psicossomáticos* (como os de respirador, ingeridor, defecador, urinador, dormidor etc.), os *papéis psicológicos*, que correspondem ao mundo do imaginário ou da fantasia, e os *papéis sociais*, que promovem a ponte psicológica da criança entre a fantasia e a realidade social. No exercício desses papéis ela realiza o "aprendizado" do dentro-fora, da fantasia-realidade, da relação-separação ["brecha entre a fantasia e realidade" (Moreno, 1991)].

Apesar de os papéis não se desenvolverem em uma ordem estritamente cronológica, do ponto de vista didático podemos desenhá-los como três círculos concêntricos, contendo em seu centro o ponto virtual do *self cósmico* (essência) por onde flui a espontaneidade quando acionada por uma interação relacional, pois como vimos não existe uma reserva de espontaneidade.

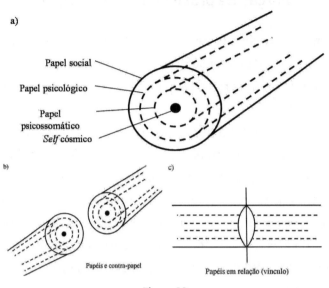

Figura 16

Desse modo o papel social, supostamente a parte "externa" do conjunto de papéis, está enraizado nos papéis psicológicos e psicossomáticos. Nesse sentido não há diferença entre externo e interno. A fita de Möebius mostra bem isso. Ela é formada pela colagem de suas extremidades com a prévia meia-volta em uma delas. O percurso de sua superfície ora é externo, ora, interno.

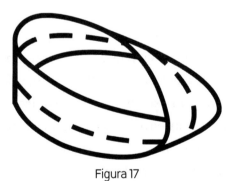

Figura 17

(Fonte: Geocaching, 2013.)[7]

---

7. Disponível em: <https://www.geocaching.com/geocache/GC4631P_mobiova=-paska?guid-51d6d930-14f7-4c3c-b709-6bf591b7102b>. Acesso em: 27 jun. 2017.

Forças de proximidade e distância

EXISTEM FORÇAS UNIVERSAIS DE atração e de expansão. Os corpos celestes tanto se atraem – Lei da Gravidade – como se afastam – expansão das galáxias. O cosmo iniciou uma rápida expansão, logo após sua origem, que continua acontecendo.

Se essas forças existem no universo, por que não existiriam na humanidade? As energias de proximidade, distanciamento e neutralidade cósmicas constituem uma concepção sedutora na área da psicologia relacional. Moreno inspirou-se na cosmologia para propor os conceitos básicos da sociometria: atrações, rejeições e neutralidades relacionais. Não por acaso ele também utilizou a expressão *"átomo social"* como analogia às forças de atração entre o núcleo atômico – prótons (positivo) e nêutrons (neutro) – e os elétrons (negativo).

> A sociedade humana tem uma estrutura atômica análoga à estrutura atômica da matéria [...] É possível identificar, na fronteira do indivíduo com o grupo, um conjunto de atrações, repulsões e indiferenças. Esse padrão é chamado de átomo social, ou seja, a menor unidade funcional dentro de um grupo social [...] Uma pessoa tem, desde o nascimento, uma estrutura de relações ao seu redor – mãe, pai, avós e outros membros de seu meio primitivo. (Moreno, 2008, p. 88)

Niels Bohr (*apud* Vieira e Videira, 2013) tentou explicar a um relutante Einstein os princípios da física quântica. Para tanto, utilizou uma metáfora que não somente serve para exemplificar o tema deste tópico, como também ajuda a esclarecer o conceito de Tele (que analisaremos adiante). Bohr diz que uma partícula atômica "sente" a distância o que acontece com outra partícula, de maneira que ao interagirem tornam-se parte de um só sistema, comportando-se como se houvesse uma "telepatia" quântica.

Dinâmica relacional e energia

Em termos da psicologia relacional existe um movimento energético interno, originado pelas relações do sujeito consigo mesmo, entre seus diferentes *Eus parciais internos* (o *Eu global* ou personalidade é constituído por *Eus parciais*), e um movimento energético externo, originado pelas relações sociométricas de atração, rejeição e neutralidade que o sujeito estabelece com as pessoas de seu átomo social. Falamos então de uma *sociometria interna* e de uma *sociometria externa*[8].

As ciências naturais assinalam que a energia tem fluxo, flutuação, vibração, ritmo, sincronia e ressonância. Constituem características energéticas que podem ser transpostas para o estudo da relação do sujeito consigo mesmo e com os outros.

Fluir, fluência, fluxo e espontaneidade

O fluxo de um líquido, por exemplo, pode ser laminar, suave, uniforme ou turbulento. A turbulência é o resultado da ação recíproca de matérias de diferentes densidades, viscosidades e velocidades. No fluxo entre as células nervosas, há uma diferença de potencial eletroquímico, entre o exterior e o interior do neurônio. Isso faz que haja um movimento variável da velocidade do impulso nervoso.

O movimento turbulento é aleatório, tridimensional, com filamentos entrelaçados, como nas figuras a seguir.

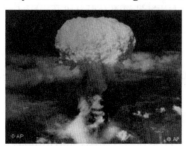

Figura 18
(Fonte: DW, 2017)[9]

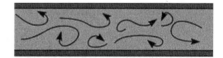

Figura 19
(Fonte: La Guia de Física, 2017)[10]

---

8. Volto ao assunto no Capítulo 10 ("Psicoterapia da relação: um psicodrama minimalista").
9. Disponível em: <http://www.dw.com>. Acesso em: 6 jul. 2017.
10. Disponível em: <http://fisica.laguia2000.com/>. Acesso em: 27 jun. 2017.

O movimento laminar é um movimento suave no qual as camadas não se misturam. O filete contínuo de permanganato de potássio não se mistura com o líquido que o contém, segue tranquilamente seu rumo.

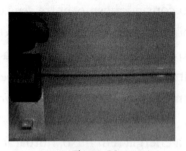

Figura 20
(Fonte: Escola da Vida, 2017)[11]

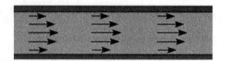

Figura 21
(Fonte: La Guia de Física, 2017)[12]

A espontaneidade e, neste caso específico, também os sentimentos podem manifestar-se em graus variáveis de turbulência e de laminaridade, segundo seu fluxo. O amor pode ser "laminar" ou "turbulento". O ódio pode ser contido ou explosivo. E assim por diante.

Um personagem do escritor Haruki Murakami (2012, p. 72), ao explicar seu gosto pela matemática, traça, sem o saber, uma correlação entre ela e a espontaneidade.

> Assim como a água que vem do alto sempre corre para baixo pelo caminho mais curto, os números também seguem um único fluxo. Basta observar atentamente o fluxo para que você consiga enxergar o percurso. É só ficar quietinho e observar atentamente.

Moreno (2012, p. 124) aproxima a espontaneidade a um movimento livre como o voo dos pássaros:

> Em sentido simbólico a espontaneidade e o voo de pássaros estão intimamente ligados. O sonho do homem era voar como um pássaro, se não com as próprias asas pelo menos com asas técnicas, os aviões.

---

11. Disponível em: <http://www.escoladavida.eng.br/>. Acesso em 27 jun. 2017.
12. Disponível em: <http://fisica.laguia2000.com/>. Acesso em 27 jun. 2017.

ESSÊNCIA E PERSONALIDADE

"Qualidades" relacionais: tele e transferência

MORENO DESCREVE O TELE, entre suas muitas definições, como uma empatia relacional em duplo sentido e a transferência como sua patologia. A psicanálise descreveu, inicialmente, a transferência como a projeção de sentimentos arcaicos do analisando na figura do analista. Mesmo que seja uma especulação teórica, podemos opor o tele "total" – o encontro moreniano – à transferência "total" – o delírio. Ambas culminâncias decorrem com estados modificados de consciência qualitativamente diferentes.

Muitos psicanalistas postulam que as relações no *setting* terapêutico sejam sempre transferenciais. Outros, como Greenson (1982), acreditam que também existam partes não transferenciais envolvidas na relação. Ele denomina-as partes "reais", responsáveis pela "aliança terapêutica de trabalho". Os psicodramatistas chamam-nas de componentes télicos da relação.

Compreendo tele e transferência como um só sistema, o *sistema tele-transferencial*, que rege todas as relações humanas, tanto as "saudáveis" como as "patológicas", dentro e fora do contexto psicoterapêutico. Esse sistema é oscilante no tempo e no espaço. A relação encontra-se ora mais télica e menos transferencial, ora mais transferencial e menos télica. Existe, portanto, uma gradação que define o território saudável e o patológico.

Um paciente em surto delirante identifica perseguidores em seu átomo social que deixam de sê-los quando o surto remite. Neste momento ele restabelece, pelo menos parcialmente, vínculos télicos que estavam inundados transferencialmente pelo delírio.

A transferência está para a personalidade assim como o tele está para a essência/matriz espontâneo-criativa. A origem da transferência está na matriz de identidade, período inicial da formação da personalidade, quando a criança vivencia suas primeiras experiências emocionais de relação-separação (falta). Daí advêm os sentimentos de amor, ódio, ciúme, inveja, culpa, vergonha etc., que se inscrevem na personalidade. O conceito de tele inspira-se na possibilidade de uma mutualidade relacional na qual acontece uma fluência espontâneo-criativa, em território "limpo" de projeções transferenciais.

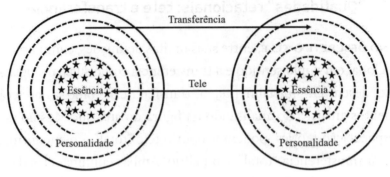

Figura 22

Encontramos em Moreno (1992), especialmente no livro *As palavras do pai*, vários trechos que corroboram as possibilidades aqui levantadas. Na estrofe a seguir, Deus – a macroessência – dialoga com a microessência, o homem. Na primeira parte, Ele assinala o excesso de ego, de vaidade humana: o mundo da transferência. Na segunda, acena com outra possibilidade, o amor que passa pela essência/matriz espontâneo-criativa e transforma as relações transferenciais em télicas. Ou seja, existiriam dois tipos de amor: um transferencial e outro télico.

> Tu amas, demais, a ti mesmo.
> Depois, tu amas demais à tua própria família,
> à tua esposa ou esposo
> e aos teus filhos.
> Depois, tu amas demais
> à tua nacionalidade e raça.
> Também, tu amas demais ao teu próprio país
> e ao lugar do teu nascimento.
> Finalmente, tu amarás demais à tua vocação
> E à tua profissão.
>
> Por que tantos amores?
> Ama-Me
> e o amor fluirá naturalmente para tudo!

> A ti mesmo,
> à tua família, esposa e esposo,
> filhos,
> à tua vocação e profissão.
> O amor será indivisível.
> (*Ibidem*, p. 108)

Abaixo, Deus refere-se ao "pequeno" da personalidade – o mundo transferencial – e ao "grande" da essência divina (matriz espontâneo-criativa) que o homem tem dentro de si (microcosmo).

> Ó, filho Meu,
> o que é pequeno e medíocre em ti,
> é teu.
> Mas, o que é grande e nobre em ti,
> é meu.
> (*Ibidem*, p. 114)

O conceito de encontro

ESPERO QUE AS DISCUSSÕES anteriores forneçam elementos suficientes para abordarmos o discutido conceito de encontro de Buber e Moreno. Ambos inspiram-se na mesma fonte, a cabala e o hassidismo, e o formulam de forma parecida. Moreno (1914, 1915 e 1918) introduziu-o alguns anos antes de Buber (1923), como Robert Waldl (2012) comprova em sua tese de doutorado na Universidade de Viena. Moreno escolhe a palavra alemã *"begegnung"* para expressá-lo. Justifica dizendo que ela representa um impacto existencial que demarca a vida em um antes e depois, um curto-circuito relacional, pois o aspecto relacional é fundamental, no qual acontece a diluição momentânea de limites psicológicos.

O encontro constitui uma liberação de essências ou "centelhas divinas" e não está restrito somente à dimensão interpessoal. Ele também acontece nas relações homem/natureza, pois a energia cósmica impregna tudo que existe no universo. Este detalhe é importante, pois favorece a compreensão do também discutido conceito de tele para objetos, como veremos adiante. O encontro constitui uma culminância télica que acontece em um momento, provocando a liberação de espontaneidade que transforma a conserva em criatividade.

O encontro corresponde a um estado de "não falta" relacional, uma vivência integrativa com o ambiente circundante. As palavras "harmonia", "equilíbrio", "beleza", "verdade" sempre aparecem em sua descrição. Uma mulher caminhava pela Avenida Paulista (São Paulo) com seu companheiro durante um fim de tarde. Os raios de sol produziam reflexos avermelhados nas janelas dos prédios. Ela foi tomada por uma sensação de que "tudo estava no seu devido lugar, nada faltava. Nunca mais esqueci!" Um homem retornava com sua família de uma internação hospitalar. Todos conversavam animadamente no carro. Houve uma pausa na conversa e um longo silêncio de integração relacional. Todos foram tomados por uma sensação de paz e completude. O compositor tcheco Leos Janacek (1854-1928), ao caminhar com sua amada por um parque, onde acontecia um concerto ao ar livre, sentiu como se algo rompesse dentro dele, provocando-lhe um estado incomum. Recebeu uma inspiração momentânea que resultou na composição de sua *Sinfonietta*. J. M. Coetzee, Prêmio Nobel de Literatura, descreve um domingo em que se deitou no gramado de um parque londrino. Em um momento em que "a consciência não desapareceu, mas continuou a pairar", ouvia o som das crianças, dos pássaros e dos insetos, ao longe, fundidos em uma "ode de alegria" "[...] *Finalmente!* Chegou o momento da união extática com o Todo!" Nesse instante ele procurou ser "um conduto para a grande força universal que não tem nome" (Coetzee, 2013b, p. 116). O compositor Tom Zé viveu um momento semelhante aos 12 anos. Aconselhado a procurar uma professora para ensaiar uma canção, deparou com uma moça ao piano e assim descreve sua epifania:

> [...] Só eu e ela. E, de repente, tudo começou a girar porque, quando essas coisas entram na cabeça da gente, acontecem magias incríveis. E aquela exibição, aquele cheiro, as réstias de sol no telhado, aquela mulher se esvaindo em pó. Senti que algo diferente chegava e eu não sabia o que era. (Tom Zé, 2016, p. 48)

ESSÊNCIA E PERSONALIDADE

Essas singelas descrições demonstram a ampliação momentânea da consciência e o registro de uma rara experiência de reciprocidade relacional. Algo que para e se define no momento (conceito que veremos adiante). Frequentemente os exemplos de tais vivências são incluídos dentro dos êxtases místicos, amorosos e sexuais. Neles se integram, como de mesma qualidade existencial, o amor divino e o amor humano. Umberto Eco (2010, p. 353-54) inspira-se em Walter Pater (1839-1894) para descrevê-lo:

> [...] há momentos nos quais, em uma situação emotiva particular [...] as coisas surgem para nós sob uma luz nova [...] surgem simplesmente, com uma intensidade que antes nos era desconhecida, e se apresentam plenas de significado, de modo que compreendemos que só naquele momento tivemos a experiência completa delas – e que a vida é digna de ser vivida somente para acumular tais experiências.

A neurociência explica que esses momentos são acompanhados da liberação de drogas internas que levam à ampliação da consciência. Não por acaso, muitos buscam esse tipo de experiência com as drogas externas. Até os anos 1950 a psiquiatria e a psicologia miravam esses fenômenos com o olhar da patologia: delírios, alucinações? Nas décadas de 1960 e 1970, a corrente *humanista* da psicologia, liderada por autores europeus (Medard Boss, Viktor Frankl, Erich Fromm e outros) e americanos (Carl Rogers, Rollo May, Abraham Maslow e outros), defendeu que essas vivências – *"peak experiences"* – não seriam necessariamente movidas por dinâmicas neuróticas ou psicóticas, mas que poderiam também ser experiências sensíveis de autorrealização[13].

Pontos principais da vivência do encontro:

▸ inesperado;

▸ impacto (*begegnung*);

▸ apagamento ou dissolução ("morte") momentânea da personalidade (da identidade);

---

13. Moreno manteve contato com vários desses autores, especialmente Medard Boss e Abraham Maslow.

- contato de essências;
- liberação das energias cósmicas ("centelhas divinas");
- sensação de não falta.

Ouso, em nome da didática, esboçar um gráfico do encontro que mostra o movimento e o encontro das centelhas:

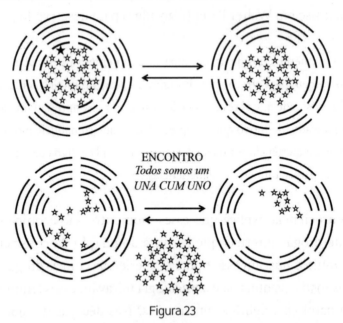

Figura 23

No centro do desenho vemos a essência/matriz espontâneo-criativa representada por estrelas; ao redor da essência temos a personalidade (máscara) delineada pelos círculos concêntricos. Os espaços em branco que atravessam as camadas constituintes da personalidade simbolizam sua diluição momentânea e a re-união (*religare*) das centelhas no encontro.

> No começo foi a existência. Mas a existência sem alguém ou algo que exista não tem sentido. No começo foi a palavra, a ideia – mas o ato foi anterior. No começo foi o ato, mas o ato não é possível sem o agente, sem um objeto em direção ao qual se dirija e sem um Tu a quem se encontrar. No começo foi o encontro. (Moreno, 1966, p. 20)

Como já comentado, o encontro guarda correlação com conceitos do hassidismo, da cabala, da filosofia de Espinosa e da filosofia oriental que postulam uma integração de todos os elementos da natureza. A cabala fala, por exemplo, que os seres humanos estão ligados entre si por uma membrana de luz. Os corpos são diferentes, as personalidades são diferentes, mas a humanidade possuiria uma só "alma" que conecta todos os seres humanos entre si e o universo como um todo.

O livro já citado *As palavras do pai* (Moreno, 1992), segundo seu autor, foi inspirado em uma epifania vivida por ele e sua companheira, Marianne, quando era um jovem médico em Bad Voslau, Áustria:

> Saí andando, desci e subi morro, estimulado pelo perfume das flores e pelo ar silencioso do movimento dos pássaros noturnos. Eu estava marchando através do espaço e o espaço através de mim, mais e mais, sem parar. [...] Era como se o universo estivesse em movimento em um sem número de dimensões. Para qualquer lado que eu me virava uma nova dimensão poderia se abrir. Eu via céu, estrelas, planetas, oceanos, florestas, montanhas, cidades, animais, peixes, pássaros, protozoários, pedras e centenas de outras coisas. Então, eu vi cada um abrindo sua boca, cada homem, cada árvore, cada pedra, cada partícula do universo, gritando em uníssono: eu sou Deus, o Pai, o Criador do Universo. Essas são minhas palavras, as palavras do Pai. (J. D. Moreno, 2016, p. 79)

Seguem estrofes desse livro pertinentes ao tema deste tópico:

> Existe um laço
> entre Eu e os homens,
> entre Eu e cada homem, individualmente,
> entre tu e todos os outros homens,
> entre a tua etnia e todas as etnias,
> de qualquer tempo, no passado ou no futuro.
> (*Ibidem*, p. 102)

As estrofes a seguir falam da horizontalidade na relação Deus-homem e na inversão natural de papéis: o homem precisa de Deus e Ele, dos homens.

> O que seria de ti,
> se Eu não existisse?
> O que seria de Mim,
> se tu não existisses?
>
>   [...]
>
> Como suportaria Eu viver só,
> ser único, sozinho no Universo?
> Isto destruiria o mundo.
> Eu poderia até destruir a Mim mesmo,
> Eu preciso de companhia,
> companhias.
> Eu criei, Eu criei e criarei
> até que milhões e milhões
> de outros seres tenham nascido.
>
> (*Ibidem*, p. 92-93)

O encontro e a matriz de identidade

Quando o ser humano é gerado, ele permanece no ventre materno em estado de "não falta". Tudo de que necessita lhe é provido. Esse estado inicial de não identidade, de comunhão cósmica é correlato à descrição freudiana da "vivência oceânica". Esta experiência está inscrita na etapa de "indiferenciação" da matriz de identidade moreniana, quando o pequeno ser se encontra em um estado fusionado (com a função materna). Ele ainda não tem consciência de si mesmo, não chegou ao estado do espelho, ao reconhecimento do Eu (do Tu e do Ele). No dizer lacaniano, ele é um "assujeito", não chegou ainda a ser um sujeito.

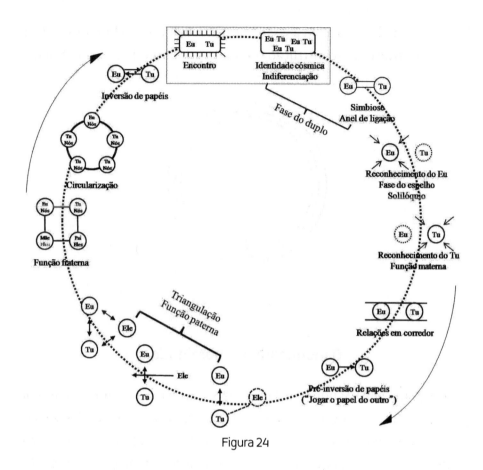

Figura 24

O encontro corresponde a uma reintegração cósmica vivida pelo adulto com qualidades ausentes na "indiferenciação": a consciência e a memória. Digamos que a integração cósmica da "indiferenciação" é primária e a do encontro, elaborada, tal como um alimento cru difere de um cozido. A indiferenciação representa o início da formação da identidade, uma pré-identidade; o encontro, uma culminância relacional.

No esquema acima, os estados de indiferenciação e de encontro são vistos lado a lado, representando os extremos se tocando[14]. Isso leva à imagem do Oroboro ou Ouroborus, a serpente mordendo o próprio rabo. Ele representa a fusão do princípio e do fim, da eternidade ou do eterno retorno. Também é utilizado como referência à criação do universo. Sua forma

---

14. Os outros estados da matriz de identidade estão assinalados no círculo. Para maiores informações, veja Capítulos 7 e 8 deste livro.

circular e espiral rompe com a visão linear da evolução, incluindo a ideia da perene construção-desconstrução do universo. O significado do Oroboro, do ponto de vista individual, constitui o autoconhecimento.

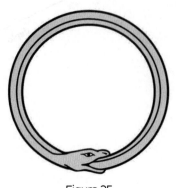

Figura 25

(Fonte: Significados, 2007)[15]

O inominado e o nominado

A CRIANÇA RECEBE UM nome social ao nascer. Ela passa do campo do inominado para o terreno do nominado. O inominado corresponde à essência, enquanto o nominado corresponde ao corpo (biológico) e ao psíquico (matriz de identidade/personalidade). Creio que José Saramago (1995, p. 262) apreendeu a questão ao dizer pela fala de um personagem: "Dentro de nós há uma coisa que não tem nome, essa coisa é o que somos". Segundo o Velho Testamento, o Inominado ordenou a Moisés libertar seu povo da escravidão no Egito, e levá-lo "a uma terra boa e ampla". Moisés questionou: Se "eles (o povo) me perguntarem: qual é o seu nome? Que lhes direi?" (Êxodo 3:13, 1993, p. 53). E escutou: "Eu sou o que sou" [...] "Assim dirás aos filhos de Israel: 'Eu Sou' me enviou a vós outros" (Êxodo 3:14, p. 53). E assim, a partir daí, Ele passou também a ser chamado de "Nome do Pai".

---

15. Disponível em: <https://www.significados.com.br/>. Acesso em: 29 jun. 2017.

ESSÊNCIA E PERSONALIDADE

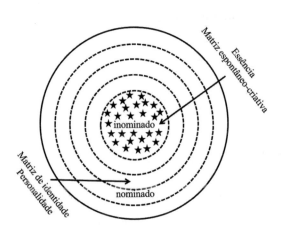

Figura 26

No passado a essência era objeto de estudo das religiões. O corpo era objeto da medicina e a mente da psicologia. Hoje vivemos uma tentativa de integração. Jung e Moreno foram pioneiros nessa proposta. Philipe Julien (2010), em *A psicanálise e o religioso: Freud, Jung, Lacan*, mostra que a definição do "eu sou o que sou" remete à essência de tudo que existe.

Vejamos outro trecho de Moreno (1976a, p. 56-57) em que se distingue claramente a essência/matriz espontâneo-criativa, chamada aqui de alma. Novamente se trata de um diálogo entre o Pai (Deus) e o filho (homem)[16]:

> Se alguém vem a ti
> E pergunta
> Qual é teu nome,
> Olha profundamente em tua alma
> E diz com voz firme:
> Não há nenhum nome em minha alma.
>
> E se alguém se aproxima de ti
> E pergunta
> De que raça tu provéns,

---

16. Texto moreniano também transcrito no Capítulo 3, "Freud, Moreno e a bossa-nova", no livro *Psicoterapia da relação* (Fonseca, 2010b).

Olha profundamente em tua alma,

E diz com voz forte:

Não há raça alguma em minha alma.

E se alguém se aproxima de ti

E pergunta

A que credo pertences,

Olha profundamente em tua alma

E logo diz com voz forte:

Não existe credo algum em minha alma.

Em minha alma

Habita o Pai,

Somente Ele vive ali.

Dentro de minha alma.

Não há nome algum,

Nem raça alguma,

Nem nenhum credo.

Dentro de minha alma

Vive o Pai,

Somente Ele vive ali,

O Pai e eu seu filho,

Vivemos em minha alma.

(Moreno, 1976a, p. 56-57)

A figura seguinte mostra uma máscara desenhada por Pablo Picasso, na qual, por intermédio de uma fotomontagem, enxergam-se os olhos do próprio pintor. A máscara da coruja representa o corpo/personalidade, a parte nominada. Os olhos – janelas da alma – conduzem à essência, ao inominado.

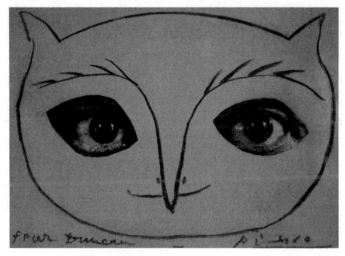

Figura 27 - Montagem de David Douglas Duncan

(Fonte: NewsOutsideMyWindow, 2017)[17]

O conceito de momento

O CONCEITO DE MOMENTO está diretamente ligado aos conceitos de espontaneidade-criatividade-conserva e de encontro: "Uma teoria do momento é inseparável de uma teoria da espontaneidade" (Moreno, 1991, p. 155). O momento constitui o movimento súbito de algo conservado em direção a algo novo: "A categoria do momento só tem significado num universo aberto, isto é, num universo em que têm lugar a mudança e a novidade" (Moreno, 1991, p. 154-55).

O conceito remete à fase vienense dos escritos morenianos: *Rede über dem augenblick* (1922), cuja tradução seria *Palavras sobre o momento*. Moreno utiliza a expressão alemã "*augenblick*" para expressar "momento", quando poderia ter empregado a palavra alemã "*moment*". Antonio Carlos Cesarino (informação verbal), psicodramatista e conhecedor da língua alemã, esclarece que "*augenblick*" reúne duas palavras: "*augen*" = olhos ou visão e "*blick*" = olhada ou piscada. Assim, a expressão ganha a conotação de algo que é apreendido repentinamente, como num "piscar de olhos".

---

17. Disponível em: <http://newsoutsidemywindow.wordpress.com>. Acesso em: 29 jun. 2017.

Moreno (2014a, p. 8) explica que o momento é uma categoria em si, não tendo que ver com a função do passado ou do futuro, ou seja, está situada fora do tempo cronológico. O momento não pertence ao Cronos – tempo quantitativo – e sim ao Kairós – tempo qualitativo. O primeiro é chamado de "tempo do homem" e o segundo, de "tempo de Deus". Kairós é também traduzido por "momento certo", "momento oportuno" e "momento supremo". Garrido Martín (1984) compara-o ao recebimento de uma graça divina ou à inspiração repentina de um artista (criador).

> Meu objetivo é a psicologia do momento, do homem em ação, momento não como parte da história, mas a história como parte do momento, *sub species momenti.*

A idade de uma pessoa representa uma medida quantitativa, enquanto os pontos culminantes de sua vida são dados pela qualidade existencial dos momentos vividos. O desenvolvimento neurológico da criança situa-se em um tempo cronológico, enquanto a estruturação psicológica decorre em tempo existencial. O tempo cronológico é linear e previsível. O tempo existencial é instável, descontínuo e imprevisível. A representação gráfica do primeiro é uma linha horizontal, enquanto a do segundo é um zigue-zague vertical e irregular.

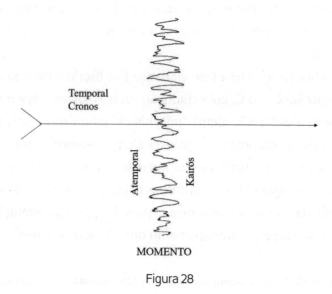

Figura 28

ESSÊNCIA E PERSONALIDADE

A "palavra vazia" – um clichê que nada diz – se contrapõe à "palavra cheia" –comunicadora de um sentimento intenso. Assim também estaria o "momento vazio" – instante de mera rotina – para o "momento pleno" – uma revelação espontâneo-criativa. Segundo a imagem já utilizada, o momento ultrapassa a repetição "dó-ré-mi" e atinge o "dó-ré-mi-fá-sol-lá-si-dó".

A gênese do momento situa-se na infância, quando todas as vivências se apresentam como surpreendentemente novas. Garrido Martín (1984, p. 84) descreve poeticamente essa experiência infantil:

> Uma pessoa estranha, uma voz nova, o encontro com uma flor ou um animal com que entra em contato pela primeira vez, [...] a primeira letra que aprende [...] tudo, tudo lhe causa forte impressão, condição requerida para a experiência do momento. Daí sua alegria por tudo que é novo e a excitação corporal que a invade. Com o passar do tempo a criança vai adquirindo a noção de passado e de futuro e perdendo a capacidade de admiração, que só de vez em quando surgirá, como instantes excepcionais.

Érico Veríssimo (1986) experimentou uma rara sensação contemplativa ao entrar em uma capela portuguesa. Ela não tinha nada especial do ponto de vista arquitetônico, tampouco o autor era religioso, no entanto a realidade apreendida repentinamente provocou-lhe uma lembrança inesquecível. O momento é um tempo suspenso, um corte-revelação.

Uma ilustração sutil de momento nos é dada por Jorge Luis Borges (2008) em seu conto "O Aleph". Um personagem convida seu interlocutor a olhar por um buraco existente no porão de sua casa, por onde, supostamente, se poderia vislumbrar o cosmo. O cético interlocutor, sem saber como recusar a um convite tão louco, olha pela pequena abertura e eis que depara repentinamente com o universo como um todo, em um raro e eterno momento...

Finalizando

ESTE TEXTO FOI ESCRITO ao longo do tempo. Como disse no início, ele foi apresentado em aulas e conferências. As perguntas, sugestões e questionamentos ali surgidos me motivavam a novas leituras dentro e fora da área "Psi", levando-me a incursões amadoras no terreno da Física, da Química e da Filosofia. Durante os intervalos entre as apresentações acrescentei também citações colhidas em leituras literárias. Julguei que assim tornaria os conceitos mais explícitos, já que eles se acham ligados a uma vasta rede de conhecimentos.

2. Moreno e Espinosa: aproximações cabalísticas

"Deus existe mesmo quando não há."
Riobaldo (*Grande Sertão Veredas*, Guimarães Rosa)

TENTO FAZER UM BREVE estudo triádico das ideias de Moreno (1889--1974), de Espinosa (1632-1677) e da cabala; considerar coincidências ideológicas; e sublinhar alguns aspectos fundamentais da filosofia moreniana. Recorro sempre que possível a citações de especialistas em Espinosa, dados meus reduzidos conhecimentos filosóficos.

Em primeiro lugar, levo em conta que Moreno e Espinosa eram judeus sefaraditas. Os sefaraditas, sefarditas ou sefaradis viveram, preponderantemente, até o século XVI, na Espanha e em Portugal, e se distinguiam culturalmente dos judeus do Norte da Europa, denominados asquenazis. A cabala fazia parte da cultura mística e religiosa dos judeus ibéricos. Moysés de Léon (da cidade de Léon, Espanha) é tido como o compilador do Zohar (*Livro do esplendor*), livro sagrado do conhecimento cabalístico.

No decorrer do reinado de Fernando de Aragão (1452-1516) e Isabel de Castela (1451-1505), os judeus foram obrigados a converter-se ao catolicismo ou a sair da Espanha. Os que não cumpriam a ordem real eram perseguidos, torturados e mortos. Poucos anos depois, Portugal instituiu a mesma política de intolerância. Muitas famílias judias buscaram então abrigo em outros países. Os pais portugueses de Espinosa estabeleceram-se em Amsterdã. A família espanhola de Moreno radicou-se, inicialmente, em Istambul, depois em Bucareste, em Viena, e, finalmente, nos Estados Unidos.

Moreno admitia suas influências cabalísticas. Em sua autobiografia, diz:

Em dado momento fiquei particularmente impressionado pela cabala. [...] O dogma central da cabala – de que toda a criação é uma emanação da divindade e que a existência da alma[18] é eterna – juntou-se à minha preocupação original com o livro do Gênese. "No princípio Deus criou o céu e a terra" que me emocionou profundamente. [...] (Moreno, 1997, p. 41)

Em uma conversa com o psicólogo franco-brasileiro Pierre Weil (1924-2008), Moreno, já ao final da vida, confirmou seus conhecimentos na área e citou antigos cabalistas[19].

António Damásio (2009, p. 251), em seu livro *Em busca de Espinosa: prazer e dor na ciência dos sentimentos*, considera que Espinosa também foi influenciado pela cabala:

Grande parte da vida de Espinosa até então tinha sido passada na leitura do *Talmude*, da *Torá* e dos textos da cabala, que faziam parte da tradição sefaradita e eram especialmente populares entre os judeus portugueses de Amsterdã.

No Museu de Espinosa, em Rijnsburg, próximo a Amsterdã, onde existem objetos da última casa em que ele viveu, encontram-se alguns livros que restaram de sua biblioteca, entre os quais um sobre a cabala[20]. Suas influências cabalísticas devem-se, pelo menos em parte, a um de seus orientadores, o rabino Isaac Aboab da Fonseca[21], da sinagoga portuguesa de Amsterdã. No entanto, se por um lado Espinosa recebeu alguma influência da filosofia cabalística, por outro discordava do significado cabalístico das letras do alfabeto que considerava crenças supersticiosas.

---

18. Segundo meu entendimento, tanto em Moreno como em Espinosa a expressão "alma" tem a conotação de um *self cósmico*, algo inerente a tudo que existe, inclusive ao homem.
19. Consultar a "Apresentação", de Pierre Weil, ao livro *Psicoterapia de grupo e psicodrama* (Moreno, 1974).
20. Na verdade, os livros constantes do museu são réplicas dos originais do século XVII.
21. O rabino Isaac Aboab da Fonseca, durante a ocupação holandesa das cidades de Olinda e Recife (1630-1654), fundou nesta última cidade a primeira sinagoga brasileira (e latino-americana), hoje transformada em museu.

ESSÊNCIA E PERSONALIDADE

A questão de Deus

Para efeito de contextualização, introduzo de modo sintético o conceito de divindade da cabala. Segundo ela, Deus é considerado em si ou em suas manifestações. Em si, antes de qualquer revelação, é indefinido, vago, infinito, como um mar sem praia, um abismo sem fundo ou um fluido sem consistência. Sua designação menos imperfeita seria o "sem fim" ou o "não ser". *O Zohar, o livro do esplendor* (Bension, 2006, p. 82), assim O descreve, assinalando que somente pelos Seus atributos Ele pode ser conhecido:

> [...] E porque o homem não é capaz de conceber Deus como Ele realmente é, não lhe é permitido representá-Lo, nem em pintura, nem por seu nome, nem inclusive por um ponto. Mas depois de ter criado o homem, Deus quis ser conhecido pelos Seus atributos. [...]

Moreno (1992, p. 85), em *As Palavras do Pai*, fala que somente em raros momentos pode-se apreender a Divindade além de seus atributos:

> Pode ser que Eu te pareça estar quebrado em mil pedaços
> Tu não Me estás vendo.
> [...]
> Tu não Me vês em Minha totalidade.
> Somente em raros momentos de iluminação e êxtase
> Tu poderás ver o conjunto,
> O único imenso e supremo ser totalmente.
> [...]

Vejamos alguns pontos em comum entre os dois autores e alguns contrapontos com a cabala. Para Moreno, Deus, ou, a Divindade (*Godhead*), como frequentemente o denomina, representa a força espontâneo-criativa da Natureza[22]. Para Espinosa, Deus e Natureza constituem uma mesma

---

22. Neste capítulo a palavra "Natureza" será grafada com letra maiúscula por conter o sentido cósmico de Divindade.

substância (*Deus sive Natura*: Deus ou Natureza), pois, como diz *O Zohar* (2006, p. 84), "todas as coisas estão unidas com Ele, do mesmo modo que Ele está unido com elas. Ao dar forma a Si mesmo, Deus deu vida a tudo que existe". *O Zohar* (*ibidem*, p. 85-86) ainda utiliza uma metáfora para demonstrar a unidade entre o Criador e a criatura:

> Agora, tentemos compreender a ciência da Unidade Sagrada. Olhai a chama de uma lâmpada [vela]. Primeiro, vemos duas luzes: uma, de brancura brilhante; a outra, escura ou azulada. A luz branca está em cima e se eleva em linha reta; a luz escura está embaixo e parece formar a base para a outra. Mas tão intimamente juntas surgem elas, que nos parecem uma única chama. Porém a base, que é luz escura, está ligada ao pavio, embaixo dela. A luz branca conserva sua brancura luminosa sempre imutável, enquanto a mais baixa, a luz escura, parece se constituir de muitos matizes. A luz escura age em duas direções opostas: em cima está conectada à luz branca, enquanto embaixo está ligada ao material que a alimenta e, sendo gradualmente absorvido nela, eleva-se à mais alta ou branca luz. Assim todas as coisas são absorvidas no Todo Supremo.

O homem está imerso nessa substância, portanto é passivo em relação a ela. No entanto, é ativo como ela, na medida em que compartilha da mesma energia criativa. A potência da Natureza não é senão a essência ativa dela própria. Na visão espinoseana, Deus é

> [...] um ser absolutamente infinito, isto é, uma substância constituída por uma infinidade de atributos, cada um dos quais exprimindo uma essência eterna e infinita. (Espinosa, 1983, p. 46)

> Por governo de Deus entendo a ordem fixa e imutável da Natureza, ou seja, o encadeamento das coisas naturais [...] Dizer, portanto, que tudo acontece segundo as leis da Natureza é o mesmo que dizer que tudo é ordenado por decreto de Deus. (Espinosa, 2008, p. 51)

ESSÊNCIA E PERSONALIDADE

Compreenda-se Natureza não somente no sentido de rios, florestas e oceanos, mas como um todo em que existe uma unidade cósmica infinita. Assim, o amor a Deus ou à Natureza distingue-se do amor entre seres humanos, pois ele significa uma compreensão intelectual e respeitosa, um *amor dei intellectualis* (amor intelectual a Deus), a essa unidade. No romance *O enigma de Espinosa* (Yalom, 2013), um personagem faz uma blague perguntando se Espinosa deifica a Natureza ou naturaliza Deus.

Lacan, segundo Elisabeth Roudinesco (2001), ressaltou o *amor dei intellectualis* espinoseano como a passagem da servidão religiosa para a liberdade. Ela quer dizer com isso que tanto Lacan como Espinosa sentiram-se mais livres para criar suas teorias quando foram "excomungados" de suas respectivas instituições "religiosas": a sinagoga portuguesa de Amsterdã e a Associação Internacional de Psicanálise (IPA).

Espinosa faz uma distinção entre a parte da Natureza que é criadora – *Natura naturans* (Natureza naturante) – e a parte que é resultado dessa criação – *Natura naturata* (Natureza naturada). Assim, fica delineada a perspectiva de um aspecto qualitativo na Natureza naturante e um resultado quantitativo, material, na Natureza naturada. Moreno também fala de uma qualidade espontânea como catalisadora de um resultado criativo que com o tempo pode transformar-se em conserva cultural. Aproximo então a Natureza naturante da espontaneidade e a Natureza naturada da criatividade moreniana. Moreno deixa claro que não existe um reservatório de espontaneidade, ela sempre surge quando solicitada a transformar-se em ato criativo. A cabala refere-se a Deus como uma "[...] Fonte Suprema, que dá luz a todos os mundos – a Fonte cujas águas nunca cessam de fluir" (Bension, 2006, p. 147).

Nadler (2013, p. 42) explica que o termo "substância", na definição do Deus espinoseano, deve ser compreendido como o que existe em si mesmo e não em outra coisa, "o que no final de contas implica que há uma só substância, e ela é Deus ou Natureza". A cabala e Moreno falam de "centelhas divinas", a essência criativa universal. Na obra moreniana deparamos com os conceitos do "Deus-Ele", transcendente, superior, visualizado, popularmente, como um homem velho, barbudo e poderoso; o "Deus-Tu", o Deus--homem, aquele que conversava com os discípulos e se dirigia ao povo de

Jerusalém; e o "Deus-Eu", interno, constituído da mesma substância do Deus-Cósmico. Nesta última perspectiva estabelece-se uma *relação* horizontal, pois tanto um como o outro estão unificados.

O conceito de Deus de ambos nada têm que ver com o céu e o inferno. Trata-se de um Deus imanente à Natureza, diferente do Deus transcendente, personalizado, da tradição judaico-cristã. Esse é o sentido da palavra imanente, ou seja, o "que está inseparavelmente contido ou implicado na natureza de um ser" (Houaiss, 2001, p. 1574). Imanente é o oposto de transcendente, que dá a ideia de algo que está acima, é superior. Imanente também é diferente de "emanente", que tem o significado de algo que emana, deriva de uma fonte, como a luz que emana de um ponto de referência. Na imanência tudo se integra e se reintegra, não há uma ação que vise a um fim último predeterminado. Tudo é um fluir natural e constante do qual fazemos parte.

> O deus de Espinosa não é, portanto, um Deus pessoal, religioso, mas um princípio metafísico, o que foi uma das razões de sua condenação pelas autoridades religiosas da época. (Marcondes, 2007, p. 89)

Em seu *Tratado teológico-político*, Espinosa (2008) deixa claro que a Filosofia e a Teologia devem permanecer em campos diferentes. Segundo ele, os textos religiosos (*Bíblia*, *Alcorão* etc.) tratam da obediência a uma moral humana, anunciada como se fosse proveniente de Deus. Os profetas teriam sido políticos a trabalhar na imposição de uma moral que lhes interessava preservar (seita, religião ou partido político). Já a Filosofia buscaria a verdade desprendida de objetivos de dominação religiosa ou política. Nesse sentido, Bueno (2006) sublinha que Espinosa foi o primeiro filósofo democrata e liberal. No estado da Natureza, do qual o homem é parte, não há dever ou culpa religiosa.

O hassidismo, movimento religioso judaico do século XVIII, fundamentado nos princípios cabalísticos, era acusado pelo judaísmo tradicional de ser panteísta (do grego: "*pan*", tudo e "*theos*", deus), assim como Espinosa o foi pelos rabinos de Amsterdã. Não por acaso, Einstein (1874-1955), perguntado se acreditava em Deus, teria respondido que acreditava no Deus de Espinosa, que se revela na harmonia de tudo que existe, e não em um Deus que se preocupa com o destino do homem. Para arrematar, lembro que o filósofo tcheco-brasileiro Vilém Flusser (1920-1991) resumia a Filosofia como uma dialética entre a ausência e a busca de Deus.

O conhecimento

Espinosa indica três gêneros de conhecimento que se apresentam como um processo ativo. O primeiro refere-se à apreensão sensorial do mundo. Por exemplo, o sol, em princípio, seria simplesmente uma bola amarela que emite calor. Isso constituiria um grau primário de conhecimento. O sujeito é "induzido" a acreditar nisso e ponto-final. Não há questionamentos em relação à apreensão.

O segundo gênero do conhecimento inclui a reflexão racional sobre o objeto que causou a sensação inicial, e a tentativa de compreendê-lo como parte de um todo, de um sistema. Estamos agora no terreno da "dedução".

O terceiro gênero inclui os dois anteriores, acrescentando a "intuição". Essa seria uma visão além do olhar sensorial e racional, algo como enxergar por intermédio de um "terceiro olho", descobrindo algo novo no mesmo objeto de observação. Em termos morenianos, reportamo-nos novamente à espontaneidade/criatividade, considerada uma "nova resposta a uma situação antiga" ou o "vislumbrar um novo horizonte". O terceiro gênero espinoseano corresponde ao Eu criador moreniano.

Liberdade, ação e alegria

O otimismo de Moreno, ou a alegria que introduziu no tratamento dos sofrimentos mentais ("o homem que trouxe alegria e riso à Psiquiatria", segundo o epitáfio que ele próprio escolheu), se assemelha à proposta de Espinosa de dar ênfase à alegria (*laetitia*), em oposição à tristeza (*tristitia*). A alegria passiva, a que é proporcionada por outro, difere da alegria ativa, que brota de si mesmo.

Damásio (2009, p. 294) comenta que Espinosa era otimista e "[...] aplicava-se com afinco na tentativa de cancelar os sentimentos de medo e tristeza que a natureza inspira e substituí-los por sentimentos de alegria na descoberta da natureza". Para Espinosa, as paixões alegres incrementam a potência do agir (ação). As paixões tristes inibem a fluência dos sentimentos e da razão. Ele se insurge contra os que se aproveitam das paixões tristes do povo para auferir vantagens e lucros desonestos (políticos, sacerdotes e curandeiros).

Nessa direção, existe uma conexão entre os sentimentos individuais, grupais e socioculturais. Espinosa (1983, livro II) discorre sobre democracia e liberdade com base nos sentimentos humanos, propondo um sistema de ideias em que o psicológico, o social e o ético-político aparecem entrelaçados. A psicóloga social Bader Sawaya (2003, p. 39) comenta que:

> Esta opção representa mudança do paradigma da ação transformadora, na direção de uma ontologia e de uma epistemologia que não separam a razão da emoção, a organização socioeconômica da configuração subjetiva, a esfera privada da pública, tampouco a estética e a ética da política.

A metodologia psicodramática é facilitadora dessa intersecção (contextos social, grupal e dramático). Ao trabalharmos com os sentimentos de vergonha, tristeza e ódio de um protagonista humilhado, estaremos levantando, como em uma espiral, as outras dimensões envolvidas (grupal, social e ético-políticas).

Tanto Moreno como Espinosa têm implícitos em suas filosofias o conceito de liberdade. A espontaneidade-criatividade só pode ser compreendida como um livre fluir criativo que vem de dentro para fora. Espinosa fala que "agir por si só" não significa fazer o que quer, mas obedecer à "necessidade de sua própria natureza". (Ramond, 2010, p. 47). A liberdade seria a necessidade de *exposição* do que se tem dentro, e a coação, a *imposição* ditatorial externa que impede essa expressão. O filósofo italiano Antonio Negri (1993) foi preso por motivos políticos em 1979. Escreveu na prisão o livro *A anomalia selvagem: poder e potência em Spinoza*. Privado da liberdade, leu com um suspiro de alívio os dois últimos capítulos do *Tratado teológico-político*. Lá Espinosa prega uma posição radical a favor do poder político desarticulado do poder religioso, e a existência de um Estado livre em que todo cidadão pode expressar o que pensa (isso ainda no século XVII).

A expressão *"conatus"* (do latim: esforço, força, impulso) foi utilizada por filósofos anteriores e posteriores a Espinosa. O *conatus* espinoseano tem que ver com a pulsão humana de autopreservação e com o princípio de expansão e realização de tudo que está contido em sua essência cósmica: "Cada coisa, à medida que existe em si, esforça-se para perseverar em seu ser" (Espinosa, 1983, parte 3, prop. 6). Assim, o *conatus* seria a essência mesma da Natureza, e, por consequência, inata ao homem. Talvez uma tradução possível do *conatus* pudesse ser desejo. O homem é um ser do desejo: desejo de alimentos, de sexo, de amor, de desejo do desejo. Se isso for válido, podemos dizer que Espinosa inaugurou uma teoria dos sentimentos que (muito) mais tarde foi retomada pela psicanálise.

Então, liberdade, ação e alegria andam juntas, pois representam a expressão de algo que se tem dentro. Para expressar essa característica, Moreno utiliza a expressão alemã "*das Ding ausser sich*", que significa *a coisa fora de si*. Quando jovem, em Viena, Moreno foi participante de um movimento filosófico denominado "Seinismo" ou "existencialismo heroico", um existencialismo da ação. O primeiro princípio do movimento falava da inclusão total da pessoa no fluxo espontâneo da existência. Aqui situava seu conceito de momento, desvinculado do passado ou do futuro, e definido como uma urgência da experiência imediata e criativa. O segundo princípio era constituído pela bondade, compreendida como a bem-aventurança natural de todas as coisas existentes. A psicodramatista Lívia Azevedo (2017) traça um paralelo entre "o bom encontro" espinoseano e o encontro moreniano. Em ambos aconteceria uma confluência télica, um aumento da potência de agir, e a liberação de espontaneidade e criatividade.

Utilizo uma citação de Gleizer (2005, p. 35) sobre o afeto espinoseano para fazer uma aproximação com a sociometria moreniana, em que as escolhas recíprocas entre os membros de um grupo acontecem em termos de neutralidade, positividade (atração) ou negatividade (rejeição), constituindo um dos fundamentos da sociodinâmica grupal:

> Desta forma uma afecção neutra, isto é, que deixa invariável a potência de agir, não tem dimensão afetiva. [...] A variação positiva da potência de agir – ou seja, sua passagem a uma maior perfeição ou força de existir – constitui a alegria, enquanto sua variação negativa – isto é, sua passagem a uma menor perfeição ou força de existir – constitui a tristeza.

O cruzamento das ideias dos dois pensadores permite concluir que a congruência (coincidência ou mutualidade) de atrações relacionais traz sentimentos alegres, enquanto a não reciprocidade nas escolhas pode produzir sentimentos tristes.

Finalizando

Moreno (1974, p. 21) cita Espinosa como o iniciador do processo de "desendeusamento" do mundo, seguido por outros filósofos como Nietzsche e Marx. No caso de Espinosa, a palavra adequada talvez fosse "desantropomorfização" da figura divina, um processo de descrença do Deus criado pelo desejo humano de um pai doador e ao mesmo tempo punitivo. Se Deus-Natureza criou o homem, este criou e cria "deuses" segundo suas próprias projeções. Vale lembrar que as concepções divinas estão presentes nas cinco grandes religiões, com semelhanças e diferenças, originadas de substratos socioculturais de diversos períodos históricos: judaísmo, cristianismo, islamismo, hinduísmo e budismo.

Em outro momento, Moreno (1991, p. 57) elogia Bergson, cuja obra recebeu influências espinoseanas, por ter introduzido na Filosofia o princípio da espontaneidade numa época em que os cientistas não costumavam fazê-lo.

Resumo essas aproximações entre Espinosa e Moreno, inicialmente, pelo fato de ambos terem sido judeus sefaraditas, com supostas influências cabalísticas que transparecem em seus conceitos, especialmente no de um Deus-Natureza imanente e espontâneo-criativo do qual fazemos parte como seu microcosmo. Ambos aproximam a expansão de si mesmo, ou a criatividade pessoal, a um ato de alegria. Valorizam a ação (*acting-out* terapêutico, de Moreno) como uma potência a ser expressa, e propõem uma complementaridade entre Natureza naturante/Natureza naturada e espontaneidade-criatividade/conserva cultural. Foram universalistas, cada um ao seu tempo, no sentido de buscar uma compreensão da unidade cósmica, na qual tudo permanece e se transforma ao mesmo tempo. Enfim, ambos propuseram que nosso mundo é um fluxo de fluxos.

3. Exclusão-inclusão na vida e obra de J. L. Moreno[23]

Introdução

A EXPRESSÃO *"EXCLUSÃO SOCIAL"* – e por consequência sua díade oposta, *"inclusão social"* – passou a ser uma espécie de neologismo frequente em nosso mundo globalizado. Ela teve origem na descrição de dolorosas feridas da sociedade contemporânea e nos remete tanto às mais grosseiras como às mais sofisticadas injustiças sociais. Também tem, portanto, uma conotação política e econômica que não pode ser desprezada. O conceito de exclusão-inclusão, no entanto, extrapolou seus limites iniciais, na medida em que os sentimentos emergentes nessas situações também passaram a ser valorizados: amor, ódio, medo, inveja, ciúme, culpa, vergonha e outros.

Esse contexto ampliado passou a englobar os sentimentos que surgem quando as pessoas não conseguem e/ou são impedidas de alcançar a condição de pertencimento. Todos temos lembranças de situações em que nos sentimos assim – na família, na escola, ou no trabalho – e dos amargos sentimentos que então nos acompanharam. Por outro lado, todos já vivenciamos a sensação de plenitude, satisfação e alegria ao nos sentirmos aceitos. Buscamos continuamente a inclusão em relações duais e grupais.

William Schutz (1973), trabalhador grupal influenciado pelas ideias de Moreno, coloca a inclusão como a primeira fase do desenvolvimento dos grupos. Podemos visualizar essa tendência gregária humana em três círculos concêntricos que se interpenetram representando os contextos pessoal, grupal e social.

---

23. Conferência-tema do 63º Congresso Anual da Sociedade Americana de Psicoterapia de Grupo e Psicodrama, Miami, 2005 (*Establishing Safe Harbors-Gateways to Inclusion*).

Moreno ensina que a criança nasce incluída em uma rede relacional de variadas influências (genéticas, culturais, sociais, psicológicas etc.): a matriz de identidade. Ensina também que nessas situações existem dois polos em jogo: o do que busca a inclusão e o do que aceita, rejeita ou é indiferente a ela. Moreno afirma ainda que estar verdadeiramente incluído significa experimentar a reciprocidade relacional que se manifesta pela inversão de papéis, pelo tele e pelo encontro. O conceito de encontro, um dos principais eixos da filosofia moreniana, poderia também ser definido como a possibilidade de estar totalmente incluído no *outro* ou no *outro lado* da relação. O trabalho de Moreno, seja em sua perspectiva sociológica, educacional ou psicoterapêutica, está fundamentado na tentativa de ajudar as pessoas a se incluir em suas relações.

Como vida e obra constituem um contínuo existencial, vale a pena fazermos uma breve incursão pela vida do criador da socionomia e considerarmos alguns pontos de sua luta pessoal por inclusão em termos da formação de sua identidade psicossocial. Analisaremos alguns aspectos da biografia de Moreno que, certamente, alguns conhecem, mas que aqui estarão ordenados de acordo com o tema desta apresentação.

Inclusão, identidade e matriz de identidade de Moreno

O processo da formação da identidade é fruto de como a criança se inclui em sua matriz de identidade. Aqui ela começa a responder a duas perguntas básicas que se repetirão, em diferentes situações e circunstâncias, a vida toda: *quem sou e quanto valho* (afetiva, profissional, social, econômica e politicamente)? Vejamos como o menino Jacques (assim Moreno era chamado na família de origem) aprendeu a responder a essas duas questões-chave.

A história conta que Jacques era o preferido de sua mãe, que, influenciada pelas profecias de uma cigana, incentivou na família a ideia de que ele não era somente uma criança incomum, mas também destinada a um futuro grandioso. As pesquisas de Marineau (1992, p. 31) apontam para o fato de que até a histórica brincadeira de ser Deus, quando quebrou um braço, era "repetitiva e sistematicamente apoiada pela mãe de Moreno". O menino gozava de um *status* especial em relação aos irmãos, porém pagava o preço de não poder se sentir um igual a eles.

> Sua relação era muito diferente com os irmãos. Não queria ser chamado por seu primeiro nome. Se um desses usasse "Jacob" ou "Jacques", simplesmente ignorava. Esperava para responder, até que fosse chamado de "você" [...] Esse anonimato tinha raízes, como vimos, num sentimento de ser um caso especial de Deus. (Marineau, 1992, p. 33)

Moreno (1997) pagou ainda um preço mais alto, o de ter de cumprir a profecia de grandiosidade que só pôde ser realizada na medida em que geneticamente foi agraciado com uma inteligência genial. Caso não a tivesse possuído, teria provavelmente sucumbido psicopatologicamente ao peso de um destino não realizado. As características dessa peculiar inclusão familiar deixaram marcas em sua identidade que transcenderam o âmbito da família. Suas próprias palavras não deixam dúvida quanto a isso:

> Desde o tempo em que meu comportamento se tornou estranho no começo da adolescência, enquanto me afastava cada vez mais de minha família, também passei a afastar-me de meu nome, isto é, do meu primeiro nome. Parecia estar procurando uma nova identidade e, talvez, um novo nome que combinasse melhor com meu novo *status*, essa nova identidade. (*Ibidem*, p. 37)

> O segredo de minha identidade tornou-se tão intenso em minha cabeça que eu mesmo comecei a duvidar de qual era minha verdadeira identidade e meu nome real. [...] Primeiro, troquei meu nome de "Jacques Levy" para "Jacob Levy", intensificando meu judaísmo; depois acrescentei o nome do meio de meu pai, "Moreno", "Jacob Moreno Levy". Novamente, mais tarde, dei outra volta e tornei-me "J. L. Moreno". Todas essas sutis diferenças começaram a aborrecer-me e então resolvi abandonar meu nome de uma vez e tornei-me totalmente anônimo [...] (*Ibidem*, p. 111)

Na adolescência, não se sentia cômodo no seio familiar. Aos 14 anos, por não adaptar-se à vida em Berlim, para onde a família emigrara, retornou a Viena, com permissão dos pais. Alugou um quarto e passou a viver sozinho. Quando a mãe e os irmãos retornaram, por estar ressentido com ela (em relação à separação do pai), recusou-se a voltar a morar com a família. Nesse momento, identificou-se com Cristo, Buda e São Francisco de Assis, que também deixaram sua casa e adotaram a humanidade como nova família. Quando visitava a família, o contato era estranho:

> Meus irmãos olhavam-me com admiração e medo. [...] Ficava trancado em meu quarto, comia sozinho, falava pouco ou simplesmente não falava, preocupado com coisas que eles não entendiam. A tensão aumentava. (Moreno, 1997, p. 42)

Lutando por inclusão social

O POVO JUDEU TEM uma longa história de exclusões, desde sua fuga do Egito, no século XIII a.C., passando pela destruição de Jerusalém, no século VII d.C., e por uma longa peregrinação de inclusões parciais e exclusões (*pogroms*) em diferentes partes do mundo, culminando com o holocausto nazista da Segunda Guerra Mundial. Os judeus sefaraditas, agrupamento étnico ao qual Moreno pertencia, conseguiram, durante séculos, uma criativa inclusão entre os cristãos e os muçulmanos da Península Ibérica (*Sefarad*), porém, no final do século XV, foram expulsos da Espanha e de Portugal pelos reis católicos Isabel e Fernando. A partir daí, os psicodramatistas conheceram o périplo da família Moreno através da Turquia, Romênia, Áustria, Alemanha (Berlim e Chemnitz), novamente Áustria e, finalmente, Estados Unidos.

A condição de imigrante foi uma constante na vida da família Moreno. Ele próprio viveu, intensamente, a condição de estrangeiro, de imigrante, e as dificuldades de obter uma nacionalidade. Nascido na Romênia, filho de pai turco, emigrou, ainda criança, para Viena. A comunidade judaica vienense, que poderia ser uma ponte de inclusão para os recém-chegados, era majoritariamente asquenaze. Nem sempre era fácil a integração cultural dos sefaraditas na comunidade asquenaze. Os sefaraditas, como vimos, possuem influências latino(hispano-portuguesas)-arábicas, absorvidas na secular convivência árabe-judaico-cristã na Península Ibérica. A cultura asquenaze é predominantemente originada da Europa Central e Oriental[24].

Moreno (1997, p. 30-31) descreve as dificuldades de inclusão social de sua família:

> Nossa transformação em vienenses, entretanto, nunca foi completa. Éramos mais uma das típicas famílias marginalizadas de origem judaica que sobreviviam desenvolvendo um forte laço de vida familiar. Por falar nisso, nós éramos, em Viena, até quase o momento de eu partir para os Estados Unidos, considerados estrangeiros ou refugiados. No Império Austro-Húngaro daquele tempo havia milhares de famílias como a nossa que eram toleradas pelo governo enquanto levassem uma vida tranquila, em nada ameaçando a estabilidade da nação. Acrescente-se a isso que morávamos num ambiente de nacionalismo germânico agressivo, reforçado por um distrito fortemente católico romano. Nossa família estava fora da corrente principal da vida austríaca em mais de um conceito.
> [...]
> Nós morávamos em bairros mistos de judeus e não judeus, em Bucareste e Viena, expostos a uma variedade de influências durante nossa infância. Os anos que minha mãe passara no convento foram úteis para ajudar a nos relacionarmos com as pessoas numa cultura católica tão agressiva como era a da Áustria durante minha juventude.

O "nacionalismo" austríaco incluía um antissemitismo anterior ao Nacional-Socialismo (Nazismo) de Adolf Hitler. Durante seu período universitário, a determinado tempo, os estudantes "nacionalistas" comunicaram o

---

24. O dialeto sefaradita era o *ladino*, baseado no castelhano medieval, incluindo dialetos espanhóis e portugueses. Já o dialeto asquenaze (dos judeus originários do Noroeste da Europa, com a inclusão posterior de comunidades da Europa Central e Oriental) é o ídiche, proveniente do alemão com a inclusão de palavras hebraicas e eslavas.

reitor que os judeus não poderiam mais participar das aulas e frequentar o espaço universitário. Leve-se em conta que muitos professores também eram "nacionalistas". Os estudantes judeus, em grupos de dez ou vinte, tentaram forçar a entrada. Seguiu-se um grande conflito "com socos, paus e até facas" (Moreno, 1997, p. 62). Outro conflito ocorreu anos depois, na estação ferroviária de Baden, quando um grupo de jovens pró-nazistas aproximou-se ameaçadoramente de Moreno e de sua companheira católica, Marianne Lörnitzo. Após Moreno dar um soco no líder e encarar o resto do grupo, os agressores se dispersaram. Moreno (*ibidem*, p. 111) descreve que nesse momento foi tomado por uma intensa consciência de sua identidade judaica que, em outras ocasiões, como outros judeus da sua época, tentara esconder: "Tem sido proverbial aos judeus esconderem sua identidade e trocarem de nome [...] Suponho que eu relutava em anunciar o fato de ser judeu".

A inclusão de Moreno na Áustria nos anos 1920 complicava-se. Em Bad Vösslau, cidade onde clinicava, era importunado, de forma crescente, pelos extremistas. Alguns projetos profissionais fracassaram. Seu maior biógrafo, René Marineau (1992, p. 103), sentencia: "Moreno estava isolado". Ele decide tentar uma nova inclusão no Novo Mundo. Deposita suas esperanças na América do Norte. No entanto, ainda segundo Marineau (*ibidem*, p. 104), "nenhuma sinagoga estava esperando por ele, o profeta, nenhuma universidade ofereceu-lhe contrato como cientista e nenhuma companhia de teatro aguardava Moreno, o revolucionário".

Os primeiros anos na América foram duros. Moreno confessa que esteve a ponto de voltar para a Europa.

Algumas relações estabelecidas nos primeiros anos americanos, no entanto, funcionaram como uma ponte de inclusão social para ele. Destacam-se pessoas como o dr. Bela Schick, que se responsabilizou pelo trabalho de Moreno na clínica infantil do Hospital Monte Sinai, mesmo antes de ele obter a licença para o exercício da Medicina nos Estados Unidos; Beatrice Beecher, com quem se casou para obter o visto de permanência; William Bridge, futuro diretor da companhia de dança de Martha Graham, que lhe abriu as portas para iniciar a apresentação do teatro espontâneo em escolas, igrejas e universidades; Helen Jennings, que o apoiou incondicionalmente nos projetos de sociometria; e Gardner Murphy, importante conexão com a sociologia e psicologia social americanas. Entre todos eles destaca-se, porém, seu irmão William, que também emigrara para os Estados Unidos.

> Pode um homem ser musa? Sem dúvida, um homem pode. Entretanto, ele não é a versão popular de uma musa. Pode-se pensar em Aarão como musa para Moisés, ou Platão como musa para Sócrates. Na minha vida foi meu irmão, William. (Moreno, 1997, p. 131)

Todas elas foram pessoas que não responderam a Moreno com neutralidade ou rejeição, emitindo um consistente sinal positivo de aceitação-inclusão.

Incluindo os excluídos

AGORA PODEMOS COMPREENDER COMO Moreno, a partir de seus erros e acertos em sua luta por inclusão social, desenvolveu estratégias para ajudar os outros a atingir a mesma meta.

Muito jovem, fundou com amigos, em Viena, a Casa do Encontro e a Religião do Encontro (1908 a 1914).

> [...] Todos nos comprometemos a compartilhar do anonimato, do amor e da doação, vivendo uma vida concreta e direta na comunidade com aqueles que encontrávamos. Deixamos nossos lares e famílias e fomos para as ruas. (Moreno, 1997, p. 56)

Nos anos anteriores à Primeira Guerra Mundial, a Áustria vivia um período de instabilidade política e econômica que gerava um grande número de pessoas chegando a Viena em busca de melhores condições de vida. O objetivo de Moreno e seus amigos era dar abrigo e facilitar a obtenção de documentos e vistos de trabalho para essas pessoas. Após o jantar, coordenavam reuniões nas quais "os problemas eram levantados e os ressentimentos, desfeitos" (Moreno, 1997, p. 57). Depois disso, cantavam e dançavam. "Participar desses encontros era uma experiência religiosa, algo muito alegre..." (Moreno, 1997, p. 57). Essa forma de celebração nos remete aos rituais hassídicos de canto, dança e expansão de alegria em busca de comunicação com o mais alto.

Em 1913, Moreno dedicou-se à tarefa de incluir socialmente as prostitutas vienenses e fazer valer seus direitos de cidadãs. As palavras de Moreno (1997, p. 65) falam por si só:

> Eu tinha em mente o que La Salle e Marx haviam feito pela classe trabalhadora, deixando à parte a ideologia. Eles tornaram os trabalhadores respeitáveis ao dar-lhes um sentido de dignidade; organizaram-nos em sindicatos que elevaram o *status* da classe inteira [...]

No início da Primeira Guerra Mundial, Moreno foi contratado pelo governo austríaco para realizar, em um campo de refugiados tiroleses (Mittendorf), aquele que seria seu principal trabalho pré-sociométrico. A sociometria, em sua instância diagnóstica, significa a possibilidade de revelar a situação de pessoas incluídas e de pessoas isoladas, excluídas, em uma rede relacional grupal. Em sua instância terapêutica, significa proporcionar aos excluídos a busca de novas possibilidades de inclusão no mesmo grupo ou em outros.

Sobre Mittendorf, Moreno (1997, p. 81) relata:

> Usando os métodos da sociometria, ainda que em forma muito primitiva, transferi famílias de lugar, na base de suas afinidades mútuas. Assim o trabalho básico pelo qual a comunidade estava organizada foi mudado para melhor. Minha teoria foi apoiada pelo fato de que, quando as pessoas puderam viver com aquelas por quem estavam positivamente atraídas, tendiam a ser cooperativas entre si e os sinais de desajustamento diminuíram tanto em número como em intensidade.

Moreno, no entanto, não esconde que o móvel emocional de seu sucesso nesse trabalho foi sua profunda identificação com os tiroleses que viviam uma dupla identidade nacional. Eram austríacos, tendo o italiano como idioma. Foram retirados de suas terras pelo governo austríaco, supostamente para ser protegidos do exército italiano que avançava naquela direção. Na verdade, o governo austríaco não confiava que seus súditos de língua italiana pudessem se opor aos invasores de cultura semelhante. Moreno (1997, p. 81-82) sabia como era não possuir uma identidade cultural bem definida:

> Comecei a identificar-me cada vez mais com os tiroleses, aprendendo sua língua como um nativo e igualmente mergulhando em suas vidas. [...] Nunca esquecerei o dia em que voltaram para suas casas, recém--criados cidadãos italianos. As mulheres e as crianças vestidas em trajes festivos que haviam sido preservados, apesar da escassez dos anos de guerra. Marcharam para fora do campo, peito estufado, cheios de alegria, cantando suas belas canções italianas. Uma parte de mim queria ir com eles [...]

Já nos Estados Unidos, Moreno deu continuidade aos seus trabalhos sociométricos, entre os quais os caminhos para a inclusão dos presidiários de Sing Sing e das meninas infratoras (entre 12 e 18 anos) da Escola para Educação de Moças do Estado de Nova York (Hudson), quando lançou definitivamente os fundamentos da sociometria.

Em um recorte estratégico da população estudada (505 moças) em Hudson, Moreno focaliza com mais detalhes, com base nos resultados do teste sociométrico, uma unidade social composta de cinco jovens em que chama a atenção o fato de uma delas, Elsa, apresentar uma posição afetiva de grave exclusão grupal. As quatro meninas escolhidas positivamente por Elsa em sua própria casa (a comunidade era dividida em 16 casas de moradia) rejeitam-na, assim como outras 27 colegas, 12 de sua própria casa e 15 de fora. Moreno estuda os *motivos* das escolhas de Elsa e das outras envolvidas, trabalha para aumentar o *volume inicial de seus contatos* na comunidade, aumentando suas possibilidades relacionais; lança mão de procedimentos como o *role-playing* e o *teste de espontaneidade*, com o objetivo de facilitar a fluência espontânea e o aumento do coeficiente télico da rede relacional em questão.

Compreende-se então que a exclusão de Elsa, assim como suas atitudes transgressoras (mentiras, roubos etc.), não decorre somente de suas intrínsecas dificuldades relacionais, mas também da forma como a dinâmica relacional de sua moradia interage com ela. Elsa é sistematicamente marginalizada e desamparada pelo grupo.

Knobel (2004, p. 202) comenta que qualquer tentativa de "cura" precisaria "envolver todas as moças interligadas, direta ou indiretamente a ela [Elsa]". Essa autora comenta, ainda, que Moreno, como se fosse um médico clínico, diagnostica o problema, busca suas causas e propõe um campo terapêutico para tratar o *organismo social* doente. A estabilidade emocional do indivíduo está relacionada ao seu *status sociométrico* grupal. Os membros isolados e periféricos seriam mais suscetíveis de adoecer.

Finalmente, Elsa, excluída da casa 8, consegue inclusão satisfatória na casa 13. Moreno, desta vez, não comenta sobre suas reações pessoais à inclusão de Elsa (como o fez em relação aos tiroleses), mas deduz-se, pela experiência anterior, que, ao ajudar Elsa a se incluir, ele também se sentiu um pouco mais incluído.

Incluindo a loucura

Vejamos agora como Moreno procede para atingir suas metas de inclusão em seu trabalho psiquiátrico e psicoterápico. Em psicoterapia buscam-se tanto a inclusão do indivíduo consigo mesmo – ou, em outras palavras, a inclusão e fluência relacional dos diferentes *Eus parciais* que compõem o *Eu global* – como a facilitação de uma inserção adequada do indivíduo em sua rede relacional social.

Alguns autores, como Blatner (1996), Bustos (1975) e Fonseca (1974), comentam o pioneirismo de Moreno em relação ao movimento da *antipsiquiatria* (Laing e Cooper, 1972) dos anos 1960. Muito antes, já na década de 1930, Moreno fazia atendimentos clínicos nos quais ficava clara uma atitude "antipsiquiátrica" em relação à psiquiatria oficial. Propunha, por exemplo, o *choque psicodramático* em contraposição aos choques elétricos, insulínicos e cardiazólicos utilizados àquela época.

Sua preocupação (apesar de isso não ser uma constante em seus protocolos clínicos) não era a de combater diretamente os sintomas, mas, sim,

ESSÊNCIA E PERSONALIDADE

a de incluí-los, harmonicamente, na vida do paciente. Digamos que, em lugar da atitude de operar, extirpar e excluir sintomas da medicina ocidental, Moreno propunha a atitude oriental de resgatar a energia criativa extraviada dos delírios e alucinações no sentido de incluí-la na vida do indivíduo.

Ele comenta que a medicina oficial trabalha para o retorno do paciente à condição anterior à doença. Porém, na psiquiatria, deparamos com situações em que ele não pode renunciar à sua psicose. Esse seria o resultado de muitos anos de um trabalho criativo desviado. A terapêutica psicodramática da psicose investe então na realização total da psicose, lembrando o princípio homeopático *similia similibus curantur* (a cura pelo semelhante): a reconstrução da loucura no palco psicodramático passa a ser o instrumento terapêutico da psicose propriamente dita. Loucura curando a loucura.

Escolho um dos controvertidos casos clínicos de Moreno (1974), o "caso Mary", oficialmente denominado "tratamento psicodramático de uma paranoia", para nossa reflexão em termos do trabalho que ele realiza no sentido de reincluir socialmente sua paciente. Durante 51 sessões, realizadas no decorrer de dez meses, Moreno trata de Mary, uma jovem de 23 anos que adoeceu há três. Ela desenvolveu um delírio em relação a um homem, John, que supostamente vira em uma festa de Natal. Passa a procurá-lo de maneira obcecada e descontrolada pelas ruas e cidades. Seu comportamento bizarro chama a atenção da polícia, que a conduz a um hospital psiquiátrico. Mary opõe-se a qualquer tratamento, sendo transferida de hospital para hospital. A família recorre então ao Beacon Hill Sanatorium, do dr. Moreno.

Com base em entrevistas com a família, Moreno estrutura uma cuidadosa estratégia terapêutica que obedece a três fases: realização, substituição e análise do delírio. A família é orientada a mudar o comportamento em relação a Mary e aceitar a realidade da psicose participando da busca de John. Os pais comunicam que descobriram um médico, amigo de John. Mary exige ser levada a ele. Moreno expande o contexto dramático para a clínica e para a vida, recebendo-a e comunicando que tem um telegrama de John para ela. O telegrama informa que ele está se apresentando a uma junta de alistamento militar (a ação se passa durante a Segunda Guerra Mundial), mas que se encontrará com ela em dois dias. William, um ego-auxiliar profissional, também é apresentado como um amigo de John. Há uma "troca" de correspondência entre Mary e John preparada pela equipe terapêutica. Moreno adverte que uma pessoa leiga poderá considerar esse procedimento uma mistificação, mas no plano psicodramático ele tem de ser compreendido como um procedimento terapêutico, cuidadosamente preparado e dirigido por terapeutas experientes, e, acrescento eu, correndo um alto risco.

William, o ego-auxiliar, passa a ser um ponto de contato entre a paciente e o centro de seu delírio, John. Nas sessões psicodramáticas, William é sistematicamente escolhido para ser John. Ela tem possibilidade de ser John pela técnica de inversão de papéis, ou seja, de vivenciar sua própria criação delirante. Em uma dramatização, Mary representa John como se ele fosse também um embrião que ela carrega em seu ventre. Uma sala de partos é montada no cenário psicodramático para que ela possa dar à luz o seu bebê. A trama psicodramática segue: John é "convocado" pelo exército e o encontro é sempre adiado. As angústias de Mary aumentam. Ela ouve no rádio que é possível realizar casamentos de militares ausentes por procuração. William representa John e o casamento é realizado no palco psicodramático. Mary é uma linda noiva em lágrimas que é beijada por William-John. Durante os dias seguintes, sua angústia diante da vinda de John diminui. O casamento parece significar o início do desligamento progressivo de John.

Na realização da psicose a paciente pode viver parte da vida interior que antes era incompatível com a realidade. A antiga Mary é substituída por uma Mary II, mas uma Mary III ainda está por surgir. Ela transfere seus sentimentos para os egos-auxiliares e se torna dependente deles, pois somente por meio deles consegue encontrar John e seu mundo imaginário. Demonstra desejo de continuar o relacionamento com as pessoas dos egos-auxiliares após as sessões. Durante a ação dramática, uma parte de William desliza e se une com uma parte de John, e essa combinação é progressivamente aceita por Mary. A máscara de John toma progressivamente os traços de William. Quando encontra William fora do teatro terapêutico, ele é John com os traços de William. A *substituição* está em andamento. Mary desenvolve por William uma ligação maior do que seria de se esperar de uma mulher "recém-casada". Convida-o para passear e ir ao cinema. A relação de Mary com William atinge uma solidez suficiente para permitir um novo e ousado passo: já é tempo de John morrer.

Sua morte no *front* é anunciada. Mary tem uma crise, permanece inacessível durante algum tempo, elaborando seu luto. Seguem-se algumas sessões em que por meio da técnica do espelho pode ver-se representada por um duplo. O mundo transferencial vai sendo substituído, pouco a pouco, pelo mundo télico. Começa a fazer a distinção entre os médicos e enfermeiros (egos-auxiliares) do mundo real com os personagens que eles desempenham no cenário psicodramático.

Em uma dramatização em que contracena com suas irmãs, a verdade é revelada: John nunca existiu salvo na imaginação da paciente. Mary salta da plateia para o palco e tenta agredir o médico. Passado o ímpeto agressivo, pede desculpas e se sente preparada para prosseguir o trabalho com cenas baseadas na diluição de seus delírios e alucinações.

O interesse por William desapareceu aos poucos na medida em que obteve a alta hospitalar. Mas o processo ainda não estava finalizado. Moreno convida um jovem que se sentira atraído por Mary, no período anterior à doença, para participar. Entra em curso a substituição final do projeto afetivo: de John para William e, agora, deste para George. Mary casa-se com George.

Quinze anos depois, Mary continua a conviver com suas duas *dramatis personae*, mas uma não interfere na outra. Encontrou um companheiro que complementa essa dualidade. Às vezes, conversa com seus personagens fictícios, porém, se alguém se aproxima, interrompe o diálogo interior e explica que acabou de ter, em pensamento, uma conversa com alguém. Realiza bem o caminho entre fantasia e realidade. Essa vida dupla não a impede de desempenhar os papéis de dona de casa, mãe (seu filho chama-se John) e esposa. Suas tendências anteriores ao isolamento e à inadequação, doentias, apresentam agora um aspecto normal. Questionada por Moreno pelo fato de não tê-lo visitado, responde que não é necessário, pois "você se tornou uma parte de mim mesma e eu converso com você em sua ausência". O *eu psicótico* foi reincluído aos outros "eus parciais". Segundo Moreno (1974, p. 352):

Nosso fim deve ser o de reintegrar na cultura o nosso doente e suas normas de comportamento aberrante, como se tudo fosse compreensível e natural; de dar-lhe possibilidade de se revelar em todos os campos da atividade criadora.

Moreno (1997, p. 44) não deixa dúvidas quanto ao fato de ter experimentado em si mesmo seu método de trabalho:

O psicodrama de minha vida precedeu o psicodrama como método. Fui o primeiro paciente protagonista e diretor da terapia psicodramática, a uma só vez.

E não faz segredo de que se não tivesse adotado o procedimento de viver sua própria loucura, em vez de escondê-la ou analisá-la, provavelmente teria sucumbido à doença mental:

Escapei do destino do esquizofrênico, que funciona no vácuo e tem de preencher o vazio com figuras alucinatórias até o ponto de acreditar ele mesmo que essas figuras interagem com ele. (*Ibidem*, p. 44)

Portanto, queria mostrar que um homem que exibia todos os sinais da paranoia, megalomania, exibicionismo e outras formas de desajuste individual e social podia ainda ser bastante bem controlado e saudável. (*Ibidem*, p. 53)

Moreno (1997, p. 50) e seus companheiros da Religião do Encontro eram ousados em incluir a loucura na concepção de Deus:

Como o maior crime de nossa cultura é ser patológico, comportar-se de maneira patológica, Ele [Deus] apareceria à maneira do homem patológico e exibiria, humoristicamente, toda a parafernália da insanidade. Ele diria: "Sou um doente mental; olhem para mim; deixem vir a mim todos os doentes mentais". Cristo ouvia vozes. Nós todos ouvimos vozes.

Qualquer um que não ouve vozes não é normal. "Dessa vez Cristo estará nu". Ele ouvirá vozes e as vozes Lhe dirão o que fazer, e Ele ouvirá as vozes que ouvimos dentro de nós.

Moreno constrói, portanto, uma psiquiatria e uma psicoterapia muito diferentes das existentes em seu tempo. Sua ousadia e atrevimento custaram-lhe muita resistência e oposição. Ele não propõe a atitude colonizadora de impor ao outro o que se acredita ser certo. Moreno crê que na loucura há uma potencialidade criadora a ser libertada e que a partir daí cada um segue seu caminho.

A última inclusão

EM AGOSTO DE 1973, no Grand Hotel Dolder, em Zurique, nove meses antes de sua morte, Moreno concretiza seu último ato de inclusão. Preside a assembleia de fundação da *International Association of Group Psychotherapy and Group Processes* (IAGP), instituição que promove a inclusão de todos os terapeutas de grupo do mundo, sem distinção de linhas ou escolas. Lá estão reunidos psicodramatistas, grupoanalistas, gestaltistas, psiquiatras, psicólogos, pedagogos, religiosos, enfim, todos aqueles que se dedicam ao trabalho com grupos.

Moreno (1973, p. 131) escreve então uma pequena nota dizendo que realizara *"one of the major goals I have been trying to attain since 1951"*[25]. Ele manifestava a sensação de missão cumprida. Seu sorriso, presença e satisfação representaram seu adeus à comunidade dos trabalhadores grupais.

A inclusão do psicodrama no Brasil

As primeiras experiências com o psicodrama em nosso país surgiram em uma comunidade de excluídos buscando inclusão. Nos anos 1940 era fundado o Teatro Experimental do Negro. Seu órgão oficial, o jornal

---

25. ... "uma das maiores metas que venho tentando alcançar desde 1951" [...] (tradução livre).

Quilombo, já em sua edição de junho de 1949, e em edições subsequentes, noticiava as sessões de psicodrama dirigidas pelo sociólogo negro Alberto Guerreiro Ramos. Ele conhecera o psicodrama nos Estados Unidos enquanto professor de universidades americanas. Chegou, a convite de Moreno, a participar do conselho editorial de uma das publicações de Beacon[26].

As experiências que sucederam às sessões psicodramáticas dirigidas por Guerreiro Ramos foram protagonizadas por dois imigrantes que se radicaram definitivamente no Brasil: Pierre Weil, no Rio de Janeiro e Belo Horizonte, e Helena Antipoff, em Belo Horizonte.

Em São Paulo, o movimento psicodramático nasceu dentro de um contexto político e social específico. No final dos anos 1960, vivíamos o início de uma ditadura militar que se estendeu ao longo de 20 anos. Muitas vezes, nosso pioneirismo levantou suspeitas – seja porque nos reuníamos, e grupos sempre podem ser subversivos, ou porque atendíamos pessoas que tinham sido vítimas de tortura, ou, ainda, porque éramos jovens e nos opúnhamos ao *establishment* da psiquiatria clássica e da psicologia tradicional. Introduzimos barulhentos grupos de psicoterapia de grupo nas silenciosas e comportadas salas de espera das clínicas psicanalíticas, utilizamos música e dança em sessões terapêuticas, quebramos com a formalidade e a distância no trato com os pacientes.

Esse começo questionador culminou com a realização do V Congresso Internacional de Psicodrama, em 1970, com a reunião de cerca de três mil pessoas no Museu de Arte de São Paulo (Masp)[27]. Lá estavam não somente jovens terapeutas em busca de novas ideias, mas também atores, bailarinos, artistas plásticos, escritores, políticos e, como não podia deixar de ser, dadas as circunstâncias, policiais disfarçados. Foi um congresso científico que ganhou conotação política, não só pelo grande número de pessoas reunidas, mas pela força de seus desdobramentos. O psicodrama trouxe um sopro de liberdade para nossos corações oprimidos. O Congresso do Masp, como ficou conhecido, transcendeu os limites do psicodrama, constituindo um marco na vida intelectual de São Paulo.

---

26. Para maiores informações, consulte os textos de Maria Célia Malaquias (2004 e 2007).
27. Para obter mais informações, consulte o livro *Masp 1970: o psicodrama* (2010).

O psicodrama iniciou seu percurso no Brasil com uma marca da exclusão. Quando não hostilizados por chefes reacionários (após o citado congresso, por exemplo, fui proibido de dar continuidade a um grupo de psicodrama em um hospital psiquiátrico), éramos considerados superficiais, pois diziam que aplicávamos técnicas lúdicas sem poder terapêutico. Nossa luta por inclusão na comunidade científica foi árdua e longa. Hoje contamos com uma grande quantidade de mestres e doutores nas mais prestigiadas universidades brasileiras, um número considerável de livros de psicodrama publicados em português, e uma organização nacional [Federação Brasileira de Psicodrama (Febrap)], que filia cerca de 30 associações e reúne um grande contingente de psicodramatistas em seus congressos.

O legado de Moreno

A DOR DA EXCLUSÃO social, em suas diversas manifestações, serviu de inspiração para Moreno criar instrumentos de ajuda aos seus semelhantes: a sociometria, a psicoterapia de grupo e o psicodrama. Sua vida foi dedicada aos excluídos: pobres, prostitutas, refugiados, prisioneiros e doentes mentais.

> Não é possível aproximar-se da felicidade individual sem que isso envolva as necessidades de outros homens. Em outras palavras, o verdadeiro exercício ético só pode ser considerado eficaz quando leva em conta os direitos e deveres de toda uma comunidade. (Feo, 2004, p. 1)

Moreno nos deixou um legado, e cabe a nós, psicodramatistas contemporâneos, dar continuidade a ele. O psicodrama, evidentemente, não consegue abranger todas as dimensões da exclusão social, porque muitas delas transcendem nossos limites de trabalho. Não estamos tomados pela utopia moreniana de conseguir tratar toda a humanidade. Nossos instrumentos são suficientes, porém, para darmos sequência ao trabalho que Moreno iniciou.

Trabalhar com os sentimentos do excluído não significa ajudá-lo a sentir-se um pouco melhor em sua pobreza ou anestesiar sua dor. Isso resultará na oficialização de seu sofrimento. Tampouco é exigir uma falsa alegria. Os sentimentos de alegria e tristeza "são bons quando corrigem o intelecto e não obscurecem a crítica social" (Sawaya, 2003, p. 47). A meta é propiciar a consciência da situação, permitindo que se realizem novas buscas de inclusão. Segundo Paulo Freire (1980), devemos considerar uma etapa de passagem entre a *"consciência ingênua"* e a *"consciência crítica"*, pois é nesta que se situa a possibilidade de transformação da realidade.

Confesso que antes de preparar este escrito não tinha tão evidente a importância do eixo *exclusão-inclusão* em Moreno. Esta revisão se constituiu para mim em um verdadeiro *insight*, uma nova apreensão da teoria moreniana. Muitas entrelinhas passaram a ser linhas e uma nova óptica se revelou.

4. Verdades relativas e os paradigmas científicos

Utilizo neste texto as propostas de Keneth Wilber (2001) sobre os "quatro quadrantes dos paradigmas científicos": *interior, exterior, individual e coletivo*. Estabeleço uma correlação com os conceitos do Eu-Tu e Eu-Isso da filosofia dialógica de Martin Buber, integrando-a a uma perspectiva relacional moreniana. Em qual dos quadrantes estará Moreno incluído?

Passo a chamar os quadrantes de "verdades relativas", pois cada um deles contempla parte de uma suposta "verdade absoluta". A busca da verdade é uma das molas propulsoras do ser humano. As verdades científicas sucedem-se interminavelmente. Os cientistas são os protagonistas oficiais dessa busca de todos nós. A verdade absoluta está sempre além. Por isso ela fica envolta em um clima de mistério, e, às vezes, de misticismo.

As psicoterapias psicodinâmicas buscam as verdades escondidas no inconsciente. O paciente está aprisionado por uma verdade parcial que o reassegura, por um lado, mas que o faz sofrer por outro – o sintoma. Parafraseando Dunker (2015, p. 24), "um sintoma é um fragmento de liberdade [verdade] perdida".

A ciência é uma só?

Utilizo a metáfora da ciência como uma casa enorme com muitas janelas, através das quais se olha o universo. Cada janela tem um nome e mostra uma paisagem diferente: Física, Química, Biologia, Psicologia, Sociologia, Filosofia, Teologia, Cosmologia etc. Porém, a soma de todas as paisagens vislumbradas ainda não consegue revelar o universo como um todo. Algo sempre permanece desconhecido.

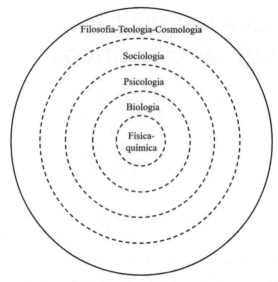

Figura 29 - Gráfico inspirado em Ken Wilber (2001, p. 56)

Quadrantes de Wilber

PASSEMOS, ENFIM, AOS QUATRO quadrantes de Wilber (2001, p. 109 e 133). Como antecipado, ele propõe uma divisão entre o "interior" e o "exterior", que passo a chamar de "dentro" e "fora"; e entre "individual" e "coletivo", que passo a chamar de "individual" e "grupal". Entendam-se, nesta abordagem, o "dentro" de um sujeito (1) na perspectiva individual e o "dentro" de um grupo (3) na perspectiva grupal. O mesmo vale para os quadrantes (2 e 4), "fora" de um sujeito e "fora" de um grupo.

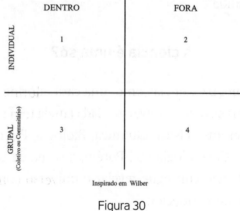

Figura 30

Buber: Eu-Tu e Eu-Isso (Nós-Vós e Nós-Isso)

BUBER FALA DE DUAS possibilidades relacionais que ele chama de "palavras-princípio" ou de "palavras básicas": a relação "Eu-Tu" e a "Eu-Isso". O homem, portanto, é duplo do ponto de vista relacional. O Eu-Tu representa o mundo da proximidade e o Eu-Isso, o mundo da distância. O Eu-Tu representa um momento de entrega relacional, quando a relação se integra: acontece uma reciprocidade, uma mutualidade relacional. Cria-se um "inter", que pode ser compreendido como uma energia que envolve os participantes. O Eu-Isso representa o espaço da experimentação, da mensuração e da utilização, no qual o outro é um objeto de observação. Há necessidade de uma distância para a execução desse trabalho. Eu-Tu e Eu-Isso são imprescindíveis em seus devidos lugares. Acontece uma fluência quando adequadamente colocados e um bloqueio quando deslocados ou invertidos.

Então o "Eu-Tu" vale somente para relações entre pessoas e o Eu-Isso, entre pessoas e objetos? Não. Buber diz que podem existir relações Eu-Tu entre pessoas e entre pessoas e elementos da natureza. Assim como podem acontecer relações Eu-Isso entre pessoas, na medida em que se coloque o outro simplesmente como um objeto de estudo.

Por exemplo, você pode se relacionar com a árvore a seguir fazendo um estudo científico dela. Trata-se de uma *Araucaria brasiliensis*, também conhecida como *Araucaria angustifolia*. Ela pode chegar a medir 80 metros. Há dois séculos ela cobria o Sul e grande parte do Sudeste brasileiro. Nessa descrição você estabelece um tipo de relação Eu-Isso. A figura representa a racionalidade necessária para o estudo se concretizar.

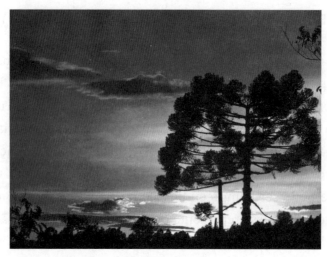

Figura 31 - Araucária
(Fonte: Pixabay)[28]

Um dia, porém, você depara com uma araucária e estabelece uma relação completamente diferente da anterior (veja a seguir a araucária com riscos de giz). Os valores científicos desaparecem. Você e ela são tomados por uma integração relacional. Desaparece o espaço lógico, racional. Acontece uma comunicação de outra ordem. A relação passa por outro canal. Numa fração de segundo, surge uma integração entre a pessoa e a árvore. Estabelece-se uma relação Eu-Tu entre a pessoa e o elemento da natureza. Buber acredita também que existam gradações de intensidade nesse tipo de relação dialógica. Moreno, o criador do psicodrama, chama esse fenômeno relacional de "tele" e sua culminância de "encontro".

---

28. Disponível em: <https://pixabay.com/pt/planta-arauc%C3%A1ria-nascer-do-sol-1173587/>. Acesso em: 6 jul. 2017.

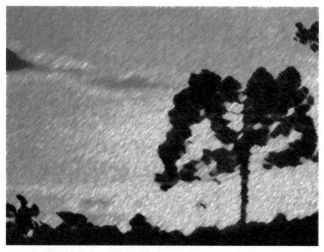

Figura 32 - Araucária (com efeitos de imagem)
(Fonte: Pixabay)[29]

Buber e Wilber

VOLTEMOS AOS QUADRANTES COM a participação associada de Wilber e Buber. Sugiro que o leitor acompanhe a descrição que segue no desenho adiante. No quadrante do individual-dentro (1) o sujeito tem uma vivência subjetiva do tipo Eu-Tu. Ele estabelece uma relação dialógica com algo ou alguém. No quadrante individual-fora (2) a relação Eu-Isso representa o mundo do objetivo no qual entram o empirismo e a tecnologia. Estamos no mundo monológico.

Se nos quadrantes do individual-dentro-fora (1 e 2) incluímos o Eu-Tu e o Eu-Isso, como fazer no grupal-dentro e fora? Tomo a liberdade de incluir, por dedução, com a devida *data venia* de Wilber e de Buber, a dimensão plural do Eu-Tu e do Eu-Isso: o Nós-Vós e o Nós-Isso [quadrantes (3) e (4)].

O quadrante (3), dentro da perspectiva grupal-dentro-Nós-Vós, contém a dimensão da sociodinâmica efetuada a partir de observadores participantes na experiência grupal. O participante está envolvido nas correntes

---

29. Disponível em: <https://pixabay.com/pt/planta-arauc%C3%A1ria-nascer-do-sol-1173587/>. Acesso em: 6 jul. 2017.

emocionais aparentes e subterrâneas do grupo, resultado das atrações, rejeições e neutralidades de seus membros, lugar onde impera o coconsciente e o coinconsciente grupal.

O quadrante do grupal-fora-Nós-Isso contém a dimensão dos estudos objetivos dos grupos. Se o Nós-Vós é o espaço da sociodinâmica, o Nós-Isso (4) é o espaço da "socioestática" ou da estatística. Há um levantamento objetivo de dados grupais. Não há necessidade da imersão grupal do observador. Os resultados surgem a partir de dados levantados objetivamente (estatisticamente), a distância, computados e transformados em números, fórmulas e equações.

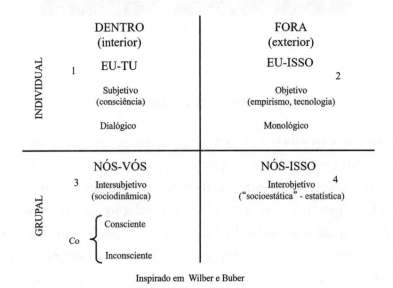

Inspirado em Wilber e Buber

Figura 33

Psicanálise, psicologia cognitiva e sociologia

NO QUADRANTE (I) INDIVIDUAL-DENTRO-EU-TU (adiante) existe um aspecto subjetivo daquele que vive a experiência e um aspecto dialógico necessário para comunicar a outra pessoa seus sentimentos. Por esse motivo Wilber coloca as obras de Freud e Jung como exemplo desse tipo de procedimento. O relato do paciente é interpretado à luz de uma teoria e procedido a partir de uma técnica.

ESSÊNCIA E PERSONALIDADE

No quadrante (2) individual-fora-Eu-Isso impera a observação mono-lógica do comportamento do outro: observação de comportamentos a partir de estímulos recebidos, cronometragem de respostas etc. Aqui se enquadram as terapias por dissensibilização de sintomas, como as propostas por Skinner e Watson.

No grupal-dentro-Nós-Vós (3) estão os sociólogos que dão ênfase ao intersubjetivo como Dilthey, Max Weber e Gadamer. No grupal-fora-Nós--Isso (4), estão os sociólogos que dão ênfase ao interobjetivo, como Talcott Parsons e o positivista Auguste Comte.

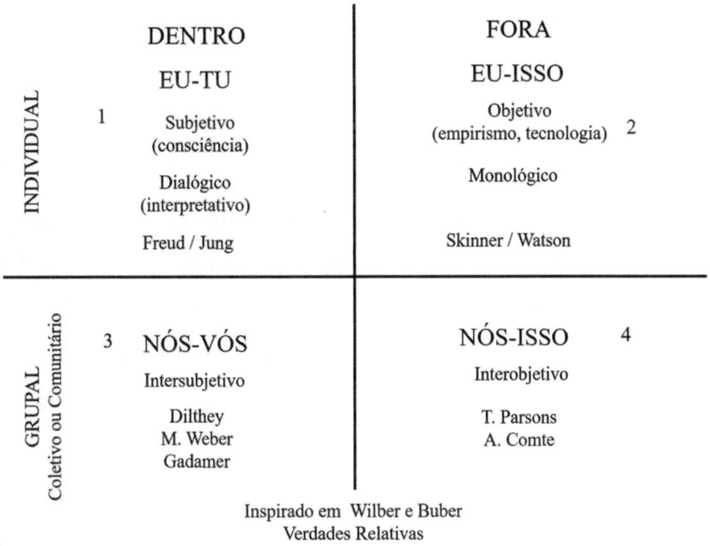

	DENTRO	FORA
INDIVIDUAL	EU-TU	EU-ISSO
	1 Subjetivo (consciência)	Objetivo (empirismo, tecnologia) 2
	Dialógico (interpretativo)	Monológico
	Freud / Jung	Skinner / Watson
GRUPAL Coletivo ou Comunitário	3 NÓS-VÓS	NÓS-ISSO 4
	Intersubjetivo	Interobjetivo
	Dilthey M. Weber Gadamer	T. Parsons A. Comte

Inspirado em Wilber e Buber
Verdades Relativas

Figura 34

E Moreno?

O LEITOR PSICODRAMATISTA PODERÁ perguntar: e onde entra Moreno? Ele entra nos quatro quadrantes não porque sua teoria seja melhor do que a dos outros, mas pela abrangência de sua proposta. Vejamos:

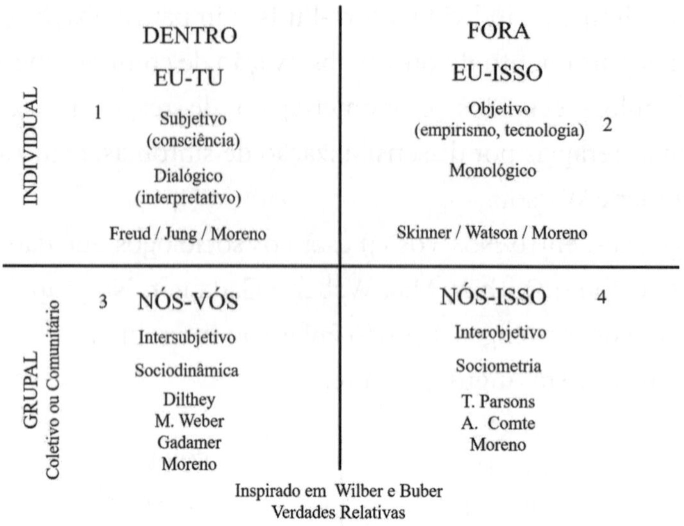

	DENTRO	FORA	
INDIVIDUAL	EU-TU	EU-ISSO	
	1 Subjetivo (consciência)	Objetivo (empirismo, tecnologia) 2	
	Dialógico (interpretativo)	Monológico	
	Freud / Jung / Moreno	Skinner / Watson / Moreno	

GRUPAL Coletivo ou Comunitário	3 NÓS-VÓS	NÓS-ISSO 4	
	Intersubjetivo	Interobjetivo	
	Sociodinâmica	Sociometria	
	Dilthey M. Weber Gadamer Moreno	T. Parsons A. Comte Moreno	

Inspirado em Wilber e Buber
Verdades Relativas

Figura 35

Moreno está no quadrante do individual-dentro-Eu-Tu porque trabalha psicodramaticamente as ressonâncias emocionais da vida e da história do protagonista. Ele entra também no quadrante individual-fora-Eu-Isso porque alguns de seus protocolos clínicos demonstram uma abordagem comportamental. No caso clínico do violinista que padecia de câimbras no braço (Moreno, 1974, p. 283) e no caso do menino que apresentava gagueira, por exemplo, Moreno vai diretamente aos sintomas, sem se preocupar com a história de vida dos pacientes. Nesses casos são utilizadas técnicas de dissensibilização dos sintomas. Moreno chega a comentar que o método psicodramático seria um meio-termo entre as terapias psicodinâmicas e as comportamentais.

Ele propõe a socionomia como a ciência das leis sociais e a divide em três ramos: a sociodinâmica, a sociometria e a sociatria. Em termos dos quadrantes, darei ênfase às duas primeiras. A sociodinâmica estuda a estrutura dos grupos sociais segundo suas correntes emocionais, aparentes e subterrâneas, em termos da dinâmica relacional entre seus membros. A sociodinâmica se inclui no quadrante grupal-dentro-Nós-Vós. A sociometria é a ciência da medida (mensuração) das escolhas positivas, negativas e neutras entre os participantes de um grupo. Trata-se da tentativa de objetivar em um gráfico – o sociograma – o resultado dessas interações. A sociometria fica contemplada no quadrante grupal-fora-Nós-Isso.

Psicodinâmica e neurociência

APROVEITO A OPORTUNIDADE DA utilização dos quadrantes para fazer uma distinção entre as perspectivas da psicodinâmica e da neurociência. A psicodinâmica trata das emoções, dos sentimentos, das fantasias e das simbolizações do paciente reportados dialogicamente em uma sessão de psicoterapia. A neurociência estuda e mede com aparelhos a fisiologia cerebral. Ambas são essenciais para o estudo da interação mente-cérebro. A primeira estaria situada então no quadrante individual-dentro-Eu-Tu, enquanto a segunda estaria no quadrante do individual-fora-Eu-Isso.

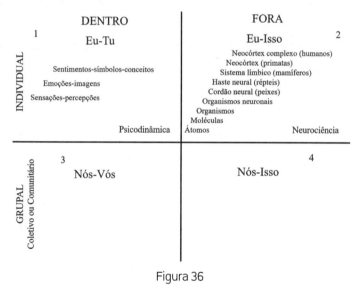

Figura 36

Finalizando

VIMOS QUE CADA QUADRANTE representa uma *verdade relativa*. Os quatro quadrantes representariam a *verdade absoluta*? Mera ilusão! Mesmo a contemplação de todos os quadrantes deixará sempre escapar algo a que nunca se chega, mas que vale a pena procurar... A ciência está sempre em busca da próxima verdade.

Sandor Márai (2013), em seu romance *De verdade*, descreve quatro personagens relatando cada um sua verdade. Ilonka conta a uma amiga a versão de seu casamento fracassado com Peter, um homem elegante e distante, e, supostamente, apaixonado por Judit, uma empregada doméstica de sua família de origem. Peter relata a um amigo a separação de uma esposa "perfeita", com a qual não conseguia se envolver. Trinta anos depois, Judit narra criticamente para um namorado baterista, mais jovem, o período em que viveu com Peter. Finalmente, o baterista, agora garçom em um bar nova-iorquino, onde Peter é cliente, critica o "paraíso americano" e relembra histórias que Judit lhe contara.

A psicodramatista Thelma Teixeira (2015) comenta o tema da verdade no âmbito da psicologia citando a peça do dramaturgo Pirandello: *Assim é (se lhes parece)*. O autor italiano explora, em uma farsa filosófica, o jogo entre realidade e aparência, verdade e falsidade, questionando com humor a existência de uma verdade absoluta. Lacan retoma o tema dizendo que a realidade é fruto da tradução pessoal que o sujeito faz do real, a partir das funções do imaginário e do simbólico (ver capítulos 7 e 8), ou seja, a verdade sempre tem uma estrutura ficcional. Várias pessoas em uma sala, participando de um mesmo evento, têm registros (verdades) diferentes dele. Ou como teria afirmado ainda Lacan: "Digo sempre a verdade: não toda, porque dizê-la toda não se consegue".

Durante a existência da União Soviética (1922-1991) existia um único jornal em Moscou, o *Pravda* (em russo, significa "verdade"). A escritora bielorrussa, Svetlana Aleksiévitch (2016), Prêmio Nobel de literatura, comenta que após o fim do regime comunista surgiram outros jornais. Muitas pessoas passaram a queixar-se de que cada jornal trazia uma verdade e que no tempo do *Pravda* era muito melhor...

A sensibilidade dos poetas capta com precisão a questão filosófica da verdade. Fernando Pessoa (Arquivo Pessoa[30], 1879) diz:

---

30. Disponível em: <http://arquivopessoa.net/>. Acesso em: 15 set. 2017.

Tenho uma pena que escreve
Aquilo que eu sempre sinta.
Se é mentira, escreve leve.
Se é verdade, não tem tinta.

Carlos Drummond de Andrade (2012, p. 52), no poema "A verdade dividida", conta que a porta da verdade estava aberta, mas deixava passar só meia pessoa de cada vez, que só enxergava, evidentemente, a metade que lhe competia. Com a outra meia pessoa acontecia o mesmo e as verdades não coincidiam. Assim nunca se chegava a toda verdade. Então derrubaram a porta e chegaram a um lugar luminoso que dividia duas metades diferentes:

Chegou-se a discutir qual a metade mais bela.
Nenhuma das duas era perfeitamente bela.
E era preciso optar. Cada um optou
conforme seu capricho, sua ilusão, sua miopia.

5. Teatro-psicodrama

O TEATRO-PSICODRAMA É UMA experiência que reúne o teatro clássico com o teatro espontâneo, ou, em sentido amplo, com o psicodrama. O primeiro ato corresponde ao teatro tradicional com uma duração de 40 a 50 minutos. No segundo ato, um diretor psicodramático, utilizando o aquecimento da plateia promovido pelo enredo, reencena situações com a participação do público. Nesse momento, os personagens são vividos por pessoas da plateia, enquanto os atores da primeira parte tornam-se egos-auxiliares que colaboram para a fluência das cenas. Qualquer cena poderá ser reencenada de acordo com a emoção dos protagonistas.

Freud, Moreno e Dora[31], ficção histórica[32] (Viena, 1900-1915)

Peça em dois atos.

Personagens:	Personagens potenciais:
Dora	Governanta
Pai	Irmão
Mãe	Fliess
Freud	E todos os que forem criados no II ato
Sra. K	
Sr. K	
Moreno	

---

31. Veja referência ao caso Dora no item "Estrutura histérica", do Capítulo 8 deste livro.
32. Pesquisa histórica realizada em Freud (1968), Gay (1989), Masson (1986) e Rodrigué (1995). As referências bibliográficas aparecem ao final do livro, em "Outras obras consultadas".

I ATO
(Teatro)

Cena I
(Alguém anuncia ou passa um cartaz: ano de 1915.)

(Cenário: espaço aberto. Uma placa: "Parque Augarten – Viena". O jovem Moreno, 26 anos, traja uma capa longa, verde-escuro. Está como que olhando crianças brincarem. Dora [aparentando cerca de 30 anos] passa, volta alguns passos e o aborda.)

Dora: O senhor é o dr. Jacob Levy?

Moreno (*fala sempre em tom meio discursivo, entusiasmado, levemente hipo-maníaco*): Sou eu, mas pode me chamar de Moreno. E eu ainda não sou médico, me formo no ano que vem.

Dora: Sou Ida Bauer, mas pode me chamar de Dora. Ouvi dizer que o senhor ajuda as pessoas...

Moreno: Eu tento, eu tento. Eu e alguns amigos, entre eles o Chaim Kellmer. A senhora conhece o Chaim?

(Dora acena com a cabeça que não.)

Moreno: Grande homem, grande homem! Nós fundamos a religião do encontro, a casa do encontro. Ajudei as prostitutas a se organizar em uma espécie de sindicato. Há algum tempo tento fazer que estas crianças (*aponta para o parque*) desaprendam as velhas historinhas infantis, modifiquem-nas, criem outras. Abaixo as conservas culturais, abaixo as conservas! Aqui as crianças fazem pequenos jogos, como sair pela praça em busca de "novos pais". A senhora não imagina, o Chaim me escolheu como seu "novo pai"! Aqui eu ensino a desobediência. Ela é tão importante quanto a obediência.

Dora: Mas não é perigoso?

Moreno: Quem não arrisca não petisca, minha senhora, ou seja, quem não ousa cristaliza. Quem não viaja na espontaneidade não cria. E em breve, minha jovem senhora, irei para o campo de refugiados de Mittendorf. Aquilo está uma bagunça! Vou tentar organizá-los em grupos segundo as atrações, rejeições e neutralidades. A senhora não faz ideia de como as redes microssociais...

Dora (*corta a suposta longa explicação que ele iria dar sobre sociometria*): O que me traz aqui é que continuo sofrendo dos mesmos sintomas. Há quinze anos tentei a psicanálise com o dr. Freud, mas eu não tenho nada de bom a dizer da análise.

Moreno: A senhora me parece mesmo uma pessoa inteligente. Qualquer coisa que o dr. Freud possa ter feito com a senhora, por princípio, sou contra, sou contra! Mas, enfim, o que lhe aconteceu?

(*Música de fundo. Aparece a silhueta de Dora contando e as reações assustadas, um pouco exageradas de Moreno.*)

Cena 2

(*Espaço aberto. Supostamente na sala. Os pais sentados, Dora [adolescente] em pé.*)

Dora (andando nervosamente): Eu já disse e repito: vocês têm de despedir nossa governanta. E o casal K não deve mais pôr os pés nesta casa. (Tosse, tosse.) Eles são indignos! (Tosse e um misto de ironia, agressividade e malícia.) Ela, a dona K, o senhor sabe por quê, não é, papai...? (Pequena pausa para observar a reação do pai, que se encolhe um pouco.) E ele porque é nojento, pegajoso! (Tosse, tosse, começa a respirar cada vez mais forte, escorrega para o chão, geme, se contorce, faz movimentos convulsivo-sensuais.)
(*Crise hístero-convulsiva.*)
(*Os pais socorrem-na e depois a ajudam a se retirar da sala.*)

Cena 3

(*Pai e mãe retornam à sala.*)
Pai: Eu não sei mais o que fazer...
Mãe (*aparência frágil, meio ausente, desmontada*): Philip, eu já lhe falei... Ela jura que o sr. K tentou agarrá-la de novo. Ela diz também que você e a sra.

K... Bem, deixe isso pra lá... Você conversou com o sr. K?

Pai: Conversei. Ele é um homem respeitável. Eu o conheço há muitos anos. Ele seria incapaz de uma coisa dessas. Ele acha, como eu, que existe um excesso de fantasias. Ela tem lido livros lúbricos! Está tomada por devaneios eróticos. E você lembra como até pouco tempo ela era apaixonada pelo sr. e pela sra. K? Agora ficou rancorosa e passa horas fechada nesse quarto. Sabe-se lá pensando ou fazendo o quê!

Mãe: O que me deixa mais preocupada é a carta que ela esqueceu em cima da mesa dizendo que iria se matar, que se sente só, abandonada... Faz dois anos que estivemos no consultório do dr. Freud, não seria o caso de procurá-lo novamente?

Cena 4

(Consultório do dr. Freud. O cenário se divide em três partes. No centro está o consultório, à direita da plateia passam-se as cenas em flashback *e à esquerda, a comunicação de Freud com Fliess – eventualmente pode ser colocada lá a imagem de uma grande orelha. Quando a cena se desenrola em uma das partes, as demais permanecem na penumbra.)*

Dora: O que acontece, dr. Freud, é que existe uma conspiração familiar. Ninguém acredita em mim. Eu passo por louca, mas loucos são eles que fazem de conta que nada existe.

Freud: O que existe?

Dora: O sr. e a sra. K são amigos de meus pais, quer dizer, do meu pai, porque minha mãe não apita nada.

Freud: Apita?

Dora: Não manda nada. É uma tonta. Só pensa em arrumar a casa, lavar e passar. Acho isso um absurdo. Mas os homens são no mínimo cúmplices dessa situação da mulher. Não acho justo que os homens submetam as mulheres dessa forma...

Freud (*tentando acalmá-la*): Bom, bom, bom, Dora, vamos ao que interessa!

Freud (*em solilóquio*): Tão jovem e já com essas ideias feministas...

Dora: Então, eu era apaixonada por eles, pelo sr. e pela sra. K.

Freud: Apaixonada.

Dora: Sim, eles eram meus ídolos. Eu pensava que quando crescesse seria igual à sra. K e queria um marido igual ao sr. K. Ela parecia boa, compreensiva. Era amiga. Conversava comigo como se eu já fosse grande. E era linda!

Cena 5

(Lateral direita. A sra. K se troca diante de um suposto espelho. Abre o vestido e fecha-o, de maneira que Dora possa ver seu corpo.)

Sra. K: Estou bem?

Dora: A senhora é linda. A senhora tem um corpo maravilhoso! Posso ver de novo? (*A sra. K repete o gesto.*)

(Volta ao consultório.)

Freud: E agora não é mais linda?

Dora: Agora eu acho que ela é uma bruxa, horrorosa, nojenta como ele.

Freud: Mas como aconteceu essa transformação tão radical? De ótimos, eles passaram a horrorosos!

Dora: Tudo começou quando eu tinha 14 anos.

Cena 6

(Lateral direita.)

Sr. K: Dora, você está ficando uma mulher muito bonita!

Dora: Ah, eu ainda não sou completamente mulher... Linda é a sua mulher, a sra. K.

Sr. K: Você é mais bonita do que ela. Só de te ver eu sinto algo estranho! Venha aqui, Dora!

(Agarra Dora, prende-a junto ao corpo e a beija na boca.)

(Dora é tomada pela surpresa, mas luta e consegue se libertar do abraço. Apresenta por meio de um gesto — passando a mão na boca — uma reação de nojo.)

(Volta ao consultório.)

Freud: Mas antes do nojo o que a senhorita sentiu?

Dora: Só nojo, dr. Freud, só nojo. Aquela boca molhada (*de forma dúbia*). Ai, não consigo esquecer...

Freud: Quem sabe a senhorita também tenha sentido orgulho de um homem mais velho desejá-la. O nojo pode ter escondido o prazer, o gozo que aquele momento lhe proporcionou.

Dora: Não, dr. Freud, não.

Freud: Compreendo que a senhorita estivesse apaixonada por esse atraente cavalheiro, porém negasse para si mesma o seu desejo por ele.

Dora: Acho que o senhor não está me entendendo!

Freud: Mas e depois?

Dora: Depois eu fui descobrindo as coisas com a ajuda da governanta. Ela é bem mais velha do que eu, é experiente. Ela foi me abrindo os olhos para algumas coisas. E eu fui descobrindo outras.

Freud: Por exemplo?

Dora: Por exemplo, que a sra. K é amante de papai há muito tempo... Quando eu ia visitar a sra. K eu evitava tocar a campainha se desconfiasse que meu pai estava lá.

Freud: Ou seja, a senhorita se acumpliciava com o suposto segredo deles?

(*Dora fica atônita e tosse várias vezes.*)

Freud: O que a senhorita conversava com a sra. K?

Dora: Conversávamos sobre muitas coisas, inclusive sobre sexo. Eu tinha acabado de ler o livro de Mantegazza: *Fisiologia do amor.*

Freud (*surpreso*): Mantegazza, o discípulo de Krafft-Ebing? (*Mais para si mesmo do que para ela.*) Eu não acredito!

Dora: Exatamente! Agora não converso mais porque descobri que ela era minha amiga só por interesse. Ela é falsa. Também não converso mais sobre sexo com a governanta. Ela também é apaixonada pelo meu pai.

Freud: E quem mais é apaixonada pelo seu pai? (*Em seguida faz um gesto indicando que acertou na mosca.*)

Dora: O senhor está querendo insinuar que eu sou apaixonada pelo meu pai. Eu li no jornal uma entrevista na qual o senhor fala da paixão das filhas pelos pais. É, mas não é o meu caso, não. Sabia que tem gente que acha que o senhor é meio maníaco por essas coisas?

Freud: Claro, você pode não sentir atração física pelo seu pai, mas pode sentir por um substituto dele, o sr. K.

ESSÊNCIA E PERSONALIDADE

Dora: Xi, vai começar tudo de novo! Dr. Freud, ele é um homem sem dignidade. Eu o admirava porque achava que ele tinha uma grande mulher. E o homem que tem uma grande mulher pode ter algum valor. Mas ele me decepcionou completamente. Na verdade, a grande decepção com ele começou há um ano. Qualquer dia eu conto para o senhor. Além do que ele aceita meu pai como amante da mulher dele por interesses comerciais. E agora estão querendo me colocar nessa trama. O meu pai "não acredita" (*faz o gesto de aspas*) que ele tenta me seduzir e o sr. K "não acredita" (*faz o gesto de aspas*) que a mulher dele é amante de meu pai. E agora eles querem que eu entre nessa barganha de mulheres. Eles são todos cúmplices. Não tenho aliados naquela casa. Preciso que o senhor acredite em mim.

Freud: Não digo que isso não possa ser verdade, mas estou interessado em revelar outra verdade, a sua verdade escondida, ou seja, onde está sua coparticipação nessa história.

Cena 7

(*Lateral à esquerda. Freud senta-se e começa a escrever. Depois lê o que escreveu em voz alta, olhando para a grande orelha.*)

Freud: Ah, meu caro Fliess, como é bom ter com quem conversar! Recomendo um Fliess interno para todos, uma grande orelha que te escuta, como dirá no futuro aquele... (*Parece que vai dizer "Lacan", mas não sai.*) Aquele... Veja essa menina (*aponta para o lado do divã*): uma *petite histerique*. Há três anos sofre de tosse nervosa, afonia, rouquidão, tristeza, insociabilidade, *taedium vitae*. Agora tem desmaios, pensamentos sombrios, hostilidade, ideias de morte. O pai, coitado, a quem tratei de sífilis há alguns anos, me confidenciou que a menina o pressiona a romper com o casal K. Mas ele ponderou: "Dr. Freud, isso eu não posso fazer, já que, em primeiro lugar, acredito que a história das insinuações imorais contra K constitui uma fantasia que entrou na cabeça de minha filha. Além do mais, estou ligado a Frau K por laços de honorável amizade... Mas Dora, que herdou minha teimosia, está emperrada em seu ódio pelos K. Meu caro Fliess, você sabe o que é o "rancor das histéricas". Você precisa ver que além dos elementos homoeróticos — por exemplo, "seu corpo maravilhoso" é uma expressão mais apropriada para uma amante do que para uma rival — aparece o que chamo de "ginecofilia", um amor generalizado pelas mulheres e também um interesse exagerado pelos direitos da mulher. Ela inclusive tem assistido a palestras feministas! A tosse e a afonia podem ser rastreadas até o tipo de sucção do bebê, e a questão principal é o contraste entre uma inclinação para os homens e uma inclinação para as mulheres. A mãe é descrita pelo pai como portadora da síndrome que chamo de "psicose da dona de casa": desinteresse pelos filhos, mania obsessiva de limpeza, frigidez e total falta de *insight* sobre si mesma. Certa vez, o sr. K esteve em meu consultório acompanhando o pai de Dora, quando do tratamento da sífilis. Bonitão ele! Um belo homem, viu? O interesse erótico de um homem atraente como K certamente teria de suscitar em uma garota um claro sentimento de atração sexual. O normal seria que ela cedesse ao assédio sexual; ou seja: no fundo, no fundo, ela deseja... E depois, Fliess, segundo meus estudos anteriores, classifico como histérica toda pessoa na qual uma excitação sexual provoque nojo na ocasião.

(*Voltando ao consultório. Freud com um charuto na mão, como se estivesse fumando.*)
Dora: Desculpe, dr. Freud, mas o cheiro do charuto está muito forte, estou começando a ficar enjoada, dá um pouco de nojo!
Freud (*virando-se na direção da grande orelha*): Fliess, escute essa, agora a coisa está virando para o meu lado! (*E retomando com Dora.*) Pois não, pois não. (*Põe o charuto em um cinzeiro.*) Na última sessão a senhorita falou que sua grande decepção com o sr. K começou há um ano.
Dora: Sim, há um ano. Quando eu tinha 16 anos, o sr. K e eu fomos passear na floresta... quero dizer, à beira de um lago... e aconteceu uma coisa estranha.
(*Freud ri com o ato falho de Dora. Em solilóquio*): E o lobo mau apareceu... (*Para Dora.*) O que aconteceu?

Cena 8

(*Lateral direita.*)
Sr. K: Dora, você está cada vez mais linda.
Dora: Mas o Sr. é um homem casado.

Sr. K: Sabe, Dora, meu casamento praticamente não existe mais.

Dora: Como assim?

Sr. K: A sra. K nada significa para mim.

(*Dora dá um tapa no rosto de K e olha para ele assustada e, ao mesmo tempo, triunfante.*)

(*Voltando ao consultório.*)

Dora: Ah, dr. Freud, fiquei indignada por ele falar aquilo de uma mulher que para mim era uma deusa. Um marido desses não merece a mulher que tem! Se ela não é nada para ele, o que ele poderia ser para mim? Mas fiquei assustada com o tamanho da raiva que senti e com a bofetada que dei. Foi sem pensar... Nunca imaginei que fosse capaz...

Freud (*deliciado*): E deu também um prazer, não é?

Dora: Ah, pensando bem, deu, sim, deu raiva e prazer!

Freud: O prazer da agressão pode ser um equivalente do prazer sexual.

Dora: Dr. Freud, me poupe.

Freud (*meio desapontado*): Bem, quem sabe então possamos trabalhar algum sonho... (*Em solilóquio.*) Eu sou bom nisso! Acabo de escrever um livro sobre sonhos!

Dora: Está bem. Sonhei que a casa estava em chamas. Meu pai, de pé junto à minha cama, me acordou. Vesti-me rapidamente. Minha mãe queria salvar a caixinha de joias, mas meu pai dizia: "Nego-me a morrer queimado junto aos meus dois filhos por causa da caixinha de joias". Descemos depressa as escadas e acordei quando estava fora da casa.

Freud: O que você associa a essa caixinha de joias?

Dora: O sr. K. me deu uma caixinha dessas, um presente caro, aliás!

Freud: A senhorita sabe que "caixinha de joias" é uma expressão que remete aos órgãos genitais femininos...

Dora: Eu sabia que o sr. ia dizer isso!

Freud: O significado do sonho está ficando ainda mais claro. A senhorita disse a si mesma: o homem está me perseguindo, ele quer avançar até meu quarto, minha "caixa de joias" está em perigo e, se acontecer algo de ruim, é por culpa do meu pai. Foi por isso que a senhorita adotou no sonho uma situação que expressava o oposto, um desejo de que seu pai a salvasse. Nessa região do sonho tudo é convertido em seu contrário. Como sua mãe entra aqui? Ela é, como a senhorita sabe, sua antiga rival pelas atenções de seu pai. (*Dora faz com a mão um sinal de desalento.*)

Freud: Assim a senhorita está disposta a dar de presente aquilo que a mulher dele lhe recusa. O sonho confirma que a senhorita está evocando o velho amor que nutre por seu pai, a fim de proteger-se de seu amor pelo sr. K. Mas o que todos esses esforços provam? Não só que a senhorita teme o sr. K, mas que teme ainda mais a senhorita mesma, a tentação de entregar-se a ele. (*Faz uma pausa e diz, de modo triunfante.*) Estamos na nossa hora.

(*Dora retira-se com ar de cansada. Abana a cabeça.*)

Freud (*em solilóquio*): Não entendo por que ela não gostou. Modéstia à parte, fui ao ponto!

(*Os dois saem de cena e retornam para dar ideia de que se inicia outra sessão.*)

Dora (*sorridente, quase vitoriosa*): Dr. Freud, hoje é 31 de dezembro de 1900, nossa última sessão! Estou interrompendo o tratamento. Século novo, vida nova! Agradeço pelo que fez por mim. Sei que o senhor se esforçou. Mas eu queria um apoio, alguém para compartilhar minhas angústias. Alguém que acreditasse em mim.

Freud: Minha função como analista é revelar seu inconsciente. Somente assim a senhorita poderá superar seus sintomas. Enquanto a senhorita negar os sentimentos profundos que abriga dentro de si, não irá melhorar.

Dora: Então continuo sozinha na minha casa, no meu quarto, com minhas leituras. Eu queria um aliado. Em alguns momentos o senhor quase foi, mas depois... Ninguém me compreende... Talvez meu irmão Otto, com suas ideias socialistas... Ele é do Partido Socialista Austríaco. Ele tem me falado da falsidade da família burguesa e das injustiças do sistema capitalista.

Dora (*levanta-se do divã; está comovida, mas aliviada. De maneira amistosa, estende a mão*): Dr. Freud, agradeço sinceramente e desejo ao senhor muito sucesso no ano novo, no novo século! (*Sai de cena.*)

(*Freud fica em silêncio, parado. Esse silêncio tem de repercutir na plateia. Volta-*

se lentamente e, com os ombros um pouco curvados, dirige-se para a escrivaninha: faz que escreve e lê em voz alta.)

Cena 9

(Lateral esquerda. Freud senta e escreve. Lê em voz alta dirigindo-se à grande orelha.)

Meu caro Fliess, ela interrompeu o tratamento. Foi embora, assim... Sem mais nem menos. Foi como se tivesse me dado um tapa. Foram somente 11 sessões. Confesso que fiquei desapontado, triste mesmo. Sei que a resistência da paciente pode explicar o abandono. Mas na verdade não me assenhorei da transferência. A transferência deixa agora de ser somente resistência. Pareceu-me que a reprovação ao pai e ao sr. K ocultava uma paixão profunda pela sra. K. Como chamar esses sentimentos: homossexuais, homoeróticos ou homoafetivos? Estive disposto a acreditar também na trama e no drama que narrava, mas para a psicanálise a verdade psíquica vem antes da verdade histórica. Ela sentiu minha neutralidade como falta de aliança. O progresso da psicanálise neste novo século trará as respostas que ainda não tenho. Fliess (*como terminando um discurso*), vou partir para a sublimação: vou deixar minhas anotações "descansando" e daqui a alguns anos escreverei sobre o caso. Espero transformar o fracasso clínico em um triunfo científico.

Cena 10

(Retorno ao Jardim Augarten. Continuação da cena 1.)

Moreno (*em tom discursivo*): Mas a senhora deveria ter seguido suas tendências feministas e socialistas. A senhora teria chegado à sua identidade mais profunda e se livrado de seus sintomas. Uma cura social, social! Pois não se tratava de uma doença individual, e sim grupal, familiar, social. A senhora não era a única doente. Doente era a rede relacional. Meu Deus, um mar de transferência! Podemos fazer uma sessão aberta, um teatro espontâneo. Retrocederemos ao passado, à sua adolescência, à sua casa, à sua família. Todos os envolvidos nesse sexteto (faz um trocadilho e pronuncia "sex-teto") terão de participar. Até o dr. Freud virá. Faremos um "teatro recíproco", uma *"millieu thérapie"*, isso que no futuro irão chamar de terapia de família. O verdadeiro símbolo do teatro terapêutico é o lar. Aliás, escrevi um pequeno texto sobre isso. (*Puxa um maço de papéis amarfanhados do bolso da túnica e lê entusiasmado.*) Aqui surge o teatro em seu mais profundo sentido, porque os segredos mais bem guardados resistem violentamente a ser tocados e expostos. A primeira casa, o lugar onde começa e termina a vida, a casa do nascimento e a casa da morte, a casa das mais íntimas relações pessoais, converte-se num palco e cenário. O proscênio é a porta da frente, a janela e a sacada. A plateia está no jardim e na rua. Quando duas pessoas vivem juntas e se encontram diariamente, então começa a verdadeira situação teatral. Mas esse labirinto de complicações entre pai e mãe, marido e mulher, pais e filhos, amigos e inimigos, acumulados no decorrer de uma vida inteira, acaba se convertendo no próprio mundo da pessoa. Em virtude de compreensões e incompreensões, surge finalmente uma interrogação: como poderão ser salvos? E todos deveriam ser salvos porque todos são genuínos, partes da existência que surge espontaneamente. *É isso que pode ser feito por meio do último teatro: o teatro terapêutico.* Mas essa louca paixão, essa revelação da vida no domínio da ilusão não funciona como renovação do sofrimento; pelo contrário, confirma a regra geral: *toda segunda vez verdadeira é a libertação da primeira.* A primeira vez faz que a segunda vez redunde em riso. *É a forma final do teatro.* (*Abre os braços como se estivesse recebendo aplausos.*)

Dora: Puxa, o senhor falou bonito! Mas será que esse seu método cura mesmo?

Moreno: Minha jovem senhora, não estou preocupado com a cura. Estou preocupado é com a fluência da espontaneidade entre as pessoas. A senhora até poderia ter continuado com sua neurose desde que tivesse transformado criativamente sua forma de se relacionar consigo mesma e com os outros. Teria sido também a possibilidade de as outras pessoas, seu pai, sua mãe, o sr. e a sra. K, flexibilizarem os vínculos enrijecidos que as uniam.

Dora: Então, gostaria que essa tal sessão-reunião acontecesse "como se" fosse na casa de meus pais, 15 anos atrás...

Moreno: Excelente, excelente! A senhora apreendeu perfeitamente o sentido de minhas palavras! A senhora é uma psicodramatista nata! Na casa de seus pais, exatamente! Psicodrama *in situ*. Como eu disse, em seu *locus*. Sra. Dora, sinto que temos afinidades. Aliás, é uma pena que já seja casada, pois eu ando à procura de uma musa (*faz cara de romântico, apaixonado*) que inspire minha vida, minha obra. Mas isso é outra história, que fica para outra vez. Então está combinado: na casa de seus pais. Espero que todos estejam lá!

(*O cenário vai escurecendo. Um* spot *foca o diretor do teatro espontâneo-psicodrama. Ele explica que esta "noite (ou tarde) se improvisa". Tanto os atores regulares como os atores espontâneos emergentes da plateia farão o II ato. Agora a criação pertence a todos. Todos passam a ser autores e atores. A cena vai se iluminando de novo. Veem-se as cadeiras vazias, que serão ocupadas pelos personagens, dispostas em semicírculo.*)

II ATO
(Teatro espontâneo, psicodrama)

Criação coletiva

Um psicodramatista dirige a segunda parte. Ele promove o aquecimento da plateia para que novas cenas sejam criadas. Os elementos do público passam então a ser protagonistas e os atores egos-auxiliares. As cenas se sucedem ao sabor da espontaneidade-criatividade. Quem gostaria de ser Dora, Freud, o pai, a mãe, a sra. K, o Sr. K, Moreno ou quaisquer outros personagens criados no momento? Seguem-se esquetes (pequenas cenas) que incluem todos os personagens, em um suposto sociodrama, ou díades, trios, quartetos, quintetos, sextetos etc. da psicossociodinâmica apresentada.

FIM

6. Pílulas psicodramáticas

Moreno e o conceito de mais realidade

Trecho da "Apresentação à edição brasileira" do livro *Psicodrama: terapia de ação e princípios da prática* (Moreno, 2006):

MORENO PROPÕE UMA NOVA dimensão da realidade: a *surplus reality*. A expressão é traduzida para o espanhol como *realidade suplementar*, e assim acaba conhecida em nosso meio. O criador do psicodrama leva em conta três tipos de realidade. A primeira é chamada de *infrarrealidade*, pois retrata algo vivido no passado e somente relatado no presente. A segunda categoria está representada pela *realidade presente*, vivida no aqui e agora. A terceira, a *realidade suplementar*, constitui uma realidade sonegada psicologicamente, porém passível de ser resgatada na revivência da cena psicodramática. Assim, o protagonista acrescenta um "valor", um *plus* a essa realidade que já lhe pertencia, mas em relação a qual não tinha tomado posse. Seria uma realidade a mais, uma *mais realidade*. Moreno inspirou-se no conceito de *mais-valia*, de Karl Marx, que, simplificadamente, fala do valor do trabalho de um operário que não é devidamente remunerado pelo patrão capitalista, mas que a rigor lhe pertence.

As cinco fases da obra moreniana

Trecho da "Apresentação à edição brasileira" do livro *A quintessência de Zerka*, (Horvatin e Schreiber, 2008):

A OBRA MORENIANA NÃO termina com a morte de Moreno, ela tem continuidade com Zerka Toeman Moreno. Podemos dividir a criação literária moreniana em cinco fases. A primeira, denominada fase mística, está representada por *Einladung zu einer Begegnung* (1914) e por *Das testament des Vaters* (1920). A segunda, conhecida como fase teatral, está marcada pelas inovações teatrais de Moreno em Viena e pela publicação de *Das steigreiftheater* (1924). A terceira, já realizada em solo americano, sintetiza seus trabalhos com a sociometria, por meio da obra *Who shall survive?* (1934). A quarta fase que compreende sua experiência clínica em psicoterapia está representada pelos livros *Psychodrama volume I* (1946), *II* (1959) e *III* (1969), e por *Gruppenpsychotherapie und psychodrama* (1959).

A quinta fase, com obras publicadas após a morte de Moreno, está representada pela sua autobiografia, *The autobiography of J. L. Moreno, M. D.* (1989), e pelos livros de autoria de Zerka Moreno: *Psychodrama, surplus reality and the art of healing* [2000 (este com a participação de colaboradores)], *The quintessencial Zerka* (2006) e *To dream again: a memoir* (2012).

A partir de 1941, Zerka participou ativamente da vida e da obra de Moreno, inicialmente como secretária e depois como organizadora e coautora. Como ela própria contou informalmente, durante um período sua máquina de escrever era a continuidade da escrivaninha de Moreno. Ele reconheceu essa parceria acrescentando o nome dela como colaboradora nas capas dos livros *Psychodrama II e III*.

Após a morte de Moreno, em 1974, Zerka passou a ser seu duplo psicodramático. Desde então, viajou incansavelmente, espalhando as sementes do psicodrama pelo mundo. Ela não só atendia a todos os psicodramatistas com presteza e carinho como também acompanhava a evolução do movimento nos diferentes países.

Zerka esteve no Brasil várias vezes, a última delas como convidada especial do XI Congresso Brasileiro de Psicodrama, realizado em Campos do Jordão, em 1998.

Nota: correspondência entre os títulos originais citados e as publicações brasileiras – Das testament des Vaters – *Palavras do Pai* (Psy, 1992); Das steigreiftheather – *Teatro da espontaneidade* (Daimon/Ágora, 2012); Who shall survive? – *Quem sobreviverá? Edição do estudante* (Daimon, 2008); Psychodrama I – *Psicodrama* (Cultrix, 1976b); Psychodrama II – *Fundamentos do psicodrama* (Daimon/Ágora, 2014a); Psychodrama III – *Psicodrama: terapia de ação e princípios da prática* (Daimon, 2006); Gruppenpsychotherapie und psychodrama – *Psicoterapia de grupo e psicodrama* (Mestre Jou, 1974); The autobiography of J. L. Moreno, M. D. – *Autobiografia: J. L. Moreno* (Daimon/Ágora, 2014b); Psychodrama, surplus reality and the art of healing – *A realidade suplementar e a arte de curar* (Ágora, 2001); The quintessential Zerka – *A quintessência de Zerka* (Ágora, 2008); To dream again: a memoir – Não traduzido para o português.

Moreno e Jesus Cristo

Trecho do "Prefácio" ao texto *Referências bíblicas e religiosas da experiência vital e criações científicas de Jacob Levy Moreno* (Altoé, 2005):

> DURANTE ANOS OUVIU-SE QUE a obra moreniana sofrera influências de Bergson, de Kierkegaard e da Cabala. O próprio Moreno realçou o *existencialismo heroico*, praticado no aqui e agora da vida. Mas, de todas as influências imputadas a Moreno, o hassidismo tornou-se unanimidade, gerando inúmeros artigos, teses e livros. As correlações entre a teoria moreniana e a filosofia dialógica de Martin Buber também mereceram muitas publicações. Esses conhecimentos consolidaram uma valiosa conserva cultural, fonte de consulta para todos os estudantes de psicodrama. Porém, essas referências tornaram-se repetitivas e de certa forma conservadas em termos espontâneo-criativos.
>
> Aguardava-se algo diferente. E um sopro inovador partiu de Adailton Altoé, autor do texto acima referido. Ele abre janelas através das quais novos ângulos da obra moreniana podem ser vislumbrados. Com a competência que somente um teólogo e psicodramatista pode ter, ele revela que uma das principais referências de Moreno é a de Jesus de Nazaré! Assinala que, apesar de o criador do psicodrama não ter aderido à fé e às institui-

ções cristãs, ele abraça a causa ética e terapêutica de Jesus. Moreno se espelharia em Jesus ao expressar uma relação de intimidade com Deus, compreendido como a arquissubstância cósmica que as criaturas carregam dentro de si: "Eu e o Pai somos Um". O Deus-Eu surge como alternativa ao Deus-Tu e ao Deus-Ele. Dessa maneira, a divindade manifesta-se pelos atos humanos criativos, tornando-se o homem corresponsável pelo destino da humanidade.

A marca cristã da justiça e da inclusão social aparece em todas as criações morenianas. Ele assim procede com as crianças, pobres, imigrantes, prostitutas, doentes, prisioneiros, loucos, enfim, com todos os tipos de excluídos sociais. Cria, quando jovem, uma religião baseada nesses princípios – a religião do encontro. Ao abandonar seu projeto juvenil de tornar-se um profeta, segundo Adailton, "opta por ser um santo ativo, rebelando-se contra as instituições sociais distorcidas".

Enfrenta as conservas culturais de seu tempo, tornando-se, como já foi dito, apropriadamente, um criador por extensão e contraposição. Oferece o teatro espontâneo como alternativa ao teatro tradicional – o "choque psicodramático" –, ao eletrochoque da psiquiatria clássica. Convida o paciente a se levantar do divã psicanalítico e se dirigir ao palco psicodramático.

Altoé assinala ainda a admiração de Moreno pelos mitos bíblicos, especialmente os da origem do universo, como em seu épico poema *As palavras do Pai*: "Eu sou Deus, o Pai, o criador do universo. Estas são as minhas palavras, as palavras do Pai [...]". Moreno não deixa dúvidas quanto à inspiração de criar seu método científico, afirmando que ciência e religião constituem duas faces da mesma moeda. Acrescenta que todas suas inspirações vieram direta ou indiretamente de sua concepção de divindade.

No enlevo dessas considerações, bem poderíamos imaginar o "Novo Testamento" como uma sucessão de cenas psicodramáticas dirigidas pelo diretor Jesus. Os psicodramas públicos desenvolviam-se ao longo de sua peregrinação. Aconteciam *in situ*, nas ruas, praças e casas dos protagonistas. O enfoque era tanto terapêutico como socioeducacional. Às vezes aconteciam curas, outras vezes, inclusões sociais. O diretor possuía uma equipe de egos--apóstolos-auxiliares, discípulos que se preparavam para assumir o lugar do mestre na condução de grupos. A experiência era compartilhada pela plateia constituída por pessoas do povo de Israel.

A propósito, Moreno (2006, p. 17) conta que certa vez foi convidado para falar a um grupo de teólogos cristãos. Após a apresentação, eles perguntaram: "Qual é a diferença entre o mandamento de 'amar o próximo' e a sua proposta?" Moreno respondeu: "Bem, nós não modificamos muito o 'amar ao próximo', exceto pelo fato de termos acrescentado 'por meio da inversão de papéis'".

O homem na cruz

Trecho da "Apresentação" do livro *Psicologia do sagrado* (Bertolucci, 1991):

A IMAGEM DO HOMEM na cruz corresponde a uma alegoria mística que propõe o cruzamento de uma linha horizontal – a vida cronológica do homem (crescimento, maturidade, velhice e morte) – com uma linha vertical – correspondente ao nível de consciência vivido em cada "momento" de vida. A linha horizontal registra o "tempo cronológico" (Chronos), quantitativo, e a vertical, um tempo qualitativo, que não pode ser medido (Kairós), um não tempo, um tempo sem tempo, um "tempo eterno".

A perspectiva do homem na cruz abre a possibilidade de existência de duas psicologias: a psicologia tradicional, a psicologia da personalidade, do ego, do desenvolvimento – a psicologia da linha horizontal – e a psicologia do "momento", do "encontro" existencial – a da linha vertical. A primeira aborda o homem-robô, aprisionado no repetitivo automatismo temporal do dia a dia. A segunda psicologia aponta para os diferentes níveis de estados de consciência de si.

A proposta de uma psicologia integral incluiria o estudo da cruz como um todo. A linha horizontal corresponde à persona e a vertical, à essência. Uma está para a outra como a casca e a polpa do fruto estão para a semente. A polpa alimenta a semente para que esta possa germinar no futuro. Assim, a personalidade se desenvolveria para alimentar a essência. Mas isso nem sempre acontece. Assim, a persona infla e a essência míngua.

A essência corresponde ao microcosmo humano que é envolvido pela persona. Microcosmo e macrocosmo possuem o mesmo substrato. Portanto, sua busca aponta tanto para o interior do homem – microcosmo – como para o alto – macrocosmo.

Moreno foi um dos pioneiros em incluir a linha vertical na psicologia. Já morando nos Estados Unidos, perguntaram-lhe se a criação da sociometria (mensuração das relações intragrupais) não estaria afastando-o de seu misticismo anterior. Moreno respondeu que a divindade continuava sendo a personagem central de sua obra, pois a sociometria também media as atrações e os afastamentos cósmicos dos planetas e das galáxias. Outros precursores da psicologia integral seriam Jung, Assagioli, Desoille, Schultz, Maslow e Wilber.

Senescência e maturidade

Trecho do "Prefácio" ao livro *Gerontodrama* (Costa, 1998):

A PALAVRA "SENESCÊNCIA" É utilizada para o processo de envelhecimento natural e saudável do ser humano, diferentemente da expressão "senilidade", voltada para o envelhecimento patológico, consequência de doenças e degenerações próprias da terceira idade. Já para "maturidade" encontram--se diferentes significados. O *Minidicionário Aurélio* refere o óbvio: estado em que há madureza, amadurecimento. O *Dicionário Cândido de Figueiredo* vai um pouco adiante, dizendo, entre outras coisas, que maturidade pode significar algo que ver com perfeição. O *Dictionary of psychology* de J. P. Chaplin diz que maturidade refere-se ao pleno desenvolvimento dos processos emocionais. Maturidade seria então a possibilidade de o homem aperfeiçoar-se no decorrer da vida. Nessa perspectiva haveria um ideal a ser buscado, porém, como todo ideal nunca é atingido, significaria a possibilidade de evolução psicológica. Uns seriam mais maduros, outros, menos. Pode-se dizer ainda que a maturidade constitui mais um *processo* do que um *estado*. O mais correto, portanto, seria falar em maturescência, que expressaria melhor um processo evolutivo.

ESSÊNCIA E PERSONALIDADE

Falando em evolução, recordo da alegoria do *homem na cruz* comentada antes. Ela representa dois caminhos do homem. A cruz representa o ponto de encontro. Pode-se passar por um mesmo momento com diferentes qualidades de consciência. O momento *m* pode ser vivido com qualidade de consciência $c_1, c_2, ... c_n$. Maturidade seria a capacidade de viver cada momento da vida com uma melhor qualidade de consciência. Entenda-se *consciência* como atenção, conhecimento e aceitação de si mesmo e do outro.

O "conhece-te a ti mesmo" é, assim, um caminho para a maturidade. O *conhecimento de si* acontece por intermédio do desenvolvimento do *Eu observador*, instância que não critica nem elogia, apenas constata o que se é. O Eu observador constitui o *eu terapêutico interior*, ele conduz a um eu mais *verdadeiro*. O *Eu verdadeiro* pertence à esfera do *ser*, o *falso Eu* pertence à esfera do *parecer*. Já o *Eu ideal* serve de parâmetro ao que se busca, está voltado para o futuro. Em seu sentido positivo, ajuda a atingir objetivos, mas quando mal elaborado torna-se fonte de ruminações mentais pelo que "poderia ter sido, mas não foi". Na terceira idade existe um cotejo inevitável dos ideais e fantasias da juventude com a realidade. Desse confronto originam-se, às vezes, "quebras narcísicas". A capacidade de lidar com elas define a qualidade psicológica com que se vive essa etapa da vida. O *Eu ideal* do idoso é sua própria imagem na juventude (forte, bonito e empreendedor), ou o velho que gostaria de ser. Uma visão otimista seria dizer que o idoso, liberado dos desejos ideais e das ambições da juventude, tem condições de encontrar a paz consigo mesmo.

O *Eu ideal* do velho, em contraposição ao do jovem, que se projeta para o futuro, está no passado, o que o induz ao saudosismo. O velho imaturo (ranzinza) critica o presente e valoriza o passado: "No meu tempo tudo era melhor". A maturidade é a superação do passado, a aceitação do presente e a renúncia ao futuro em termos de ambições e ideais desmedidos. Na velhice, o futuro é o presente. A maturidade implica, portanto, a renúncia a muitas coisas e a rendição a outras tantas. Significa, por exemplo, renúncia à juventude e à beleza e rendição às limitações físicas e mentais, à doença, e, finalmente, à morte. A maturidade tem que ver com a consciência da transitoriedade da vida e a aceitação da proximidade da morte.

A criança nasce com uma *essência* energética que vai sendo envolvida progressivamente por diferentes camadas de influências sociopsicológicas, a *personalidade*. Esse desenvolvimento obedece, portanto, a um movimento centrífugo, de dentro (essência) para fora (personalidade). Na maturidade, inicia-se um processo inverso, um retorno à essência, em um movimento centrípeto de interiorização. Trata-se do trajeto do *Eu superficial* para o *Eu profundo (self)*, de forma que assim se fecha um movimento circular: primeiro, de dentro para fora; depois, de fora para dentro. Quando Freud fala das pulsões de vida e de morte, penso em três forças e não em duas: construção, destruição e transcendência. A terceira força representa o impulso na busca da paz interior, do "re-ligare" com o universo.

Qual seria o enfoque relacional da maturidade? O bebê cresce a partir de interações com a rede relacional que o envolve, a matriz de identidade. Por meio dela realiza o *reconhecimento do eu.* Aprende as pautas emocionais da *relação-separação* e internaliza o *conceito autovalorativo* de si mesmo. Chega ao *reconhecimento do Tu* e ao *reconhecimento do Ele*, atinge a capacidade de *inversão de papéis.* A capacidade para inverter papéis significa a possibilidade de estabelecer relações télicas com liberação de espontaneidade-criatividade. Significa também uma maior possibilidade de encontro, símbolo filosófico de um momento relacional maior. Segundo esse ponto de vista, maduro seria aquele que consegue internalizar uma rede relacional suficientemente boa (Winnicott: "mãe suficientemente boa"), propiciando a si mesmo fluência e segurança relacional na vida adulta. A criança não internaliza somente pessoas (mãe boa, mãe má etc.), mas, sobretudo, relações e conjuntos relacionais.

A capacidade de estar só do adulto tem que ver diretamente com a sociometria interna advinda dos conjuntos relacionais primários internalizados durante a matriz de identidade. Uma pessoa, mesmo solitária socialmente, pode estar bem acompanhada internamente. Por decorrência, apresenta também melhores condições para enfrentar separações e perdas. A capacidade de estar só, de superar separações e de estabelecer relações fluentes e espontâneas constitui característica da maturidade.

A ideia do homem maduro nos remete à imagem mitológica do velho sábio. Mas devemos lembrar que os velhos de antigamente, com os avanços da medicina preventiva e curativa e o consequente aumento da duração do tempo médio de vida, passaram a ser os nossos atuais homens de "meia-idade". Por exemplo, D. Pedro II, aquele "velho" de barbas longas que recordamos dos livros de história, faleceu aos 66 anos de idade. A Organização Mundial de Saúde define o início da terceira idade aos 65 anos nos países desenvolvidos e aos 60 nos países subdesenvolvidos. A imagem de sabedoria, associada aos velhos, aplica-se aos que conseguiram driblar o conservadorismo, a depressão e a rabugice. Pelo que vimos, a sabedoria implica a aceitação bem-humorada das limitações físicas e intelectuais da idade. Sabedoria é mais do que conhecimento, pois ela vai além da esfera cognitivo-intelectual, embora a inclua. Encontramos velhos cultos que não são necessariamente sábios. Sabedoria significa viver com espontaneidade e simplicidade, continuando a criar.

Psicodrama: um antiteatro?

Trecho do "Prefácio" ao livro *Sangra la escena: psicodramaterapia del trauma y del duelo* (Torres-Godoy, 2007):

MORENO, AINDA MUITO JOVEM, em 1911, antes mesmo do nascimento do psicodrama, já questionava o teatro tradicional ("teatro legítimo", como chamava). Certa vez, ele e um grupo de amigos invadiram uma sala de espetáculos onde estava sendo levada a peça *Assim falou Zaratustra*, interromperam a cena e desafiaram o ator principal, Carl Meyer, a tirar a máscara teatral e a desempenhar seu próprio papel, encenando os dramas de sua vida. Sugeriram ainda que os espectadores abandonassem suas posições de observadores passivos e participassem ativamente das histórias reais a ser postas em cena. Estabeleceu-se uma confusão, com o público abandonando o recinto.

O jovem irreverente desejava estabelecer um encontro existencial entre Carl Meyer e ele próprio, sem que seus "Eus reais" estivessem turvados por sombras teatrais. O teatro tradicional para Moreno representava a conserva cultural por excelência, a completa submissão do ator ao autor. Anos depois, ele propõe o teatro espontâneo e o psicodrama como antiteatros. Argumenta que a mimese (imitação) representa a base do teatro legítimo, enquanto a "antimimese" constitui o princípio do encontro. Em seu último livro publicado em vida, *Psychodrama: action therapy & principles of practice* (1975), Moreno afirma que o psicodrama, *lato sensu*, situa-se em um movimento dialético entre a mimese e a antimimese. Quanto mais se aproxima do teatro, mais é mimese; quanto mais se aproxima do encontro psicodramático, mais é antimimese.

O "Eu real" do ator teatral está coberto e protegido pela máscara dramática criada pelo dramaturgo (mimese). O teatro espontâneo, em que o protagonista cria imaginariamente personagens e os desempenha livremente, seria o meio caminho entre a mimese e a antimimese. O psicodrama, *stricto sensu*, em que o protagonista vive diretamente seus fantasmas internos, representa a resposta radical que Moreno buscava quando invadiu aquele teatro: a total antimimese. Assim, o protagonista (do grego *prôtos*, "primeiro", "principal"; e *agonistes*, "lutador", "o que combate"), no psicodrama, luta pela verdade expondo seu "Eu real" (antimimese). Vive no palco os papéis escondidos dentro de si.

Moreno: um pioneiro da psicologia do esporte

Texto inspirado na "Apresentação à edição brasileira" do livro *Psicodrama: terapia de ação e princípios da prática* (Moreno, 2006):

No FINAL DO LIVRO *Psychodrama: action therapy & principles of practice* (1969), encontram-se várias contribuições técnicas e teóricas de Moreno. Entre elas, a surpreendente revelação de que ele, contratado pela imprensa, realizava previsões de resultados de lutas de boxe, baseado em medidas fisiológicas, psicológicas e sociométricas dos lutadores.

Sua primeira previsão referiu-se a uma luta histórica entre o americano Joe Louis e o alemão Max Baer, em 1935. Este último acabara de iniciar com sucesso uma carreira cinematográfica, ao mesmo tempo que lutava para recuperar o título mundial dos pesos-pesados. Entre outras coisas,

ESSÊNCIA E PERSONALIDADE

Moreno ponderou que o alemão estaria dividido entre dois polos profissionais e que isso o enfraqueceria diante do adversário, pois este tinha um único foco: ser campeão. E assim aconteceu. Outras lutas históricas avaliadas por Moreno aconteceram em 1954, entre Rocky Marciano e Ezzard Charles, e, em 1962, entre Sonny Liston e Floyd Patterson. Nesta última, Moreno ponderou que o estilo defensivo de Patterson em contraposição à agressividade de Liston dava vantagem ao último. Novamente acertou.

Moreno, além de analisar as condições fisiológicas dos atletas em seus campos de treinamento (frequência cardíaca e respiratória, índice de sudorese etc.), colhia dados sobre as personalidades dos lutadores e sobre a rede relacional sociométrica e sociodinâmica que os cercava. Outro fator levado em conta era a observação do nível de estresse do pugilista nos dias que antecediam as lutas.

Esses dados conferem a Moreno um pioneirismo no que muito tempo depois passou a ser uma nova especialidade dentro da psicologia: a psicologia do esporte.

A trilogia austríaca de Moreno

"Apresentação à edição brasileira" do livro *O teatro da espontaneidade* (Moreno, 2012):

EM 1923, MORENO PUBLICA o terceiro livro de sua trilogia austríaca: *Teatro da espontaneidade (Das stegreiftheater)*. Os dois primeiros foram *Convite a um encontro (Einladung zu einer Begegnung)*, publicado em três fascículos – respectivamente em 1914, 1914 e 1915 –, e *As palavras do Pai (Das testament des Vaters)*, em 1920. Em 1925, ele emigra para os Estados Unidos.

As bases filosóficas de sua futura obra estão contidas nesses três pequenos grandes livros. Constituíam livretos de poucas páginas, sendo que os dois últimos, os de 1920 e 1923, receberam consideráveis acréscimos nas edições americanas posteriores.

Convite a um encontro, como o título diz, lança as bases do conceito filosófico de encontro e da relação Eu-*Tu* que, como agora está provado, influenciou o filósofo Martin Buber, autor do livro *Eu e Tu* (*Ich und Du*), publicado em 1923.[33]

Em *As palavras do Pai*, fortemente inspirado no hassidismo e na cabala, Moreno reitera os conceitos anteriores e anuncia outros que farão parte central de sua futura obra: espontaneidade e criatividade. Propõe o Deus-Eu em contraposição ao Deus-Ele do judaísmo clássico e ao Deus-Tu do cristianismo, ou seja, o homem assume sua responsabilidade cocriadora e codestruidora do universo. Aqui, Moreno prenuncia os elementos de uma consciência ecológica que não era, à época, motivo de preocupação global.

Em *O teatro da espontaneidade*, Moreno põe à prova na prática da ação teatral seus conceitos místico-filosóficos. Observa a rapidez ou lentidão de respostas comunicacionais entre os atores espontâneos. Constata que algumas interações humanas chegam a uma espécie de sintonia extrassensorial. Descreve o fenômeno da empatia em duplo sentido que mais tarde denominará tele, em oposição ao conceito de transferência.

O teatro espontâneo de Viena (1921 a 1923) proporcionou a Moreno o laboratório que buscava para tentar transformar o teatro tradicional. Anos antes, em um rompante adolescente, invadiu um teatro e exortou os atores a deixar os *scripts* de lado e desempenhar seus próprios papéis. Em seu novo teatro, deu voz e ação aos membros da plateia, que se tornaram protagonistas e atores coadjuvantes. Não havia texto nem autor predeterminados, o diretor estava diante do público, o fim da história era criado no aqui e agora da apresentação.

A pesquisa do comportamento humano no teatro espontâneo diferia totalmente dos estudos psicológicos da época. A psiquiatria e a psicanálise focavam suas observações em pacientes internados ou ambulatoriais, fossem eles psicóticos ou neuróticos. Moreno observava as interações relacionais entre os homens comuns, cidadãos que participavam de seu teatro. Isso leva a psicologias diversas. Uma tem como referência o doente; a ou-

---

33. Robert Waldl, psicólogo vienense, defendeu tese de doutorado demonstrando que os escritos de Moreno sobre o tema não são somente anteriores como até influenciaram a obra buberiana. Veja adiante o tópico "Quem escreveu antes sobre o encontro?" ou acesse o link <http://www.daimon.org.br/artigos>.

ESSÊNCIA E PERSONALIDADE

tra, o homem "normal". Uma tenta decifrar o que está escondido, a outra observa o que está expresso na ação. Moreno contrapõe o *das Ding an sich*, a coisa em si, de Kant, à atitude filosófica do *das Ding ausser sich*, a coisa fora de si, fora do controle, algo que chamará mais tarde de *acting-out* terapêutico.

Mas, enfim, Moreno conseguiu modificar o teatro tradicional? Um dito popular ensina que nem sempre se encontra o que se busca, mas quem busca sempre encontra alguma coisa. Essa sabedoria confirmou-se com Moreno. Ele não conseguiu transformar o teatro, como desejava, mas chegou a uma nova forma de psicoterapia: o teatro terapêutico. Bárbara, sua primeira paciente, como todos os psicodramatistas sabem, era uma participante do teatro espontâneo. Na ocasião, Moreno também utilizava técnicas dramáticas em seu trabalho como médico de família, em Bad Voslau, que chamava de teatro recíproco.

Ao chegar aos Estados Unidos, em 1925, após o período de adaptação, continuou com as apresentações do teatro espontâneo que passou a denominar impromptu theatre, teatro do improviso. Em 1931, editou um pequeno livro: *Impromptu*.

Em 1947, o próprio Moreno traduziu para o inglês o livro *Teatro da espontaneidade*, inserindo novas teorizações que então já lhe eram mais evidentes. Por essa ocasião, já publicara dois livros em sua fase americana: *Who shall survive?* (1934) e *Psychodrama volume I* (1946). Este último marca o início de sua fase clínica, a partir do trabalho em seu pequeno hospital psiquiátrico, o Sanatório Beacon Hill.

O teatro da espontaneidade teve sua última publicação no Brasil em 1984, pela Summus Editorial. Esgotada a edição, os estudiosos da obra moreniana passaram a recorrer aos empréstimos e às cópias do texto. Pela sua importância histórica e científica, sua reedição tornava-se premente. Graças à parceria entre a Editora Ágora e a Daimon Editora, essa lacuna ficou sanada: o livro foi republicado em 2012.

O grupo de estudos de Moreno (GEM) – Daimon: 22 anos de estudos morenianos

Inspirado no texto "*Locus* e *status nascendi* deste livro" de *Um homem à frente do seu tempo* (Costa, 2001):

PERMITAM-ME UMA BREVE INCURSÃO histórica para situar o *locus* e o *status nascendi* dos grupos de estudos do Daimon – Centro de Estudos do Relacionamento. Na verdade, esses grupos deram origem ao Daimon e não o contrário, como poderia parecer. Eles surgiram como um apêndice às supervisões clínicas grupais que eu coordenava. Meus supervisionandos, jovens psicodramatistas, sentiam necessidade de conhecimentos teóricos complementares ao psicodrama (e eu também). Outros colegas e amigos comuns se agregaram ao projeto. Assim, percorremos vários autores fundamentais da psicologia moderna. Anos depois, esse grupo transformou-se no Grupo de Estudos de Psicodinâmica (GEP), que existe até hoje. Motivados pelo prazer do conhecimento, passamos a convidar especialistas para falarem dos temas estudados e, assim, surgiram as palestras. Quando me dei conta, já existia um centro de estudos funcionando (supervisões, grupos de estudos e palestras). Em 1984, foi criada mais uma atividade: as sessões abertas de psicoterapia. Somente então foi dado um nome ao centro: Daimon.

Por incrível que pareça, eu coordenava uma entidade voltada para o psicodrama, sem possuir um espaço particular para o estudo de sua teoria. Para reparar esse contrassenso, convidei Wilson Castello de Almeida, velho amigo e intelectual refinado, para compor a parceria de coordenação do Grupo de Estudos de Moreno (GEM). Nossa proposta era estudar Moreno à luz da atualidade e delinear um perfil do psicodrama contemporâneo. Wilson nos acompanhou por longos e profícuos anos. Depois, seu lugar foi ocupado por outro histórico companheiro do psicodrama brasileiro: Antonio Carlos Cesarino.

O GEM teve início em 1992 e terminou seu percurso em 2014. O grupo foi constituído inicialmente por nomes relevantes do movimento psicodramático paulista. Cada integrante possuía opiniões consolidadas sobre Moreno. Aos poucos fomos aprendendo a conviver com as diferenças e a perceber que ideias e sentimentos são passíveis de transformação. Depois disso, gerações e gerações de psicodramatistas passaram pelo GEM.

Iniciamos com os protocolos de Moreno, casos clínicos atendidos pelo criador do psicodrama em seu pequeno hospital psiquiátrico de Beacon. Inspirados pela criatividade do grupo, preparamos um texto teatral baseado no caso Robert. Ele foi apresentado como Moreno o dirigiu na década de 1930 (Anita Malufe desempenhou o papel de Moreno; Carlos Borba, o de Robert; e Valéria Barcelos, o da esposa de Robert, Mary). Convidamos Camila Salles Gonçalves e Sérgio Perazzo para comentarem a apresentação e, mais tarde, Cida Davoli e Martha Figueiredo para redirigi-la, em versão moderna e como contraponto à forma original de Moreno. Os atores, nessa segunda etapa do trabalho, transformavam-se em egos-auxiliares. Creio que essa experiência de teatro tradicional ("legítimo", segundo Moreno) seguido de teatro espontâneo (ou psicodrama) inspirou, em parte, Camila Salles Gonçalves a criar posteriormente o "Grupo Vagas Estrelas", que pauta sua forma de apresentação também nesse modelo. O resgate do estudo dos protocolos pelo GEM se ampliou quando grupos de outros estados do país também os apresentaram no XII Congresso Brasileiro de Psicodrama.

O GEM foi um laboratório de ideias. Ao debruçar-se sobre *As palavras do Pai*, constituiu vários grupos de jograis, cada um com quatro integrantes, que declamavam previamente o texto a ser discutido.

Uma etapa árdua foi o estudo do livro *Quem sobreviverá?* Levamos alguns bons anos destrinchando conceitos, comparando edições, tentando inverter papéis com o autor, às vezes achando-o louco e outras, gênio. Mas valeu a pena! Novamente a criatividade do grupo se fez presente. Ele passou a fazer reuniões à margem dos encontros oficiais (constituiu-se o "Geminho"), elaborando textos inspirados nas discussões. Graças à excelente coordenação de Ronaldo Pamplona da Costa, esses escritos foram publicados no livro *Um homem à frente de seu tempo* (2001).

Reflexões sobre a eficácia das psicoterapias

Trecho dos comentários (como membro da banca) à dissertação de mestrado *Revisão sistemática de estudos de eficácia da psicoterapia para a depressão na infância e adolescência* (Petrilli, 2016):

A) **A AUTORA REPORTA** que desde 1940 teria havido um aumento geracional de transtornos depressivos e nos últimos vinte, um número crescente de quadros depressivos em crianças e adolescentes. Cabe lembrar uma característica na história da medicina: um quadro clínico – antes desconhecido –, quando divulgado oficialmente, provoca uma reação emocional entre os profissionais da área, desencadeando um exagerado número de diagnósticos e consequentes tratamentos (medicamentosos). Lembro, por exemplo, anos atrás, dos diagnósticos de "lesão cerebral mínima" ou "disfunção cerebral mínima", e do atual Transtorno de Déficit de Atenção e Hiperatividade (TDAH), que tem provocado uma "lua de mel" diagnóstica e "ritalínica".

Fica, portanto, a dúvida se a depressão nessa faixa etária já existia e não era considerada, ou se passou a acontecer com mais frequência nos últimos vinte anos. Devemos também levar em conta que, com o advento do DSM e do CID, os diagnósticos psiquiátricos do passado foram pulverizados em inúmeros "pequenos" diagnósticos. Outro ponto a considerar é a política da indústria farmacêutica de incentivar os médicos a medicar cada vez mais seus pacientes. A médica e pesquisadora Adriane Fugh-Berman (2014, p. 8) diz que uma maneira de expandir o mercado de medicamentos é "inventar um estado de doença ou exagerar a importância ou a prevalência de uma condição já existente". O dr. Allen Frances (2014), ex-diretor do DSM-4 e professor emérito da Duke University, afirma que o manual tornou-se um sistema diagnóstico que transforma problemas cotidianos em transtornos mentais. Ao lançar o livro *Voltando ao normal*, o mesmo dr. Frances (2016, p. B9) acrescenta que o diagnóstico psiquiátrico de crianças é tarefa mais delicada do que o diagnóstico de adultos, pois elas mudam muito de semana para semana e respondem fortemente a circunstâncias externas. O diagnóstico deve exigir um longo período de observação, mui-

ESSÊNCIA E PERSONALIDADE

tos dados familiares e tentativas de aconselhamento (psicoterapia) antes de considerar a medicação.

b) O médico e filósofo da ciência Ludwick Fleck (2010) coloca o cientista como parte de um grupo que acaba desenvolvendo um idioma próprio e uma mentalidade convergente. Nesse sentido, o grupo desenvolve um mesmo modo de pensar, sentir e se comunicar. Assim, o resultado da investigação científica provoca a tendência a chegar às opiniões majoritárias do grupo, rejeitar as opiniões diferentes e resistir a assumir erros. Todos nós que militamos em grupos científicos estamos aí incluídos. Como é impossível não participar deles, só nos resta ter consciência de que nossas opiniões estão sempre influenciadas pela sociodinâmica dos grupos a que pertencemos.

c) Outro ponto a ser discutido é em relação aos estudos estatísticos em psiquiatria e psicologia que envolvem *aparentemente* uma doença. Ressalto a palavra "aparentemente" porque, na verdade, a doença não existe sozinha. Ela tem um portador que responde a ela de maneira única, mesmo que existam semelhanças de sintomas em outros portadores. Difícil avaliar o que não é mensurável por dosagens biológicas e exames de laboratório. A *"coisa" objetiva* em psicologia e psiquiatria é indissociável da *"coisa" subjetiva*.

d) Terapeutas formados em uma mesma metodologia exercem-na diversamente, pelo simples fato de serem sujeitos com histórias profissionais e pessoais diferentes. O papel profissional está ancorado em uma estrutura psicológica anterior que lhe dá identidade como pessoa no mundo. O terapeuta é uma *pessoa* (persona) que estabelece uma relação com a *pessoa* (persona) do paciente.

e) Tomemos como exemplo a psicoterapia individual. Terapeuta (T) e paciente (P) constituem um vínculo, no qual uma empatia em duplo sentido (coconsciente e coinconsciente) pode ou não acontecer. Do ponto de vista alegórico, podemos imaginar que cada relação terapêutica ganha um halo colorido, no qual cada cor reflete uma qualidade terapêutica do processo.

f) Observações têm demonstrado que psicoterapias desenvolvidas quando T e P pertencem ao mesmo nível socioeconômico-cultural, ou seja, quando falam a "mesma língua", decorrem com melhores resultados. O trabalho terapêutico realizado em Uganda, citado na presente dissertação, teria, supostamente, apresentado melhor resultado se desempenhado por terapeutas ugandeses.

g) Terapeutas de quaisquer linhas psicoterápicas, portadores de determinadas características de personalidade, têm mais chances de obter melhores resultados. Entre essas características sobressaem a maneira espontânea de relacionar-se, o não "esconder-se" atrás da técnica, a intuição empática em perceber sentimentos no outro, a consideração incondicional pela pessoa do paciente e a capacidade de flexibilizar suas próprias técnicas.

h) Outro elemento a ser considerado na avaliação de resultados em psicoterapia refere-se ao contexto social do paciente. Seu círculo social pode oferecer condições tanto favoráveis como desfavoráveis à sua recuperação. Fatores favoráveis: a existência de pessoas e grupos acolhedores, dissensibilizações espontâneas aos estímulos produtores de ansiedade, entrada de novas pessoas em seu círculo relacional, nova vida amorosa, mudança de emprego, recusa de outras pessoas realizarem respostas complementares patológicas aos seus sintomas, morte de pessoa em relação a qual exercia a função de cuidador etc.

i) A expressão "psicoterapia baseada em evidência" deve ser considerada, portanto, com ressalvas, pois a avaliação de resultados nessa área sempre contém elementos imponderáveis. Os critérios das avaliações médico-biológicas devem ser considerados com cautela no âmbito da psicologia. O biólogo Sidarta Ribeiro (2017, p. 10), coordenador do Instituto do Cérebro (Universidade Federal do Rio Grande do Norte), fala que a neurociência permite o encontro das ciências biomédicas com as ciências humanas. Isso pode induzir a criação de "metáforas sem qualquer base real, emprestando roupagem científica a muitas terapias e métodos sem qualquer validação quantitativa". Além do mais, a filosofia da ciência mostra que, apesar de buscarmos a verdade absoluta, chegamos sempre somente a verdades relativas.

j) A respeito do comentário de Joana sobre o que seria genético e o que seria ambiental (psicossocial) na etiologia da depressão, lembrei-me da explicação de Joseph Campbell, mitólogo e escritor: o genético e o ambiental seriam dois fios de linha, um branco e outro preto, utilizados para tecer uma roupa que poderá ter infinitos tons de cinza.

k) Tratamentos breves podem ter eficácia e certamente são mais econômicos do que as terapias longas. Não devemos esquecer, porém, que os incentivos às terapias breves também ocorrem pelas pressões econômicas e políticas das companhias de seguro de saúde e do desejo dos governos de gastar menos com seus assegurados.

l) Há nesse sentido uma distinção entre terapias focadas no tratamento de sintomas e psicoterapias voltadas a trabalhar as estruturas psicológicas (de pessoas) que tendem a produzir sintomas. As estruturas clínicas expressam características, traços e, eventualmente, sintomas que configuram o perfil existencial do sujeito. Não é oportuno ampliar a discussão desse tema neste momento, porém é importante frisar que tratar pessoas é diferente de tratar sintomas.

m) Para terminar, cito com ressalvas – pois transcrevo de memória – a concepção de Robert Jean Campbell, ex-professor de psicoterapia da New York University, sobre as psicoterapias: "São técnicas não bem identificadas, aplicadas a problemas inespecíficos, com resultados imprevisíveis, para as quais se recomenda um rigoroso treinamento..."

Posição cósmico-relacional do homem e a estética cósmica

MORENO REITERA QUE A condição cósmica ou universal do homem é anterior à sua dimensão psicológica e social. Ele tem razão. Habitamos um planeta conectado a outros planetas girando em torno de um sol, que compõem a Via Láctea. Essa galáxia é uma entre milhares de outras. Todas elas representam apenas 4,6% da totalidade do cosmo. O resto – 95,4% – é constituído de uma matéria e de uma energia escura que permeia todo o universo. Tanto uma como outra são invisíveis ao olhar humano, pois não absorvem nem emitem luz.

A humanidade é parte da vida orgânica do planeta Terra. Ela é composta de etnias, civilizações e culturas, distribuídas por continentes, países, estados, cidades e bairros. Estamos inseridos nesse todo por intermédio de nosso *átomo social* (família, amigos, colegas etc.). Cada ser humano representa um ponto dessa imensa rede, recebendo e emitindo influências. A possibilidade humana de influenciar o cosmo constitui o primeiro mandamento da ecologia: a responsabilidade de cada um pelo lugar que habita. Segue o gráfico da posição cósmico-relacional do homem:

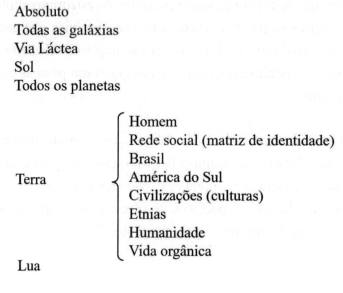

Figura 37

Estética cósmica

O TODO E SUAS partes se alternam em termos de construção e desconstrução, organização e desorganização, proporção e desproporção, simetria e assimetria, equilíbrio e desequilíbrio. Há uma alternância de posições, um ponto e contraponto que constituem um movimento que pode ganhar ritmo e harmonia, compondo uma espécie de dança ou melodia. Compreenda-se harmonia como a qualidade que dá ordem e sentido ao jogo entre o caos e o cosmo, entre suas dissonâncias e consonâncias. O gráfico abaixo tenta simbolizar a culminância desse momento.

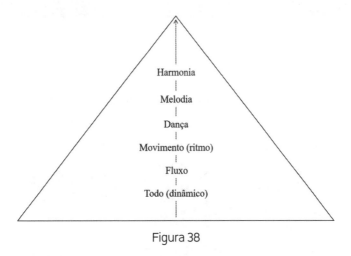

Figura 38

Brian Greene (2001) é autor de um livro cujo título expressa bem o tema desta discussão: *O universo elegante*. Os antigos já se preocupavam com isso. Eles buscaram coeficientes matemáticos nos elementos da natureza. Chamaram de *espiral logarítmica* (*spira mirabilis*: espiral maravilhosa) a expressão matemática que dá base às *curvas fundamentais* da natureza. Trata-se da espiral que aparece, por exemplo, no corno do búfalo, no corpo do caracol, na curva dos lábios humanos, na imagem do tufão, no formato da Via-Láctea.

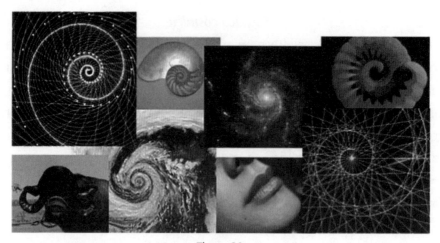

Figura 39

(Fonte: Atalay, 2007, prancha 4)

Os grandes pintores, escultores e arquitetos sempre utilizaram essas noções em suas obras. O Museu do Vaticano, projetado por Michelangelo, reproduz em seu interior a espiral logarítmica, em forma da escada em caracol.

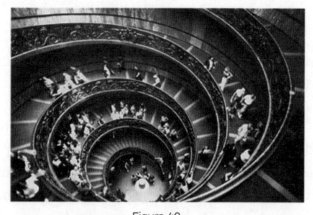

Figura 40

(Fonte: Atalay, 2007, prancha 5)

A física aborda a questão de uma possível simetria da natureza baseada em alguns fatos como a existência de 12 partículas de matéria (o elétron é uma delas) distribuídas em três conjuntos de quatro, porém sem, ainda, uma comprovação prática. A filosofia vale-se dessa possibilidade para fundamentar uma compreensão racional da natureza.

Transformação e permanência

A TRANSFORMAÇÃO E A permanência estão presentes na teoria moreniana por meio de seu cânone: aquecimento, espontaneidade, criatividade e conserva cultural. Algo está sempre em movimento e algo sempre permanece como base para novas transformações.

Fibonacci (século XIII) descobriu que a soma de um número pelo seguinte dá sempre o valor do subsequente ("1, 1, 2, 3, 5, 8, 13, 21, 34, 55, 89, 144..."). Ele descobriu também que, na sequência acima, a partir do 5, o número dividido pelo seu antecessor representa um coeficiente constante: 1,6. Esse coeficiente foi chamado pelos antigos de seção áurea ou proporção divina porque era encontrado em todos os elementos da natureza. A seção áurea define as proporções do retângulo áureo – o lado maior é igual a 1,6 vezes o lado menor – e rege também as proporções do triângulo áureo. Com essa referência, desejo assinalar que em toda transformação algo permanece.

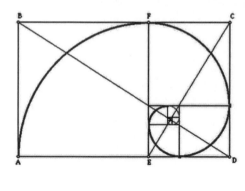 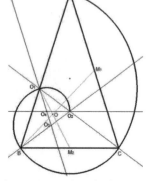

Figura 41: Retângulo áureo
(Fonte: Montfort – Associação Cultural, 2017)[34]

Figura 42: Retângulo áureo
(Fonte: Emaze – Amazing Presentations, 2017)[35]

Existem nessas conclusões matemáticas, por certo, uma estética, uma ética e uma filosofia: em toda transformação há algo que permanece. Transformação e permanência constituem partes de um mesmo processo.

---

34. Disponível em: <http://www.montfort.org.br/>. Acesso em: 6 jul. 2017.
35. Disponível em: <https://www.emaze.com/>. Acesso em: 6 jul. 2017.

O professor Marcos André Gleizer (2005, p. 23) lembra que o filósofo Espinosa tratou do tema:

> A concepção espinosista do indivíduo, compatibilizando a variabilidade com a permanência, permite conceber a "natureza inteira como um único indivíduo, cujas partes, isto é, todos os corpos, variam de infinitas maneiras, sem mudança do indivíduo total".

As imagens a seguir mostram a figura do "Homem de Vitrúvio", desenhada pelo arquiteto romano Marco Vitrúvio Polião, no século I a.C. A figura foi resgatada por Leonardo da Vinci para ilustrar as dimensões áureas do ser humano.

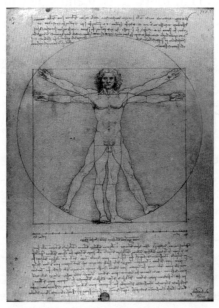

Figura 43: Homem vitruviano
(Fonte: Il sasso nello stagno di AnGre, 2017)[36]

---

36. Disponível em: <https://ilsassonellostagno.wordpress.com/>. Acesso em: 6 jul. 2017.

ESSÊNCIA E PERSONALIDADE

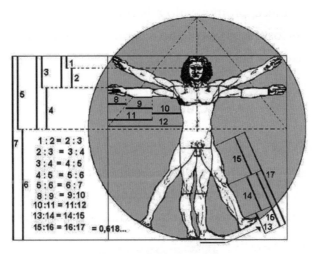

Figura 44: Homem vitruviano
(Fonte: ArtenaRede, 2017)[37]

As "certezas" matemáticas trazem uma sensação de controle dos mistérios do universo, como, por exemplo, em relação à astronomia. Todas as galáxias observadas apresentam seus buracos negros centrais com 0,5% (1/200) da massa total da galáxia. Marcelo Gleiser (2013, p. CII) pondera, no entanto, que:

> [...] as verdades da matemática só fazem sentido dentro da estrutura em que foram criadas. Como nós criamos estas estruturas, a matemática é criação nossa, do nosso jeito de pensar o mundo. Outras inteligências podem inventar a matemática delas [...]

Ele lembra, ainda, que na matemática e no futebol existem regras, porém a beleza de um gol de bicicleta é fruto de um momento do jogo que, apesar delas, ultrapassa-as em um momento criativo.

O tema da transformação e permanência aparece em vários campos da psicologia e da filosofia. O taoismo fala da estrutura triádica do *ying*, do *yang* e do sopro primordial. O *ying* e o *yang* se movimentam em torno do

---

37. Disponível em: <http://artenarede.com.br/>. Acesso em: 6 jul. 2017.

sopro que permanece, promovendo a harmonia entre eles. Nas estruturas da personalidade os traços psicológicos ganham flexibilidade ou rigidez em torno de um eixo que permanece.

Ciência e arte

LEONARDO DA VINCI DIZIA que não há diferença entre arte e ciência. O livro *A matemática e a Mona Lisa: a confluência da arte com a ciência* (2007) ilustra a questão. As imagens mostram que o olhar misterioso de Mona Lisa reside no fato de um dos olhos estar centrado em um triângulo áureo.

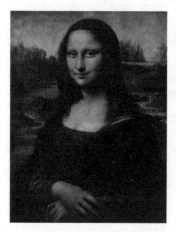
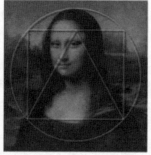
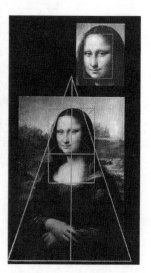

Figura 45 - *Mona Lisa* por Leonardo da Vinci (15/3/07, Museu do Louvre)

(Fonte: Atalay, 2007, prancha 15)

Na figura a seguir, a "Santa Ceia", também de Da Vinci, observamos o enquadre matemático centrado na figura de Cristo e o movimento dos apóstolos transmitindo a dúvida e o medo de quem seria o traidor.

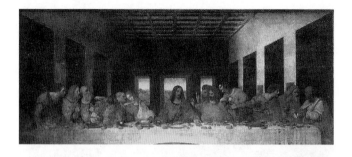
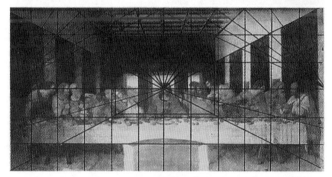

Figura 46

(Fonte: Atalay, 2007, prancha 8)

A próxima figura mostra a correlação entre a arte – *A criação de Adão* (Capela Sistina), de Michelangelo Buonarroti – e a medicina. As figuras do Criador e dos querubins aparecem em um corte lateral do cérebro humano. Outras obras do pintor também baseadas em modelos anatômicos encontram-se no livro *A arte secreta de Michelangelo* (Barreto e Oliveira, 2004), escrito por um médico e um químico brasileiros.

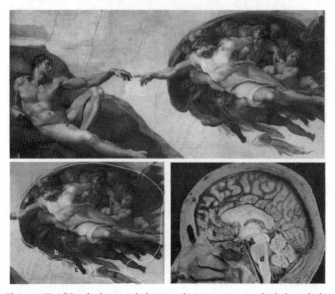

Figura 47 – "O criador está dentro de um corte sagital do crânio. Podem ser observadas a calota craniana com as três camadas – osso compacto interno, externo e díploe (a), o lobo temporal (b), a hipófise (c) e o tronco cerebral (d)." (Barreto e Oliveira, 2004, p. 84-85).

Essa discussão leva inevitavelmente ao questionamento: se a arte estaria inserida necessariamente no contexto da matemática e da simetria e qual seria, afinal, o conceito de beleza. O poeta Ferreira Gullar (2013) diz que a "arte sempre teve a ver com beleza, mesmo quando, aparentemente, mostra o feio, o horrível, o abjeto". Ele concorda que não é fácil justificar essa afirmação, porém argumenta que, se a contemplação da arte provoca prazer, este, de alguma forma, tem que ver com a beleza. A linguagem da arte muda constantemente de acordo com a cultura. Segundo o poeta, a comparação entre um Caravaggio e um Picasso pode levar à impressão de que o feio tomou o lugar do belo, mas deve-se levar em conta que o artista moderno "descobriu que não apenas a figura, criada pelas linhas e cores, tem expressão, mas as próprias linhas e cores, independentemente do que figuram, são expressões de si mesmas" (Ferreira Gullar, 2013). Conta-se que, quando uma mulher queixou-se de não parecer com o retrato realizado por Picasso, ele teria respondido: "É que eu não pinto o que olho, mas o que vejo..." Mais dramático teria sido o pintor gaúcho Iberê Camargo ao dizer que não pintava para enfeitar o mundo, pintava porque a vida dói.

A contemplação de uma obra de arte proporciona prazer não necessariamente pela sua beleza explícita, mas antes por revelar ao espectador um lampejo de seu inconsciente. Assim podemos compreender a arte de Francis Bacon, de Lucian Freud (não por acaso, neto do criador da psicanálise), de Munch ("O grito"), de Goya ("Fuzilamento num acampamento militar", "Bandido assassinando uma mulher") e de outros pintores que incluíram em suas telas momentos de desespero e horror, em que se estabelece um canal de comunicação consciente e inconsciente entre o espectador e a obra observada. Isso vale, é claro, também para as outras artes. O citado Ferreira Gullar (2013) arremata ainda que "a arte existe porque a vida não basta..."

O processo de manifestação do inconsciente está presente na psicanálise pela interpretação e no psicodrama pela dramatização. Uma verdade desvelada (*insight*) provoca uma sensação de surpresa prazerosa. Ao contemplar uma obra de arte, algo parecido acontece: a revelação de algo novo que nos ilumina momentaneamente. Aí se encontram a verdade e a beleza. Tudo que ver com alguns conceitos morenianos: momento, criatividade, tele, encontro, "*surplus-reality*" (um fragmento de realidade aprisionada que se liberta).

PARTE II

▼

Escritos pós-morenianos

7. Onde está o reconhecimento do Ele na matriz de identidade? Interseções entre Moreno e Lacan

HÁ ALGUM TEMPO IDENTIFICO-ME com a perspectiva da psicologia relacional. Compreendo-a enquanto um estudo do ser humano por meio de suas relações: *Eu-Eu*, *Eu-Tu*, *Eu-Ele(a)*, *Eu-Nós*, *Eu-Vós*, *Eu-Eles(as)*. A neurociência social (Goleman, 2006) – ao revelar as funções das células fusiformes e dos neurônios-espelho – dá sustentação ao fato de o cérebro ser programado para que o ser humano se relacione. Os neurônios-espelho permitem a uma pessoa captar tanto os movimentos como os sentimentos de outra, predispondo-se a senti-los simultaneamente. Tais achados oferecem uma base neurológica aos fenômenos da empatia e do *tele* – empatia em duplo sentido – na medida em que revelam que o cérebro humano apresenta um sistema especializado para o relacionamento interpessoal.

As ideias de J. L. Moreno (1889-1974), a teoria do *attachment* de John Bowlby (1907-1990), os aportes psicanalíticos de Heinz Kohut (1913-1981), a filosofia dialógica de Martin Buber (1878-1965) e alguns conceitos relacionais da psicanálise – como o de transferência e do complexo de Édipo – fundamentam, preponderantemente, a psicologia relacional. Nos últimos anos, encontrei em Jacques Lacan (1901-1980) muitas respostas às minhas indagações a respeito do desenvolvimento da criança e da matriz de identidade de Moreno. O reflexo desses achados será pontuado ao longo deste texto.

O destaque a essas diversas contribuições revela que o estudo do ser humano é sempre fronteiriço e que, nesse caso, obedece a um eixo que chamo de "psicologia relacional".

A linguagem relacional

A CONCEPÇÃO RELACIONAL PROPÕE que o homem busca relações. Nessa busca, entram em jogo forças de atração, repulsão e neutralidade que resultam em *campos relacionais* detentores de uma dinâmica de *poder relacional* entre seus integrantes. Essa dinâmica está diretamente ligada à segurança-insegurança relacional quanto à díade relação-separação. No polo da separação, habita o medo da perda, do abandono e da aniquilação. No polo da relação, habita o prazer e a alegria da concretização de um esperado momento relacional.

Antigas expressões da psicologia e da psicanálise, muitas delas tornadas ambíguas por terem alcançado o domínio público, estão aqui adaptadas à linguagem relacional. O leitor encontrará, por exemplo, a expressão *"poder relacional"* correlacionada ao conceito de falo da psicanálise (apesar de não representá-lo completamente). O poder fálico foi transposto para o *poder* situado dentro de um *campo relacional*, gerado por uma relação composta de duas ou mais pessoas. Lacan traduz a castração como uma interdição ou proibição, uma lei familiar que é instituída durante a triangulação. Na linguagem relacional, é preferível então utilizar *"interdição/proibição"*. As expressões *"função materna"* e *"função paterna"*, utilizadas, eventualmente, por Lacan, vêm ao encontro do conceito de matriz de identidade, em que não se fala propriamente de uma mãe ou de um pai, mas de uma rede relacional com essas funções. Em decorrência disso, entra também a *função fraterna* instituindo outra dinâmica característica, a da aliança e rivalidade entre os iguais.

Voltemo-nos agora para o tema das interseções entre Moreno e Lacan.

A matriz de identidade de Moreno

J. L. MORENO E sua então esposa, Florence Bridge Moreno, publicaram em 1944 o artigo "Teoria da espontaneidade do desenvolvimento infantil" sobre o conceito de *matriz de identidade*, que foi incluído no livro *Psychodrama – Volume I* (1946). Os autores explicam que a matriz de identidade representa a rede relacional primária que envolve a criança desde o momento em que os pais se enamoram, incluindo interativamente fatores biológicos, psicológicos e socioculturais. Essa matriz compreende, portanto, o processo de aprendizagem relacional da criança. Ela delineia uma teoria do desenvolvimento infantil e, por consequência, o esboço de uma teoria da personalidade.

Entenda-se a palavra "matriz" como o lugar que dá origem ou onde algo é criado. Em 1959, Moreno (1974, p. 116) acrescenta que "a palavra 'identidade'", no caso, deve ser compreendida como o estado "mais precoce do desenvolvimento da criança"."Todos os movimentos, experiências, atos e interações" (idem) que ligam a criança às funções maternas, paternas e fraternas farão parte de seu inconsciente. Esse acréscimo de Moreno a suas teorias esclarece definitivamente uma questão: ele leva, sim, em consideração, a existência do inconsciente desde a matriz de identidade humana. Vejamos a transcrição abaixo:

> Tudo que a mãe faz é, para a criança, como uma porção do inconsciente de seu Eu; a mãe é um ego-auxiliar da criança; ela é um caso particular de sua vida inconsciente... Aconteça o que acontecer mais tarde, durante o crescimento da criança, esta experiência precoce de identidade modela seu destino. (Moreno, 1974, p. 116)

A matriz de identidade contempla um primeiro e um segundo universo. No primeiro universo, a criança não diferencia pessoas de objetos, não distingue fantasia – Moreno utiliza o termo "fantasia" como "imaginário"[38] – de realidade, vive somente o tempo presente, apresenta relações indiscriminadas. Em seguida, o bebê começa a distinguir objetos de pessoas e passa a demonstrar preferências relacionais. A matriz de identidade caminha, portanto, de um estado total fusionado-indiferenciado para um diferenciado.

O segundo universo concretiza-se quando a criança vivencia a brecha entre fantasia e realidade. A partir desse momento, ela deixa de exercer somente os papéis psicossomáticos – de respirador, ingeridor, urinador etc. –

---

38. Emprega-se mais frequentemente o termo "imaginário" como aquilo que se refere à imaginação. Em Lacan, entretanto, a expressão ganha o sentido de uma ilusão ou engodo no que concerne à apreensão psicologicamente turvada que a criança faz de si mesma na fase do espelho, ou no que concerne à ilusão ou alienação que ela manifesta quando ainda semifusionada ao corpo da mãe.

do primeiro universo e acrescenta o exercício dos papéis psicológicos ou do imaginário – relativos ao mundo da imaginação – e o exercício dos papéis sociais – relativos ao mundo da realidade. Nesse momento, já existe uma distinção entre o Eu e o outro, entre o Eu e o Tu.

A matriz de identidade foi originalmente descrita em cinco fases. A primeira corresponde à completa identidade do bebê com o seu meio. O bebê necessita de um duplo – ego-auxiliar – para sobreviver. Por esse motivo, é denominada fase do duplo. A segunda etapa caracteriza-se pelo fato de a criança concentrar a atenção no outro e estranhar parte dele. A terceira seria a fase do espelho, que separa o outro da continuidade da experiência. Nela aconteceria a mencionada brecha entre fantasia e realidade. Na quarta fase, a criança já consegue desempenhar imaginariamente o papel do outro; ela é o cachorro, o herói, o jogador de futebol etc. Na quinta etapa, a inversão da identidade é completa, isto é, a criança consegue desempenhar o papel do outro diante de uma terceira pessoa que, por sua vez, desempenha o dela. Aqui ela não só desempenha o papel do outro, mas também o aceita. Essa etapa também é conhecida como fase da inversão de papéis.

Acrescento, inspirado em Rojas-Bermúdez (1977), que no reconhecimento do Eu e do Tu ocorre um processo corporal-psicológico pautado pela evolução do reconhecimento do dentro-fora do bebê. Ele tem a sensação de fome – localizada no estômago – saciada pela boca, estabelecendo o reconhecimento do segmento estômago-boca. Logo depois, por intermédio da evacuação e da micção – intestinos-ânus e bexiga-uretra –, reconhece o segundo segmento, de modo que conclui o circuito fora-dentro-fora. Nesse momento, completa-se também a consciência do Eu e do outro.

A quinta etapa da matriz de identidade moreniana já considera o envolvimento de três participantes – a criança, o papel do outro que ela desempenha e seu papel desempenhado por outra pessoa – sem que Moreno deixe claramente configurado um triângulo relacional. Em textos posteriores (1974 [1959]), ele reduz o esquema de cinco para três fases, diminuindo ainda mais a importância do terceiro no complexo relacional – identidade do Eu com o Tu (fase do duplo), reconhecimento do Eu (fase do espelho) e fase do reconhecimento do Tu.

Moreno não aprofunda o estudo do triângulo relacional na matriz de identidade. Em uma das poucas vezes que o aborda, comenta criativamente que, a rigor, ele seria composto por três complexos: de Laio, de Jocasta e de Édipo, ou seja, pelos sentimentos mobilizados sociometricamente nos três componentes e não em um só. A verdade é que permaneceu essa lacuna na teoria moreniana, à espera de complementação.

Rojas-Bermúdez (1978) utiliza a expressão "triangulação" em sua teoria do núcleo do Eu. Utilizei a mesma expressão em uma nova proposta da matriz de identidade (Fonseca, 2008)[39] e retomo o tema denominando-a também "reconhecimento do Ele" – como continuidade do reconhecimento do Eu e do reconhecimento do Tu, propostos por Moreno (1977).

O estádio do espelho em Lacan

LACAN INSPIRA-SE EM HENRI Wallon (1879-1962) para discorrer sobre o estádio do espelho, em 1936, durante congresso realizado em Marienbad, na República Tcheca. Em 1949, publica "O estádio do espelho como formador da função do Eu tal como nos é revelado na experiência psicanalítica", artigo em que situa a consciência da unidade do corpo na criança de 6 a 18 meses, fato anterior ao domínio da fala – linguagem. Tal processo constitui a passagem de um corpo fragmentado para um corpo ortopédico. Esse período precede o complexo de Édipo.

A fase do espelho traduz-se simbolicamente pelo momento de júbilo em que, pela primeira vez, a criança reconhece a si mesma diante de um espelho: "Eu existo!" O curto-circuito de surpresa e alegria pontua a semente de um Eu ideal e de um Eu que irão se desenvolver em continuação.

> Na simples imagenzinha exemplar da qual partiu a demonstração do estádio do espelho – o chamado momento jubilatório em que a criança, vindo captar-se na experiência inaugural do reconhecimento no espelho, assu-

---

39. A proposta contempla uma visão da matriz de identidade segundo as seguintes fases: indiferenciação, simbiose, reconhecimento do Eu ou espelho, reconhecimento do Tu, relações em corredor, pré-inversão de papéis, triangulação, circularização e inversão de papéis (Fonseca, 2008).

me-se como totalidade que funciona como tal em sua imagem especular – porventura já não relembrei desde sempre o movimento feito pela criancinha? [...] Ou seja, a criança se volta [...] para aquele que a segura e que está atrás dela [...] que, através desse movimento de virada de cabeça, que se volta para o adulto, como para invocar seu assentimento, e depois retorna à imagem, ela parece pedir a quem a carrega, e que representa aqui o grande Outro, que ratifique o valor dessa imagem. (Lacan, 2005a, p. 41)

A fase do espelho compreende a captação que a criança faz de si mesma mediante a relação que estabelece com sua matriz de identidade. Destaco aqui esse aspecto relacional, uma vez que é a partir da troca dos influxos emocionais entre a criança e as pessoas que compõem sua matriz que vai se decodificando, interpretando e formando o esboço do Eu ou do sujeito. Como a criança se identifica com a imagem que lhe é passada, acentua-se o caráter do real-imaginário que lhe é conferido. Nesse processo de reconhecimento físico-psicológico, o real se confunde com o imaginário e com o simbólico que logo depois se delineia.

Existe, portanto, uma confusão primária entre *o que eu sou* e *o que me passam que eu seja*, em que *os desejos e projetos da matriz que me envolve se confundem com minhas próprias apreensões*. E essa dúvida existencial básica – quem sou? – acompanha o ser humano por toda a vida. O sujeito jamais chega a captar completamente algo que insiste em lhe escapar. Fala-se então que essa identidade pauta-se em um suposto engano, o qual gera dúvidas que nunca se desfazem. Nesse período transitivo entre a fusão com a mãe--matriz e a própria identidade, há sempre alguma confusão entre a imagem do outro e a sua. Parafraseando a conhecida expressão psicanalítica de que *a criança é o desejo do desejo da mãe*, poderíamos dizer, na linguagem psicodramática, que *a criança é o desejo do desejo da matriz de identidade*.

O estádio do espelho é o encontro do sujeito com aquilo que é propriamente uma realidade e, ao mesmo tempo, não o é, ou seja, com uma imagem virtual, que desempenha um papel decisivo numa certa cristalização do sujeito [...] (Lacan, 1999, p. 233)

ESSÊNCIA E PERSONALIDADE

Assinale-se, portanto, que, tanto em Moreno como em Lacan, atribui-se importância ao outro no núcleo da experiência especular. Como diz Kaufmann (1996, p. 159), "o sujeito se vê suspenso a seu próprio olhar, como uma espécie de duplo marcado com o selo do olhar do outro". A expressão lacaniana "movimento de báscula" é empregada no sentido de que a criança oscila entre ela e o outro no reconhecimento de si mesma.

A fase do espelho ou do reconhecimento do Eu ganha uma conotação filosófica, o conhece-te a ti mesmo, na medida em que expressa o esforço pelo autoconhecimento. Representa a busca por um Eu verdadeiro[40] ou por um Eu ideal. Esse drama da criatura tem seu contraponto na figura dos deuses. Estes, sim, conseguem atingi-lo em seu sentido de perfeição, harmonia e totalidade – Eu sou o que sou.

Evolução, desenvolvimento e temporalidade

COMO FASE PRELIMINAR DA discussão dos três tempos da triangulação, cabe um debate sobre evolução, desenvolvimento e temporalidade, uma vez que constituem conceitos que apresentam relações. A teoria evolucionista darwiniana concebe a vida como uma rede genealógica que acompanha a descendência e suas modificações. Modificações que não acontecem linearmente, mas em saltos geracionais. A compreensão da natureza humana inclui a evolução filogenética e o desenvolvimento ontológico que envolve aspectos embriológicos, neurológicos, psicológicos e sociais. Em qualquer dessas possibilidades, existe um componente comum – o movimento. O movimento é a essência da vida e acontece linearmente ou aos saltos.

A psicanálise freudiana, historicamente, tem um pé no desenvolvimento biológico, ao considerar a descrição da sexualidade infantil nos estádios oral, anal e fálico. A fase fálica seria o esboço mediante o qual, após a triangulação edipiana e o período de latência, a criança chega à organização genital da adolescência. Esse seria um resultado desenvolvimentista bem-sucedido. Paralelamente, Freud apresenta uma compreensão psicológica e

---

40. Utilizo a expressão "Eu verdadeiro" como metáfora de um Eu sempre buscado, mas nunca atingido. Para Lacan, o Eu é uma constante ilusão.

psicopatológica com base nas noções de fixação e regressão. Com isso, ele estende a concepção do evoluir libidinal para o desenvolvimento do Eu. Mediante esses eixos, propõe a ideia da dualidade entre o princípio do prazer e o da realidade. Como esses esquemas não se revelam totalmente adequados, apesar de servirem de inspiração para muitos seguidores, Freud propõe o dualismo das pulsões de vida e de morte.

Gondar (2006) comenta que a menção ao tempo é frequente na obra de Freud, apesar de nela não haver um conceito específico para tal. A palavra alemã "*Nachtraglich*", com o sentido de "*a posteriori*", ganhou traduções diferentes em francês e em inglês. Em francês, tomou a forma de "*après coup*" – literalmente: "depois do golpe" – e, em inglês, de "*deferred action*" – ação adiada ou protelada. A diferente tradução decorreu de variações culturais na apreensão da temporalidade. A escola inglesa aponta para uma temporalidade processual, progressiva e continuada, em que cabem as fixações e regressões, enquanto a francesa sugere um golpe, uma ruptura, uma descontinuidade ocorrida em um instante. Os franceses não valorizam as etapas sucessivas do desenvolvimento. Eles valorizam a reorganização das contingências anteriores partindo de uma ruptura com o que era anterior.

A partir desse ponto, penso que a escola francesa aproxima-se da noção de um tempo vivencial ou existencial ou até mesmo do conceito de *momento* de Moreno, que também não está atrelado ao tempo cronológico. Para esse autor, o momento seria um momento criativo e, portanto, reorganizador de conservas culturais anteriores.

Lacan, apesar de sua formação médica, libera a psicanálise das amarras somáticas, levando-a para o domínio da cultura e da linguagem. Aqui se insere a questão de como cada um, em sua história singular, submete-se simbolicamente ao tempo. Esse aspecto, o da singularidade simbólica, distingue um desenvolvimento genérico de uma história particular.

Compreendo os tempos existenciais[41] de forma que se sobrepõem aos cronológicos, pois estes correspondem aos trilhos biológicos do desenvolvimento. A simbolização, por exemplo, só acontece porque o córtex cerebral encontra-se em um nível de desenvolvimento neurológico suficiente para a

---

41. Passo a denominar tempo existencial aquele que não se enquadra como tempo cronológico. Dessa maneira, preservo a linguagem fenomenológico-existencial mais afeita ao teor deste livro.

criança simbolizar suas vivências. Há, portanto, dois tempos envolvidos nesse processo: o tempo cronológico, desenhado por uma linha horizontal que retrata o desenvolvimento biológico/neurológico, e o tempo existencial – chamado de lógico pelos lacanianos –, delineado por uma linha vertical que representa as simbolizações que a criança realiza de suas perdas e ganhos existenciais.

Penso que a criança passa por um processo em que suas fases de desenvolvimento são registradas de alguma forma, e que nessa *memória organísmica* estão inclusos o consciente, o inconsciente, o neurológico e o psicológico. Trata-se de um processo em que cada etapa ressignifica as anteriores e em que a noção de linearidade é substituída pela noção de estrutura, rede ou sistema.

Vamos então examinar a triangulação em três tempos existenciais que acontecem em uma sucessão, como vimos, não necessariamente cronológica. O tempo existencial constitui outra dimensão temporal, e talvez seja mais uma lógica da ação do que uma lógica do tempo. Significa algo que é atingido como uma verdade antes mesmo que esta possa ser verificada, ou seja, a afirmação de uma certeza antecipada. Trata-se de um tempo próprio e intrínseco ao sujeito, vivenciado em uma situação relacional.

> Mas, detenhamo-nos nesse ponto em que o sujeito, em sua asserção, atinge uma verdade que será submetida à prova da dúvida, mas que ele não poderá verificar se não atingisse, primeiramente, na certeza. (Lacan, 1998a, p. 206)

Os três tempos da triangulação[42]: o reconhecimento do Eu, do Tu e do Ele

A FASE DO ESPELHO representa ainda um aspecto tosco da identidade. Ela ganha um "acabamento" com o processo da triangulação, na medida em que se acrescenta uma complexificação relacional fundamental para o exercício da vida adulta. Trata-se de um processo de transição que se inicia quando a

---

42. Denominados por Lacan os "três tempos do Édipo".

criança identifica seu corpo na descontinuidade do corpo dos outros (desfusão), integra os segmentos parciais de seu corpo em uma nova unidade e mergulha no processo da triangulação.

O primeiro tempo da triangulação, que compreende o estádio do espelho e o reconhecimento do Eu, revela o "assujeitamento" do bebê aos cuidados maternos. A mãe-matriz aparece então como onipotente aos olhos do "assujeito", que está em processo de tornar-se um "sujeito". Nessa dialética relacional, a criança acredita que a mãe-matriz *é* ou *tem* todo o poder. Essa total dependência da função materna engendra as primeiras experiências de frustração, uma vez que a criança está à mercê do outro e do Outro.[43]

A criança vivencia relacionalmente o prazer de o outro-mãe-matriz estar com ela. Isso a faz acreditar que também possui o poder de atrair a mãe-matriz. Então, nesse primeiro tempo, tudo se passa como se nada houvesse além da mãe, pois o terceiro ainda se apresenta de forma velada à consciência da criança.

O segundo tempo da triangulação representa a saída da criança do "acoplamento materno". A consciência da ausência da mãe, que contraria seu desejo de estar com ela, faz a criança perceber que a mãe busca algo ou alguém, mas não a ela. Lacan refere-se a esse momento como um ponto nodal, e ultrapassá-lo significa sair da mistura com a mãe-matriz. As agruras da criança, nesse período, incluem dupla decepção: a primeira, por sentir-se impotente para atrair a mãe, isto é, sem o poder para tal; e a segunda, por perceber a "fraqueza" da mãe em não bastar a si mesma, ou seja, por revelar que a mãe necessita de um outro. A mãe é, assim como ela, sem poder: "O que quer essa mulher aí? Eu bem que gostaria que fosse a mim que ela quisesse, mas está muito claro que não é só a mim que ela quer. Há outra coisa que mexe com ela – é o *x*" (Lacan, 1999, p. 181).

Instaura-se um enigma – o *x* da questão – sobre o que essa mãe deseja além da criança. *O que* ou *a quem* ela busca? A ausência materna instiga seu preenchimento com algo substitutivo. Desse modo, a falta é preenchida

---

43. O "Outro" grafado com maiúscula representa o outro carregado de significantes simbólicos. O "outro", um semelhante, distingue-se do "Outro" ("o grande outro"), possuidor de um poder de influência psicológica em relação ao sujeito em formação.

ESSÊNCIA E PERSONALIDADE

com a presença simbólica de um objeto – e aqui está consagrado o objeto transicional winnicottiano – em que a criança deposita a ilusão de que não sofreu a perda, como se ele estivesse impregnado magicamente da energia materna. Mas, em algum momento, essa ilusão desemboca inevitavelmente na desilusão. Porém, lidar com esse objeto "mágico" institui na criança o princípio lúdico do brincar, em que o brinquedo não é somente um brinquedo, mas muito mais do que isso.

Evidencia-se então que há um desejo da mãe por outrem, mesmo que ela retorne à criança. A ida e volta da mãe está imortalizada na literatura psicanalítica por meio do jogo do *fort-da* realizado pelo neto de Freud (1988). Outros jogos infantis representam essa angústia-prazer da relação-separação: a brincadeira de "cadê-achou" e, mais tarde, o jogo de "esconde-esconde" e o de esconderijo.

Do ponto de vista da criança, portanto, nesse momento a mãe deixa de desaparecer para sempre, para nunca mais voltar, conforme ela interpretava inicialmente suas ausências. Agora, estabelece-se a presença-ausência motivada pela busca do terceiro. Se nem ela nem a mãe são ou possuem o poder relacional, ele deve situar-se além, nos domínios do terceiro. Este passa, então, a fazer parte do jogo relacional como uma instância superior em que lhe é atribuída a interdição ao contato com a mãe, uma vez que o terceiro estabelece simbolicamente o pode-não pode, a norma, a lei. Claro que esse poder transcende qualquer pai real, que pode existir ou não, na medida em que falamos da lei simbólica instituída pelo terceiro da matriz de identidade. Falamos de função paterna, de metáfora paterna ou, ainda, do processo de inscrição simbólica do nome-do-pai[44] no pequeno ser.

É importante assinalar que, nesse interjogo triádico, o segundo (mãe) exerce função mediadora entre o primeiro e o terceiro, de modo que justifica o ditado popular: "A criança enxerga o pai pelos olhos da mãe". Assim, ganha importância a forma como a função materna traduz ou a forma como a criança compreende a tradução de quem é o terceiro. Na triangulação, leva-se em conta o interjogo relacional (sociométrico) entre os três elementos

---

44. Lacan utiliza inteligentemente um trocadilho entre *"le nom"* (o nome) e *"le non"* (o não) do pai na triangulação, ou seja, ao mesmo tempo que interdita também nomina.

coparticipantes do processo, cada um com sua energia, no que se refere ao resultado.

O fato de a mãe buscar o terceiro e retornar à presença da criança instiga a revelação da função doadora deste. Ela vai, recebe e retorna. Agora, instaura-se o terceiro tempo da triangulação, em que o terceiro perde a conotação de ser somente proibidor/castrador para também ser descoberto como permissivo e doador. O terceiro é aquele que, supostamente, tem algo para dar à mãe e à criança. Ele agora é encarado como detentor de algo que pode circular pelo triângulo relacional, agora plenamente estabelecido, e passa da condição de ser somente carrasco para a condição de ser também herói. Desse modo, ao "não" acrescenta-se o "sim".

O espectro relacional dual absolutista anterior é substituído por um espectro relacional triádico relativista. A alternância entre ausência e presença, entre ser e não ser, ter e não ter promove uma flexibilização psicológica fundamental ao triângulo original. A criança capta que pode receber e dar algo ao segundo e ao terceiro. Nesse momento, a inversão de papéis com os dois outros componentes do triângulo, proposta por Moreno, é também assinalada por Lacan (2002, p. 226):

> Ora, não podemos articular esse complexo, sua cristalização triangular, suas diversas modalidades e sequências, sua crise terminal, dita declínio, sancionada pela introdução do sujeito em uma dimensão nova, a não ser na medida em que o sujeito é ao mesmo tempo ele próprio e os dois outros parceiros.

O terceiro tempo da triangulação estabelece uma organização básica da afetividade para o futuro adulto. A descoberta do fluxo amoroso entre o primeiro e o terceiro, ou o aparecimento da dialética amorosa entre pai e filho, transforma a ótica da criança com relação à função paterna. Da perspectiva onipotente do segundo tempo, ela passa a olhá-la como potente. Esse é o momento da dissolução, da solução, ou talvez fosse melhor dizer da diluição do complexo de Édipo, porque sempre resta algo para contar a história. Também é o momento básico da constituição da identidade sexual. A criança *resolveu* a primeira crise de identidade existencial e sexual/amorosa da maneira como lhe foi possível, entra na chamada fase de latência, *adiando* para a adolescência a segunda crise de identidade[45] e ingressa na vida adulta na expectativa de realizar seus anseios amorosos. Se vai conseguir e em que medida vai conseguir, o futuro dirá.

Os traços estruturais da personalidade constituem o resultado das emoções e dos sentimentos suscitados e recalcados no percurso psicológico abordado. Entenda-se o recalque como a dinâmica básica do inconsciente. Sua origem está na interdição do incesto impulsionando o amor-desejo sexual do adolescente para o espaço extrafamiliar – fora do círculo da proibição. Assim como observa Coelho dos Santos (2008), o recalque seria o aprendizado da ética do desejo – ao contrário do uso sem lei dos prazeres –, permitindo o livre usufruir do prazer sexual adulto.

O campo relacional e o poder relacional

APROVEITO A PARÁFRASE "SOU o desejo do desejo da matriz de identidade" para abordar o conceito de poder relacional, outro aspecto em nossa discussão, que permeia toda a apresentação sobre os três tempos da triangulação. Assim, a introdução do conceito de triangulação (reconhecimento do Ele) provê a matriz de identidade de uma dialética cujas alternativas são *ser ou não ser o poder, tê-lo* ou *não tê-lo* – e no lugar que este último ocupa no desejo dos três protagonistas. Portanto, esse poder relacional define lugares e impõe limites aos três participantes do campo relacional.

O poder relacional é introduzido pela função paterna mediadora, ou seja, o poder que o terceiro introduz na relação da criança com a mãe e desta com a primeira. Nesse sentido, distingue-se privação de interdição: enquanto a primeira constitui a falta real do objeto, a segunda remete à marca da interdição/proibição, tendo em vista a introdução de uma lei que passa a operar no conjunto relacional. Utilizo propositadamente a palavra "operar" para indicar que algo se passa como uma operação cirúrgico-psicológica que nomeia ou renomeia a criança em sua identidade.

---

45. A terceira crise de identidade ocorre na entrada da senescência e tem alguma correspondência com as duas anteriores – a da primeira infância e a da adolescência.

O poder relacional, portanto, remete a um significante de valor com respeito à presença-ausência. A leitura dessa dinâmica revela que a triangulação ou o reconhecimento do Ele insere-se em um campo relacional no qual acontece uma luta baseada na busca, na tentativa de manutenção e no medo de perder esse poder. Campo relacional onde a moeda de troca é ser desejado, amado pelo outro. Trata-se de quem tem e pode perder, e de quem é e pode deixar de ser o poder relacional.

A observação clínica conduz a inúmeras possibilidades psicodinâmicas. Quais seriam os arranjos psicossociodinâmicos internalizados no primeiro, no segundo e no terceiro tempo da triangulação? Quais as consequências com relação à fluidez e aos bloqueios no percurso triangular? Quais os silêncios e os ruídos do trajeto? Esse é o espaço que se abre para a discussão de estruturas tipológicas e psicopatológicas da personalidade.

As estruturas e o percurso triangular

CADA CRIANÇA REAGE DE maneira característica à privação da função materna na matriz de identidade, sulcando trilhas psicodinâmicas que delineiam diferentes tipos de personalidade. Nesse diagnóstico, ganha importância *se* a criança consegue e *como* consegue simbolizar a falta. Isso é o mínimo a se considerar na determinação da estrutura psicológica do sujeito.

Ao considerar a passagem normal, no sentido estatístico, pela fase triangular, teríamos de considerar, por consequência, um espaço além e outro aquém dessa média. Teríamos, de um lado, um extremo ideal, utópico, no qual aconteceria a solução perfeita do complexo. A metáfora paterna inscrever-se-ia de forma fluente. Mesmo assim, isso não significaria que o sujeito atravessaria esse período sem alegrias e sofrimentos, uma vez que falamos do aprendizado da relação e da separação.

As experiências de separação no decurso da matriz de identidade articulam as vivências de privação, frustração e interdição. As três constituem a "bateria" que alimenta a relação do sujeito com o mundo. Enquanto a privação representa a falta real de um objeto, a frustração significa a falta imaginária, isto é, algo que supostamente teria sido injustamente retirado.

> A frustração é, por essência, o domínio da reivindicação. Ela diz respeito a algo que é desejado e não obtido, mas que é desejado sem nenhuma referência a qualquer possibilidade de satisfação nem de aquisição. A frustração é por si mesma o domínio das exigências desenfreadas e sem lei. (Lacan, 1995, p. 36)

Já a interdição/proibição/castração remete à falta simbólica de um objeto. A castração, introduzida por Freud como interdição ao incesto na estrutura do Édipo, ganha em Lacan a conotação de uma dívida simbólica que confirma ou sanciona a lei e, como contraparte disso, a punição. A psicoterapia da neurose seria o trabalho em torno de algo que não está completamente elaborado no que se refere à privação, à frustração e à interdição.

É inevitável passar por esse período sem as dores do crescimento, em que vicejam os sentimentos básicos do homem. Para fazer frente a esse turbilhão emocional, surgem os recalques ou, de outra maneira, os mecanismos de defesa ou amortecedores, com o objetivo de evitar ou diminuir as dores inerentes ao processo.

A criança organiza estratégias relacionais para diminuir ou evitar a dor da separação e para prolongar o prazer da relação. As marcas dos diferentes estados do aprendizado da relação (ansiedade-esperança, prazer-amor, alegria-felicidade) e da separação (ansiedade-medo, raiva-ódio, tristeza-depressão) delineiam os traços estruturais principais e secundários da personalidade em formação.

A triangulação fluente significa a possibilidade de viver bem apesar da falta. Significa apreender o relativo da vida e abrir mão do absoluto. A triangulação é uma lição de humildade. Nesse sentido, temos de ressaltar as marcas positivas dessa experiência e da liberdade que ela traz – *sei o que posso e o que não posso fazer*. Aqui se abre um grande espaço de movimentação existencial.

Prefiro pensar em uma variação entre fluência e bloqueio da espontaneidade no enfrentamento/evitação da dor do corte, da cisão durante a triangulação. Alguns encontram soluções mais criativas; outros, menos; outros, ainda, não encontram soluções, restando-lhes o bloqueio dos pontos dolorosos.

A triangulação transporta o sujeito da instância familiar para a dimensão social, para a circularização. A proibição do incesto leva o sujeito para fora do âmbito familiar e separa o biológico, a natureza (função materna) do cultural (função paterna). A criança acrescenta ao mundo sensorial da função materna a esfera intelectual da função paterna.

As amarras da sexualidade intrafamiliar proibida são trocadas pelos laços da afetividade sexual interfamiliar permitida. Estabelece-se uma nova ordem na qual acontece o intercâmbio de varões e donzelas – a chegada do estranho, vindo de outra família, é bem-vinda.

Bacha (2008) ressalta a importância da educação como aliada da função paterna, uma vez que uma de suas funções é ajudar a criança a "desgrudar da barra da saia da mãe", ou seja, colocá-la no âmbito do social, da cultura e da vida.

Antecipo brevemente a leitura dos três tempos da triangulação, em termos da formação das estruturas clínicas, pois me ocuparei do tema no próximo capítulo. A questão básica do resultado da triangulação é que alguns sujeitos a realizam e outros não. Isso define dois grandes agrupamentos clínicos: os triangulados e os não triangulados. Os primeiros fecharam, ocluíram o triângulo. Os segundos não ocluíram o triângulo – são "foracluídos"[46].

Os neuróticos completam o circuito triangular, recebem a inscrição do nome-do-pai, realizam a brecha entre fantasia e realidade. Estão aptos, com variações, a lidar com as separações, faltas e ausências da vida relacional. Os atuadores (perversos) também realizaram a triangulação, no entanto sucumbem a impulsos internos denegando-a, desmentindo-a e cometendo atuações de graus variáveis.

Os foracluídos (psicóticos) não ocluíram o triângulo original, não fizeram o tratamento da falta, da separação, portanto lidam de forma diferente em relação às dores das perdas. Ou não as registram ou explodem em certezas delirantes. O foracluído (psicótico) não instituiu a dialética entre a relação e a separação. Ele é "monolético", ou nada falta ou tudo falta.

---

46. Expressão cunhada por Lacan (inspirada na palavra alemã *"Verwerfung"*, de Freud) para descrever a falta da lei simbólica.

Cicatrizes da maturação

LACAN UTILIZA O SÍMBOLO "$" ("s" barrado) para referir-se ao sujeito[47] que realizou a castração (interdição) simbólica e tornou-se um neurótico. Esse símbolo ganha a conotação de fendido, cortado, cindido, e o neurótico assume-se como tal. Nessa proposta, o *sujeito* está subordinado a uma estrutura que o define, ou seja, há um elemento que se expressa socialmente, e outro, velado-inconsciente, que o determina. Ou como diz Fernando Pessoa (2016, p. 104):

> Para onde vai minha vida e quem a leva?
> Por que faço eu sempre o que não queria?
> Que destino contínuo se passa em mim na treva?
> Que parte de mim, que eu desconheço, é que me guia?

Dessa forma, a triangulação ganha a conotação de marca simbólica. Uma alegoria possível seria imaginar a barra do "$" como uma tatuagem (cicatriz) com o nome-do-pai. O atuador (perverso) também a possuiria, mas a negaria, utilizaria disfarces, faria de conta que não a tem. Nessa mesma analogia, o foracluído (psicótico) não teria realizado a tatuagem e ostentaria, na melhor das hipóteses, a figura de um pai social carimbado superficialmente na pele, assim como as crianças brincam de fazer tatuagem.

Conclusão

RESERVO ESTE ESPAÇO PARA alinhavar alguns pontos apenas esboçados, ou mesmo deixados de lado, ao longo do texto. O primeiro comentário dirige-se a uma visão do processo de desenvolvimento. Compreendo-o como parte de um processo universal, uma vez que o homem situa-se em um planeta submetido às forças cósmicas de expansão e gravitação. Do ponto de vista psicológico, enquanto a primeira força impulsionaria a criança

---

47. Fink (1998) refere-se ao sujeito dividido, pois para Lacan o indivíduo neurótico é sempre um "divídio", pois ele foi castrado, cortado em seu fusionamento original com a função materna.

para a frente, para um distanciamento da matriz original, a segunda imprimiria uma contenção ao movimento anterior, tracionando-a ao retorno matricial.

Ao longo do texto, observamos as forças de expansão e de gravitação atuando no percurso da triangulação, as quais podem ainda servir de parâmetro para os conceitos de desenvolvimento, fixação e regressão e para a inclusão do incesto como um desejo de retorno ao útero materno/cósmico.

Outro ponto a discutir tem que ver com o processo de relação-separação, especialmente em seu polo da separação. Vimos que esse processo acontece em três instâncias: a primeira representa o desfusionamento da criança de sua matriz, culminando com a fase do espelho; a segunda contém o aprendizado da separação no que concerne às figuras de sua matriz afetiva primária; e a terceira coincide com a consciência da identidade de gênero, isto é, "tenho ou não um pênis", e qual o valor simbólico disso. Decorre daí a afirmação de que o pênis não é o falo, mas nem sempre a literatura psicanalítica elucida totalmente essa questão. Michele Roman Faria (2003) esclarece que Freud relacionou o complexo de castração à questão anatômica, enquanto Lacan remeteu-o à função simbólica da função paterna, ou ao pai.

Se a anatomia por si só não é fator decisivo e se a construção da identidade sexual depende de um organizador simbólico mais amplo, no que se refere à triangulação edipiana, ganha força a ideia de que o processo da relação-separação como um todo apresenta um contorno mais abrangente do que somente a dimensão sexual.

Encontra-se com alguma frequência na literatura psicanalítica a afirmação de que o ser humano está "condenado" à falta. Tal observação é parcial, na medida em que considera somente um polo da relação-separação – a separação. O verbo "condenar", nesse contexto, torna-se exagerado, uma vez que remete à ideia de crime ou pecado, assim como Adão e Eva foram expulsos do paraíso. A psicologia relacional vê o homem destinado à falta, à busca e aos encontros da vida.

Um dos pilares da teoria moreniana é o cânone da criatividade, no qual coexistem, interdependentemente, os conceitos de espontaneidade,

ESSÊNCIA E PERSONALIDADE

criatividade e conserva cultural. O fluxo espontâneo obedece a um movimento que parte de algo integrado, fusionado, para algo novo que se diferencia do estado anterior e que se inclui e se estabiliza em uma nova ordem. Esse movimento é sucessivo, circular e interminável, e constitui o ritmo do universo, da natureza e do homem. O trio composto por espontaneidade, criatividade e conserva cultural abriga, portanto, a falta, a busca e o encontro. Essa "lei" universal também regeria o desenvolvimento psicológico, marcando o ritmo de nossas faltas, buscas e encontros existenciais.

A matriz de identidade de Moreno apresenta o psiquismo dualizado em realidade-fantasia (imaginário). Lacan, inspirado no estruturalismo, apesar de não se assumir como tal, propõe uma visão triádica[48] da psique, segundo as dimensões do real, do imaginário e do simbólico. A inclusão da triangulação ou do reconhecimento do Ele na matriz de identidade ganha corpo com a contribuição lacaniana. Os conceitos de função materna e função paterna, e, por decorrência, da função fraterna, apesar de pouco utilizados por Lacan, encaixam-se perfeitamente na concepção moreniana, uma vez que, no desenvolvimento da matriz, há uma dimensão social e cultural que transcende o papai-mamãe da psicologia tradicional.

A integração de ideias sobre o desenvolvimento infantil pode ser metaforicamente resumida nos seguintes momentos da matriz de identidade: o momento zero corresponde à vivência de unidade cósmica do embrião e do feto no ventre materno (estado umbélico-placentário) e aos primeiros meses de vida (estado do duplo); o momento um está representado pelo espelho ou reconhecimento do Eu ("Eu existo!"); o momento dois representa a relação da criança com a função materna da matriz de identidade ou reconhecimento do Tu; o momento três constitui a relação triangular ou reconhecimento do Ele; o momento quatro, que não foi discutido extensamente neste capítulo, corresponde à inclusão da fratria (função fraterna); e o momento cinco está representado pela inclusão do sujeito no círculo da sociedade (circularização).

---

48. Além do real-imaginário-simbólico, encontramos ainda outros trios na obra lacaniana: neurose-perversão-psicose, necessidade-demanda-desejo, falta-vazio-nada, privação-frustração-castração.

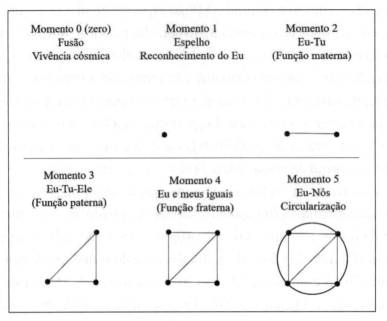

Figura 48

Enfim, esses comentários respaldam-se em diferentes atitudes filosóficas que, deixados de lado os sectarismos, podem enriquecer-se mutuamente.

8. Matriz de identidade, triangulação e estruturas clínicas

ESTE CAPÍTULO COMPLEMENTA O anterior: "Onde está o reconhecimento do Ele na matriz de identidade?" Pretendo oferecer agora uma visão mais definida de como se constituem as estruturas psicológicas e qual sua importância na prática clínica. Para tanto, resumo conceitos já emitidos e abstenho-me de transcrever trechos já referidos. Reúno hipóteses e opiniões nascidas no Grupo de Estudos de Psicodinâmica (GEP) – Daimon, que fizeram sentido em relação à minha prática clínica. Elas representam a síntese da contribuição de seus componentes e, especialmente, de nossa orientadora lacaniana, Michele Roman Faria, aos quais agradeço e me desculpo por eventuais apropriações de suas valiosas ideias.

Em texto anterior (Fonseca, 2010b), pondero que as propostas aqui debatidas não significam um ecletismo, pois este representa um sistema filosófico formado em diversas fontes, sem que se siga exclusivamente nenhuma. Sigo um eixo central que chamo de psicologia relacional, inspirado na filosofia moreniana e complementado com ideias de outros autores que se casam com essa proposta.

Contrário ao modismo atual de valorizar preponderantemente a teoria em textos de psicodinâmica, como se os casos clínicos tivessem um valor menor, creio que o leitor ganha quando são introduzidos exemplos, desde que se respeite o cuidado em preservar o sigilo profissional. Afinal, o que seria da psicanálise e do psicodrama se não fossem os casos clínicos de Freud e os protocolos de Moreno? Assim, este capítulo vem acompanhado de exemplos da literatura e de vinhetas inspiradas na prática clínica, porém de conteúdo ficcional, sendo que qualquer semelhança com pessoas ou situações reais constitui mera coincidência.

Com o intuito de tornar a leitura deste capítulo mais leve (ele é longo), divido-o em quatro partes, à guisa de uma sessão de psicodrama: "aquecimento (*warming-up*)", "dramatização", "comentários e análises" e "compartilhamento (*sharing*)". O processamento da apresentação fica a cargo do leitor[49].

Aquecimento

O diagnóstico psiquiátrico

Os antigos psiquiatras, desprovidos de procedimentos terapêuticos eficientes, eram obrigados a manter seus pacientes em longas internações. Com isso, dispunham de muito tempo para efetuar observações clínicas e descrições psicopatológicas detalhadas. Esse era o panorama da psiquiatria até a década de 1950, quando surgiram os primeiros neurolépticos: a clorpromazina (Amplictil), em 1951, e, logo em seguida, a levomepromazina (Neozine) e o haloperidol (Haldol). Concomitantemente ao aparecimento deles, foi publicado o primeiro *DSM – Diagnostic and Statistical Manual of Mental Disorders* (1952)[50], pela Associação Americana de Psiquiatria, e anos depois, o *CID* (*Código Internacional de Doenças*), pela Organização Mundial de Saúde (OMS). Os antigos diagnósticos foram pulverizados em um grande número de quadros clínicos que passaram a receber a indicação de um número cada vez maior de novas drogas. A orientação sugerida pelo DSM é listar um número "x" de sintomas para estabelecer um diagnóstico. Para o diagnóstico do Transtorno da Personalidade Borderline (DSM-4), bastam cinco de nove critérios arrolados.

Esse tipo de procedimento consagra a prática de considerar o quadro clínico uma mera coleção de sintomas, deixando de lado a estrutura que os organiza em um conjunto. Essa atitude está sob a égide de uma cultura da rapidez comunicacional que leva o psiquiatra a listar sintomas e medicá-los,

---

49. A rigor, a sessão tradicional de psicodrama tem três etapas: aquecimento, dramatização e comentários, análises e compartilhamentos. As sessões de aprendizado psicodramático possuem mais uma fase em que se discute tecnicamente o desempenho do diretor e dos egos-auxiliares.
50. O DSM-5 foi publicado nos Estados Unidos em maio de 2013.

sem levar em conta as peculiaridades humanas de seu portador[51]. Mal comparando, equivale a um agrônomo tratar frutos doentes, ignorando a árvore.

Algumas vozes se levantam contra o exagero dessa atitude. A médica e pesquisadora Adriane Fugh-Berman (2014, p. 8) mostra que uma das maneiras de expandir o mercado de medicamentos é "inventar um estado de doença ou exagerar a importância ou a prevalência de uma condição já existente". O dr. Allen Frances (2014), ex-diretor do DSM, afirma que o manual tornou-se um sistema diagnóstico que transforma problemas cotidianos da vida em transtornos mentais. Não sou contrário ao tratamento farmacológico, porém questiono seu exagero nas indicações e nas doses recomendadas. Vale lembrar que existem importantes interesses econômico-financeiros envolvidos nesse procedimento: diagnósticos e prescrições rápidos interessam muito às multinacionais farmacêuticas. O médico John Ioannidis (2016, p. 64), diretor do Centro de Pesquisa Preventiva, da Universidade Stanford, dos Estados Unidos, diz que a maior parte das pesquisas da indústria farmacêutica deseja chegar a um resultado predeterminado, "ou, pelo menos, interpretá-lo segundo suas intenções" comerciais. Um levantamento desse grupo encontrou 185 antidepressivos divulgados pelos laboratórios como eficientes. No entanto, pesquisadores sem conexão com a indústria farmacêutica mostraram que mais da metade deles não eram eficazes como anunciados e apresentavam riscos colaterais a ser levados em consideração.

O diagnóstico psicoterápico

Para a prática psicoterápica, os diagnósticos psiquiátricos não bastam, algo sempre subjaz a eles. Existem aspectos além ou aquém do diagnóstico psiquiátrico que levantam reflexões: como era o portador do quadro clínico antes e como será depois da remissão dos sintomas? Quais as estratégias do paciente para lidar com suas características psicológicas e sintomas? Como

---

51. O advento da internet e suas decorrências (o e-mail, o SMS, o "dr. Google", os aplicativos que promovem encontros amorosos/sexuais entre desconhecidos etc.) disparou uma cultura da velocidade comunicacional. A análise destes tempos somente se completará no futuro, porém é fácil constatar que essa cultura permeia todas as áreas da atividade humana, inclusive a psicologia e a medicina. Os diagnósticos rápidos obedecem a essa nova ordem tecnológica e cultural.

se constituem as estruturas psicológicas/psicopatológicas? O psicológico precede ou não o psicopatológico?

Para essa discussão, é necessário que retomemos o processo que acompanha o ser humano desde a fusão inicial no ventre materno até o reconhecimento de si mesmo como um ser separado de outro, ou seja, quando se abre um espaço entre o Eu e o outro. Neste eixo situa-se o aprendizado do relacionar-se–separar-se e do suposto valor afetivo que cada um imagina possuir em suas relações consigo e com os outros. O perfil psicológico delineia-se no enfrentamento repetitivo da relação-separação, presença-ausência, preenchimento-falta, com referência às figuras de sua matriz relacional primária.

Psicologia relacional e relação-separação

O fulcro principal da psicologia relacional é a psicossociodinâmica da relação-separação que acontece na matriz primária que envolve a criança em seus primeiros anos de vida (matriz de identidade de Moreno)[52].

Estamos diante de um mesmo processo que inclui dois polos: relação e separação. Entre eles existe uma gradação vivencial variável que dá o colorido de cada processo. Existe no desenvolvimento psicológico uma dinâmica de relação-separação que é básica para a formação da personalidade. A observação direta do bebê demonstra que ele possui uma clara preferência pela proximidade com pessoas. O bebê não busca só alimento, mas, sobretudo, relação. Depois de uma fase em que essa busca é indiscriminada, em que serve qualquer um, a criança passa a expressar preferências variáveis em intensidade (sociometria primária). Assim, surgem o número um, o número dois etc. de sua preferência. Aos que não fazem parte desses eleitos, ela reage com indiferença ou estranhamento e rejeição.

De maneira concomitante ao aprendizado da relação, a criança realiza o aprendizado da separação. Quando se sente abandonada por uma das figuras eleitas, ela apresenta uma série de reações que podemos dividir didaticamente em quatro estados emocionais. No primeiro, ao perceber sinais da separação, manifesta ansiedade, medo. Na sequência, ao se configurar a

---

52. A estrutura básica dessas ideias consta do Capítulo 5 do livro *Psicodrama da loucura* (Fonseca, 2008).

ESSÊNCIA E PERSONALIDADE

separação, reage com raiva. Segue-se, então, a tristeza do abandono vivenciado. Por fim, aparece o estado resolutivo ou de formação de amortecedores/defesas, com o retorno a um estado de tranquilidade.

Assim, por um lado, esse ciclo constitui o aprendizado básico da vida relacional, e, por outro, ele abre possibilidades para o nascimento de um leque variado de amortecedores/defesas – "técnicas"[53] da personalidade (histéricas, fóbicas, obsessivas, esquizoides, paranoides etc.) – contra a dor da separação e da perda. Esse conjunto de reações psicológicas marca de forma indelével os traços principais e secundários das estruturas psicológicas. O aprendizado da relação-separação constitui a estrutura básica das relações afetivas futuras. O clima do campo relacional será pautado pelos sentimentos (amor, ódio, medo, culpa, tristeza, alegria, ciúme, inveja etc.) envolvidos nesse processo. O resultado dessas vivências ensejará, no futuro, adultos seguros ou inseguros "relacionalmente".

A triangulação, objeto central deste capítulo, é condição definidora de como se realiza o processo de "aprendizado" da relação-separação. A integração do *terceiro* na anterior relação dual criança-função materna é fundamental na estruturação psicológica do sujeito, como veremos no decorrer da exposição. A triangulação promove a quebra do ovo fusional, estabelecendo a omelete relacional.

A propósito do aprendizado da separação, do abrir um espaço entre o Eu e o outro, lembro uma passagem do romance *A infância de Jesus*, do escritor J. M. Coetzee (2013a). Trata-se do diálogo entre um velho e um menino que apresenta dificuldades de apreender a díade relação-separação, assim como de distinguir o real do imaginário. O menino acha que, se os gêmeos estão juntos na barriga da mãe, assim deveriam permanecer após o nascimento; as estrelas gêmeas deveriam ser grudadas de verdade e não somente parecer grudadas quando as olhamos no céu. O velho então explica que a natureza é dessa forma. Se duas pessoas que se amam ficassem sempre juntas, seriam uma pessoa só. Por isso a natureza tem espaços:

---

53. Fairbairn (1975) emprega a expressão "técnica" para descrever os recursos psicológicos que a criança utiliza no sentido de estruturar sua personalidade.

Se tudo estivesse muito grudado, tudo no universo, então não existiria nem você, nem eu... Você e eu não estaríamos conversando agora, só existiria o silêncio – a unicidade e o silêncio... é bom que exista um espaço entre as coisas, que você e eu sejamos dois em vez de um. (Coetzee, 2013a, p. 193)

O menino retruca: "Mas a gente pode cair. Pode cair no espaço. Na rachadura". O velho continua:

Um espaço não é a mesma coisa que uma rachadura... Espaços são parte da natureza, parte de como as coisas são. Não dá para cair num espaço e desaparecer... Uma rachadura é bem diferente. Uma rachadura é uma quebra na ordem da natureza... Você fica dizendo que a gente tem de tomar cuidado com a rachadura, mas onde estão as rachaduras? Onde você vê uma rachadura entre mim e você? Me mostre. (Coetzee, 2013a, p. 194)

O menino fica pensativo.

Relação-separação e narcisismo

O sistema relação-separação insere-se em um campo relacional que contém em seu bojo a questão do poder relacional envolvido e, portanto, o valor que a criança desenvolve a respeito de si. Em determinado momento da matriz de identidade, o bebê vivencia a sensação inebriante de que é lindo, amado e desejado. No dizer de Kohut (1984), a criança registra o "brilho do olhar da mãe". Esse brilho captado pela criança já constitui os primórdios do estado do espelho descrito adiante. Se a mãe a acha linda, ela de fato se sente linda. Essa impregnação energética relacional imprime na criança a sensação de grandiosidade e exibicionismo. Porém, quando tais coisas deixam de acontecer, o pequeno sente a quebra das sensações embriagantes, mergulhando na dor provocada por uma ferida narcísica. O equilíbrio-desequilíbrio dessa dualidade (relação-separação, amor-rejeição, prazer-dor) significa o fiel da balança, que divide, de um lado, a autoestima adequada e a tolerância à frustração e, de outro, a baixa autoestima e a intolerância à frustração.

A constituição de um Eu ideal vislumbrado no estado do espelho, pleno de influxos positivos, é anteposto a um outro Eu que não recebe esses influxos. Assim, o Eu ideal tanto serve de parâmetro positivo, na busca do aperfeiçoamento, como de parâmetro negativo, quando se transforma em compulsão perfeccionista, gerando culpa, depressão e/ou fúria narcísica.

A ilustração a seguir mostra os polos da relação-separação dimensionados como se fossem uma balança, com um prato de influxos afetivos positivos e um prato de influxos negativos, necessários para a constituição de um equilibrado conceito valorativo e autovalorativo. Com isso o sujeito ganha melhores condições de responder a "quem sou?" e "quanto valho?" no mercado de ações amorosas.

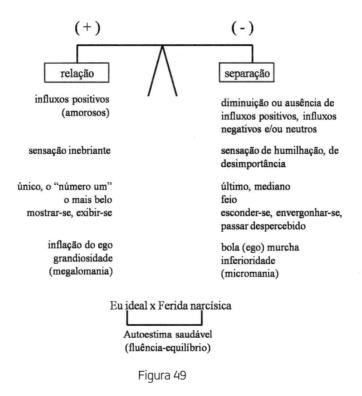

Figura 49

Fases, etapas, estágios e estádios x posições ou estados e os três registros do tempo

Faço uma breve incursão por expressões muito utilizadas em psicologia antes da discussão propriamente dita deste tópico. A palavra "fase" talvez seja uma das mais frequentes. Assim estão consagradas as fases (*Phasen*, em alemão) oral, anal e fálica da psicanálise. Moreno utiliza, em inglês, "*stage*" para relatar as fases do duplo, do espelho e da inversão de papéis[54]. Os tradutores usaram a palavra "fase" para traduzir tanto *Phasen* como *stage*. Lacan usou a palavra "*stade*"[55], em francês, traduzido como "estádio", para descrever o "estádio do espelho".

Uma consulta aos dicionários revela significados similares para essas traduções. "Fase" refere-se a período, etapa de desenvolvimento, referência a algo que sofre sucessivas alterações. "Estádio" é uma antiga medida grega usada para medir distâncias e tem correlação com estágio, momento ou período específico, por exemplo, de uma profissão. Na medicina utiliza-se o termo "estadiamento" para descrever o grau de gravidade (grau de invasão aos tecidos adjacentes etc.) de um câncer. Estádio passou também a ser utilizado para descrever um espaço ou local para a prática esportiva. De qualquer maneira, as traduções para o português empregadas tanto para fase como para estádio apresentam, de alguma forma, um sentido cronológico.

Freud e Moreno dão um sentido cronológico aos conceitos colocados anteriormente. No entanto, Lacan com a palavra *stade* deseja passar a ideia de algo não submetido ao tempo cronológico que ele chama de "tempo lógico"[56]. Ele fala dos "três registros do tempo": o tempo real representa a passagem do tempo em si, ele existe, as pessoas envelhecem, morrem; o tempo imaginário reflete um tempo definido *a priori*, "vamos nos encontrar às oito horas"; e o tempo simbólico é dado por um corte que separa o tempo atual do anterior – o tempo dois define o tempo um, ele é retroativo. Uma comparação didática com a física: a luz propaga-se em pacotes (fótons) e não como uma onda contínua.

---

54. "The three stages in the development of the infant: stage of the double, stage of the mirror and stage of reversal" (Moreno, 1987, p. 129).

55. "Le stade du miroir comme formateur de la fonction du je telle qu'elle nous est revellée dans l'experience psychanalytique" (Lacan, 1998b).

56. Lacan inspirou-se na lógica, um campo da filosofia que busca a apreensão precisa do objeto de estudo, podendo recorrer a métodos matemáticos. Um exemplo prático do conceito seria a duração da sessão analítica: ela se encerra por si mesma – em linguagem gestáltica quando se fecha uma Gestalt – e não nos tradicionais 50 minutos.

ESSÊNCIA E PERSONALIDADE

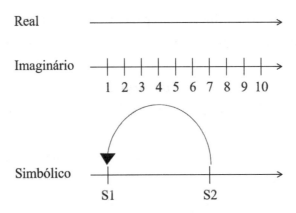

Figura 50 – Desenho de Michele Roman Faria[57]

É possível também pensar alegoricamente nessas questões temporais: imaginar duas linhas que se cruzam, uma linear e horizontal e outra vertical e irregular (veja a Figura 28). O desenvolvimento neurológico da criança situa-se em um tempo cronológico (horizontal), enquanto a estruturação psicológica decorre de internalizações de experiências emocionais independentes da cronologia (vertical). É justo que chamemos a primeira linha de "tempo", mas não a segunda, que ficaria mais bem designada como "estados" ou "posições" "psicológicos".

O dicionário *Houaiss* (2001, p. 1244) descreve "estado" como um conjunto de qualidades ou características com que as coisas se apresentam ou um conjunto de condições em determinado momento. "Posição" aparece como uma situação especial de algo em relação a pontos de referência; lugar de algo em um conjunto; lugar ou função; circunstância (*ibidem*, p. 2268). Creio que ambos os significados se casam melhor com um acontecimento sem referência específica do tempo cronológico. Passo então a adotar essas expressões – "posição" ou "estado" – no transcorrer do capítulo.

Melanie Klein recorre à palavra "posição" exatamente para fugir do sentido de fases ou estágios a ser superados. As posições esquizo-paranoide e depressiva acontecem na infância, porém tornam-se formas constitutivas de o sujeito relacionar-se durante a vida adulta. Essa distinção kleiniana,

---

57. Desenho da professora Michele Roman Faria apresentado em aula no Grupo de Estudos de Psicodinâmica do Daimon – Centro de Estudos do Relacionamento.

incluindo a análise do significado das palavras, reforça a sugestão de chamar as experiências existenciais da primeira infância de estados ou posições.

Saúde-doença

A antiga medicina voltava-se para a descrição e a cura de doenças, não se importando com sua prevenção. Portanto, a ênfase recaía sobre as patologias. A psiquiatria, como especialidade médica, também seguiu esse caminho. Freud começou suas observações clínicas no atendimento de pacientes neuróticos. Lacan entrou na psicanálise pelo estudo das psicoses. A linguagem psicanalítica foi inspirada na patologia: "neurose", "psicose", "perversão", "paranoia", "depressão" etc. Com a inserção da psicanálise na cultura ocidental, seus termos passaram ao domínio público. O refrão "somos todos neuróticos" ficaria completo se acrescentássemos: "Somos todos neuróticos", "psicóticos", "perversos" etc.

Será justo usar somente a terminologia patológica para nomear todos os seres humanos, uma vez que do ponto de vista médico não somos todos diabéticos, hipertensos ou enfisematosos? Penso que as estruturas psicológicas apresentam um lado positivo, fluente e espontâneo, e somente em seu desequilíbrio tornam-se patológicas. Claro que paira um limite tênue entre elas e todas oscilam um pouco mais para lá ou para cá, ou seja, existe uma zona intermediária de difícil distinção entre o saudável e o patológico. Talvez essa zona intermediária, essa terceira zona circunscreva melhor o lugar psicológico dos seres humanos.

Neste ponto, vale relembrar a trajetória profissional de Moreno. Ele era um médico clínico no interior da Áustria. Não se entusiasmara pela psiquiatria durante o curso de Medicina. Seus primeiros escritos em alemão versaram sobre a mística filosófica e sobre novas propostas teatrais. Nos Estados Unidos, a partir de 1925, seus textos foram orientados para o estudo das interações grupais (sociometria, sociodinâmica e sociatria). Sua inclusão definitiva na psiquiatria e na psicoterapia aconteceu a partir da abertura de seu pequeno hospital psiquiátrico, o Beacon Hill Sanatorium, em 1936, e da publicação de seu primeiro livro dedicado à psicoterapia, em 1946, quando contava 57 anos de idade.

A concepção do homem moreniano é anterior à entrada de Moreno na psiquiatria e na psicoterapia. Para ele, o homem é um ser com atributos espontâneos e criativos, um gênio ou um deus em potencial. Moreno tem como referência o homem saudável. O delírio seria uma explosão espontâneo-criativa desviada em busca de autocura. Seu tardio mergulho na psiquiatria salvou-o, por assim dizer, de criar uma teoria psicológica alicerçada na doença. Outro conceito moreniano aceito aqui é o da matriz de identidade.

> Esta coexistência, coação e coexperiência que na fase primária exemplifica o relacionamento da criança com as pessoas e coisas ao seu redor são características da *matriz de identidade*. Esta *matriz de identidade* estabelece o fundamento do primeiro processo de aprendizagem emocional da criança. (Moreno, 1977, p. 61)

A matriz de identidade substitui a psicologia do papai-mamãe por uma psicossociologia da rede relacional que envolve a criança e na qual despontam as funções materna, paterna e fraterna.

A proposta, portanto, é considerar as estruturas clínicas em duas versões. Uma estrutura pode estar saudável ou patológica, dependendo de sua fluência espontâneo-criativa ou de seu bloqueio. Assim, as estruturas que realizam a triangulação (ocluídas), como veremos, distinguem-se em normóticas ou neuróticas, e em atuadoras ou atuadoras patológicas. As que não realizam a triangulação (não ocluídas) ficam como foracluídas ou psicóticas. As normóticas, atuadoras e foracluídas correspondem a estruturas que funcionam em fluência espontâneo-criativa. As neuróticas, atuadoras patológicas e psicóticas apresentam um bloqueio suficiente na fluência espontâneo-criativa para tornar as estruturas patológicas.

O termo "normótico", adjetivo de "normose", foi utilizado por Moreno (1964) no sentido de definir um estado que não seria patológico, ou seja, não incluiria os neuróticos e os psicóticos. Na verdade, o sufixo "ose" é utilizado em biologia e em medicina tanto para significar um estado de doença (artrose, nefrose) como para descrever um estado, qualidade ou situação em si (metamorfose, mitose, frutose, hipnose, glicose). Retomo a expressão nesse sentido, como um estado que não tem que ver com a média estatística. Seu correspondente patológico é a neurose. Relendo *Além do pricípio do prazer* deparo com Freud (2014, p. 181) também fazendo essa distinção: "O que a psicanálise aponta nos fenômenos de transferência dos neuróticos é encontrado igualmente na vida de pessoas não neuróticas".

A normose, portanto, não deve ser encarada como tendo um caráter normativo, de certo ou errado, ou muito menos de adequado ou inadequado socialmente. Conta-se que um residente em Psiquiatria, após examinar um paciente, comunicou a Lacan que ele era normal. O psicanalista teria respondido: "Então não há esperança para ele".

Nesse sentido, o que vale para o termo "normose" vale para o "foracluído". Ele designa o mesmo tipo de estrutura psicológica que a psicótica, sem a presença de delírios e alucinações. Às vezes, seu portador é considerado "diferente", mas não se justifica como patológico. A doença seria um estado de descompensação ou de desequilíbrio estrutural. Portanto, falamos em equilíbrio-desequilíbrio-reequilíbrio de estruturas.

A questão não é o sintoma ou a ausência dele, porque ele é a mera continuidade de um traço em desequilíbrio estrutural. Assim, o sintoma psíquico não pode ser extirpado como um cirurgião retira um cisto ou um tumor. Os traços estruturais que compõem o sintoma podem voltar a ser criativos.

Traços, estruturas e personalidade

O ser humano ao nascer já apresenta características típicas. Alguns bebês são calmos, outros, irritadiços. Além de traços inatos (genéticos e congênitos), a criança compõe, no enfrentamento da relação-separação, múltiplos traços psicológicos[58]. Alguns ganham preponderância na constituição de uma estrutura clínica, outros não, por isso podemos denominá-los "traços principais" e "secundários". A estrutura é, portanto, uma cadeia dinâmica de traços pertencentes a um mesmo conjunto. Ela muda constan-

---

58. Desde a antiguidade existem descrições de tipos psicológicos, segundo a prevalência de atitudes e sentimentos como, por exemplo, a raiva, o orgulho, a vaidade, a inveja, o medo, a gula, a luxúria, a intolerância etc.

ESSÊNCIA E PERSONALIDADE

temente o arranjo dos traços preservando uma base estrutural. Quando um traço se movimenta, toda a estrutura se rearranja. A constituição do sujeito delineia-se durante o desenvolvimento, quando um feixe de traços organiza-se em uma estrutura.

O traço principal, acompanhado dos traços secundários, dá uma identidade ao sujeito. Em tudo que ele faz transparece essa "marca registrada". Os papéis sociais carregam em seu bojo uma estrutura psicossociológica que define o sujeito no mundo. Seja no papel de professor, de pai ou de marido, revela-se sempre algo essencial e comum a todos eles.

Lacan possui um conceito próximo ao traço principal que chamou de "traço unário". Chegou a isso ao observar desenhos e pinturas chinesas. Constatou que existe neles um detalhe essencial, um traço definidor da identidade do quadro e do autor. Lacan transpôs esse conceito para a psicanálise, levando também em conta a teoria da identificação freudiana, em que há a presença de um traço único. Um exemplo de traço unário seria o nome que é dado à criança ao nascer e que a identifica para o resto da vida. O traço unário é um significante que a acompanha desde a origem.

A estrutura constitui um visor através do qual o sujeito olha o mundo. Ela inscreve o sujeito no campo dos afetos e das relações. "A estrutura clínica fica assim como uma espécie de universal do sujeito" (Dunker, 2006, p. 135).

Para ilustrar como os traços compõem uma estrutura, utilizo a comparação com um jogo. Talvez o leitor lembre-se do "jogo de varetas", do tempo em que os jogos não eram eletrônicos. A cada jogada, as varetas, de diferentes cores e valores, são espalhadas ao acaso, compondo uma estrutura que cabe ao jogador da vez trabalhar. Comparativamente, os traços psicológicos seriam as varetas e a organização entre elas, a estrutura clínica. Traços compõem estruturas, mas não são em si estruturas. Essa observação é importante porque frequentemente acontecem confusões diagnósticas entre traço e estrutura. Por exemplo, um traço paranoide pode estar presente em uma estrutura obsessiva, sem que o portador seja um paranoide (psicótico). Assim como um traço histérico pode aparecer em um esquizofrênico ou um traço fóbico, em um depressivo e assim por diante.

O verbo "constituir" – "co-instituir" – tem implícito o fato de instituir algo em relação com outros. A constituição do sujeito é realizada pela interação com as figuras que compõem sua matriz de identidade e suas representações internalizadas.

Indivíduo, sujeito, personalidade, Eu, identidade, matriz de identidade e estruturas psicológicas

Encontramos comumente no contexto psicológico as expressões "indivíduo", "sujeito", "personalidade", "Eu" e "identidade", ora com sentidos coincidentes, ora pouco discriminadas, merecendo uma melhor discussão.

O termo "indivíduo" define a condição de indivisível, exatamente o que não somos psiquicamente. Somos, a bem dizer, em linguagem lacaniana, um "divíduo": um que enuncia e outro interno, que determina.

Lacan privilegia o termo "sujeito", dando-lhe o estatuto de conceito[59]. Ele destaca dois momentos – significantes S1 e S2 – em sua constituição. O primeiro está consagrado no estado do espelho (S1), quando a criança se reconhece como uma identidade corporal, um Eu corporal[60], uma unificação imagética de si mesma, a partir da nomeação e confirmação de outro (função materna): "você é João", "você é bonito", "você é isso ou aquilo" etc. Portanto, esse "outro" ganha a condição de significante e é chamado de "grande outro", grafado com um "O" maiúsculo. A triangulação define o segundo momento (S2) quando a inscrição da função paterna, o significante simbólico da lei, da ordem, corta a relação fusional da criança com a função materna.

A cadeia de significantes S1, S2... Sn é então a base da constituição (subjetivação) do sujeito. Cada novo significante promove um novo sentido, como acontece, por exemplo, na sucessão de palavras de uma frase. Pedro, por exemplo, é simplesmente um nome próprio e não um sujeito. Porém, a

---

59. Lacan retoma a expressão "sujeito", empregada, em princípio, por Freud, como um indivíduo ou o autor de uma ação, e lhe dá uma nova dimensão. Inúmeros artigos e livros dedicam-se a explicar esse conceito e sua função. Destaco, entre nós, o livro de Antonio Godino Cabas: *O sujeito na psicanálise de Freud a Lacan: da questão do sujeito ao sujeito em questão*.

60. Lacan utiliza "Eu" ("*Moi*") especificamente com o sentido de reconhecimento corporal de si mesmo no estado do espelho.

cada significante que se acrescenta, mais se define o sujeito em seu sentido existencial. Tomemos trechos da letra de uma música de Chico Buarque para acompanhar a sucessão de significantes: "Pedro / Pedro pedreiro / esperando o trem / esperando, esperando, esperando / aumento / o Carnaval / a sorte / voltar pro Norte / a morte / esperando o trem / que já vem / que já vem / que já vem" [...].

Moreno também utiliza o termo "sujeito", mas o faz indistintamente com o sentido de personalidade, indivíduo, Eu e *self*. Para ele, o Eu surge a partir do desempenho dos papéis psicossomáticos, psicológicos (do imaginário) e sociais. Merengué (2016) analisa o modelo psicodramático de sujeito, pontuando que o relacionamento humano é realizado por intermédio da vinculação de papéis, em que sempre está implícito um aspecto político. De fato, em todo relacionamento acontece uma dinâmica consciente/inconsciente, na qual entram em jogo valores afetivos, sejam eles conjugais, familiares ou societários. Paira, portanto, sempre a questão: "Quanto valho para ele (s) e quanto ele(s) vale(m) para mim nesta relação?" ou "Qual o poder (político) que tenho nesta relação dual ou grupal?"

A palavra "personalidade" foi consagrada pela sua etimologia: "*persona*" (latim), a máscara social que carrega em seu bojo algo interno (estrutura). Moreno destaca que a constituição da personalidade, como comentado anteriormente, acontece a partir dos papéis. Um sujeito adulto apresenta uma variedade de papéis sociais – professor, marido, pai, amigo etc. – com um conteúdo interno constituído originariamente pelos papéis psicossomáticos e do imaginário estruturados durante o desenvolvimento psicológico.

O termo "identidade" (latim: *identitas*) aparece extensivamente na literatura sociológica, antropológica, filosófica e psicológica, compreendendo um conjunto de características de um elemento ou de uma comunidade, em dado momento de sua história. Aparece também como a consciência que uma pessoa tem de si, ou mesmo como uma identidade social ("RG"). Assim, a palavra expressa condições de originalidade, singularidade, peculiaridade e especificidade.

Contro (2018) discute o tema da identidade na obra de Fernando Pessoa e a correlaciona com a teoria psicodramática. Ele se vale, para tanto, da heteronímia de Fernando Pessoa: Álvaro de Campos, Ricardo Reis e Alberto Caeiro. Pessoa define-se como portador de diferentes personalidades que seriam como um "carrossel" girando em torno de si. Contro correlaciona esses diferentes "Eus" do poeta com o protagonismo psicodramático e com o conceito moreniano de realidade suplementar.

Apesar de existirem semelhanças entre os portadores de um mesmo tipo de estrutura psicológica, eles são sempre diferentes entre si. Um neurótico nunca é igual a outro, um psicótico nunca é igual a outro, apesar de poderem apresentar o mesmo diagnóstico psicodinâmico ou psiquiátrico:

> A obrigação de cada homem... é saber e refletir sobre seu caráter único em seu modo de ser e sobre o fato de nunca ter existido ninguém igual a ele sobre a Terra... Cada um é algo novo nesta Terra e é chamado para realizar sua particularidade no mundo... (Buber, 2011, p. 16)

Já o termo "matriz de identidade", presente no título deste capítulo, representa "[...] os alicerces do primeiro processo de aprendizagem emocional da criança" (Moreno, 1991, p. 112). Traduzo "alicerces" por estruturas (psicológicas) promotoras da identidade do pequeno ser. A estrutura define-se por intermédio de vivências afetivas internalizadas pelo infante, a partir da rede relacional que o envolve.

A matriz (lugar onde algo é gerado, sede, fonte, lugar principal etc.) de identidade, portanto, é o *locus* onde as estruturas psicológicas são criadas. Cito, para terminar este tópico, dois trechos de Moreno que assinalam a presença de algo interno e primário (a estrutura) que se manifesta na vida adulta:

> O "centralismo" do olhar humano, sua autorreferência, quer dizer, a referência à sua "matriz de identidade", não cessa nunca de atuar. O homem segue sendo criança toda sua vida. (Moreno, 1967, p. 230)

> Aconteça o que acontecer mais tarde, durante o crescimento da criança, esta experiência precoce de identidade modela seu destino. (Moreno, 1974, p. 116)

Estruturas e sintomas

As estruturas constituem o arcabouço da personalidade. Elas se movimentam em torno de um eixo de modo a proporcionar um índice variável de flexibilidade estrutural. Mal comparando, podemos dizer que a estrutura é a coluna vertebral da personalidade. A coluna saudável é flexível, enquanto a doente é rígida e dolorosa. A primeira remete às características espontâneo-criativas da estrutura (saúde); a segunda, à dor dos sintomas (doença). O sintoma é, portanto, uma parcela roubada da flexibilidade psicológica. A fluência espontâneo-criativa é música, enquanto o sintoma é ruído.

O sintoma corresponde à função exagerada de alguns traços da estrutura. A estrutura obsessiva, em sua psicoplastia, apresenta elementos de sistematização, organização, perseverança, limpeza, pontualidade, racionalidade, controle, privacidade etc. A patoplastia traduz a perseverança em teimosia, a limpeza em medo de contaminação, a racionalidade em distanciamento afetivo, a organização em escravidão burocrática, a pontualidade no desespero em não chegar ou na culpa exagerada em atrasar, o controle financeiro em avareza, a privacidade em fobia social e assim por diante.

Freud (2004) compara a constituição psicológica ao processo da formação do cristal. O mineral cristaliza-se a partir de linhas de clivagem que se tornam invisíveis a olho nu. Ao sofrer um impacto, o cristal "adulto" quebra exatamente nos pontos de clivagem que o constituíram.

Neste ponto ganha importância a injunção desencadeante da crise. Um jovem que defendia compulsivamente seu ateísmo submete-se a uma cirurgia e tem sua vida "salva" por um médico profundamente religioso. O estreito e posterior contato entre os dois resulta na conversão religiosa do primeiro. A conversão segue um crescente devocional com êxtases místicos que logo se transformam em delírio e alucinações. A "certeza" ateísta, realidade anterior à "salvação", transforma-se em "certeza" delirante.

Por conta disso, o sintoma deve ser analisado em relação à estrutura em que está inserido. Um sintoma hipocondríaco pode pertencer a uma estrutura neurótica obsessiva ou fóbica ou a uma estrutura foracluída/psicótica. Ou seja, o *sintoma em si* tem um valor relativo em termos do diagnóstico estrutural.

O dentro-fora e as estruturas

Retomo alguns aspectos desenvolvidos em outros textos sobre o desenvolvimento biopsicológico ("Os papéis e seus modos", Fonseca, 2010b, p. 97-102), agora simplificados e diretamente vinculados à constituição das estruturas clínicas. Na verdade, inspiro-me nas fases oral, anal e fálica da teoria psicanalítica e nos papéis de ingeridor, defecador e urinador e nas áreas corpo mente e ambiente de Rojas-Bermúdez (1984) para esclarecer algumas características das estruturas. Levo em conta que o biológico e o psicológico, o genético e o ambiental comportam-se como um tecido feito com fios brancos e pretos. O resultado final guarda incontáveis possibilidades de tons cinza[61].

É importante também lembrar que o processo de construção da personalidade está diretamente ligado ao processo de internalização das relações primárias interpessoais (Eu-outro), no qual se insere o aspecto agora abordado do fora-dentro. Resumindo, as experiências interpessoais (interpsicológicas) são transformadas em intrapsicológicas durante o desenvolvimento. Assim, valoriza-se o entorno social (fora) da criança, tão a gosto de Moreno (1991) e de Vigotski (2002), que valorizam o componente social na constituição da psique.

Durante o desenvolvimento se estabelece a consciência do dentro e do fora e do respectivo movimento entre um estado e outro – o dentro-fora. A criança passa a perceber o que e como esse algo entra nela, o que e como esse algo sai dela (reconhecimento do Eu) e o que e como ela pode colocar esse algo dentro do outro, e o que e como pode acolher esse algo do outro dentro de si (reconhecimento do Tu). O percurso fora-dentro-fora pode ser realizado de diferentes maneiras: rápido-lento, ativo-passivo, contínuo-descontínuo, carinhoso-agressivo, e assim por diante. Dessa maneira, o processo, como um todo, inscreve-se no consciente-inconsciente e define um modo de ser da

---

61. Ideia original de Joseph Campbell emitida durante uma entrevista televisiva.

ESSÊNCIA E PERSONALIDADE

estrutura psicológica. Como visto, a estrutura psicológica transparece no desempenho dos papéis sociais adultos como "uma marca registrada".

Esse processo está diretamente ligado ao período em que a criança faz a passagem de uma consciência segmentar, a "criança em pedaços", para a consciência de unidade corporal e psicológica do estado do espelho ("Sou eu!"). A fome do bebê manifesta-se por um desconforto epigástrico (o "roer" do estômago) superado pela ingestão do leite[62]. A repetição desse percurso delineia um primeiro segmento: o segmento boca-estômago. Estabelece-se então a função incorporadora. Em seguida conscientiza o segmento estômago-cólon-ânus (cólicas abdominais seguidas do alívio da evacuação), assim como a consciência do esvaziamento da bexiga. Definem-se as funções eliminadora e controladora (educação esfincteriana). Os dois segmentos agora unidos definem o percurso boca-ânus-uretra, o circuito fora-dentro-fora. A inscrição inconsciente desse percurso acontece a partir da elaboração imaginária e simbólica dessa experiência.

O ser humano incorpora o mundo pela boca, pelos olhos, pelo nariz (oxigênio e olfato), pelos ouvidos, pela pele, ou seja, por todo o ser. O mesmo acontece com o processo eliminador, que não se passa somente pela excreção física de fezes, urina, saliva, suor, gás carbônico etc., mas pela representação psicológica deles, incluindo sons, choros, gritos, palavras e atos. A função controladora transcende o controle esfincteriano, pois organiza também o conter ou expressar amor, ódio, ciúme, inveja etc.

Vejamos como esses elementos aparecem na definição das estruturas, pois o dentro-fora está diretamente ligado à relação-separação e à presença-ausência.

Realidade: imaginário, simbólico e real

A realidade é o resultado da interpretação que o sujeito faz de si mesmo e do outro. A realidade é pessoal, apesar de, eventualmente, haver um aparente consenso grupal ou social sobre ela. Pessoas reunidas em uma sala,

---

62. Existem quatro tipos de alimentos essenciais: o líquido, o sólido, o gasoso (oxigênio) e o "alimento" impressões. Todos representam estímulos físico-afetivos "ingeridos", e a cada um cabe a respectiva digestão.

com um objetivo aparentemente comum, sentem a realidade de modo particular, de acordo com seus desejos, demandas e necessidades, ou seja, por meio da interpretação que fazem do momento. Li há alguns anos – peço desculpas por não ter a fonte – um texto que analisa sociologicamente um crime que ocorreu em uma cidade americana. Uma mulher gritou por socorro ao ser atacada e, em seguida, foi morta em uma calçada. Os moradores da região acorreram às janelas e assistiram ao crime. Os depoimentos das testemunhas eram muito divergentes. Algumas viram um assassino, outras, dois. Conclusão: muitas realidades.

Essa realidade única e intransferível é função da interpretação imaginária e/ou simbólica de algo que Lacan chamou de "real", ou seja, a realidade é a representação pessoal do real. Para ele existem três registros essenciais da realidade humana: o *imaginário*, o *simbólico* e o *real*. O imaginário consagra-se no estado de espelho, quando o sujeito experimenta a primeira ilusão narcísica de si mesmo, como será mais bem explicado a seguir. A expressão "imaginário" justifica-se, pois se trata do primeiro reconhecimento visual, imagético de si. O imaginário inaugura o processo do reconhecimento de si mesmo que prossegue ou não com o registro do simbólico. Alguns sujeitos, como veremos, traduzem o real somente com a função do imaginário, enquanto outros introduzem também o registro simbólico nessa interpretação.

A criança passa por um processo que vai do corpo segmentado – como vimos no item anterior e como veremos posteriormente – para uma sensação de unidade vislumbrada no estado do espelho. A criança ganha consciência de si a partir da imagem virtual de seu corpo refletida por um espelho plano, cuja identidade lhe é confirmada por alguém que está ao seu lado. Privada da visão tridimensional, na verdade, o que vê é uma ilusão dessa unidade. O ser humano não é dotado de visão tridimensional, portanto nunca consegue enxergar-se por inteiro. Tanto a imagem corporal especular como a fotográfica, a cinematográfica, a onírica ou a alucinatória (quando o sujeito visualiza o próprio corpo: alucinação autoscópica) constituem meras aproximações de quem somos. Ou seja, a visão que temos de nosso corpo físico e de nosso "corpo" psicológico é sempre parcial e ilusória.

ESSÊNCIA E PERSONALIDADE

A dimensão simbólica lacaniana difere do simbolismo arquetípico de Jung e do ligado ao desenvolvimento neuropsicomotor de Piaget. O registro simbólico, como sugere Vanier (2005, p. 21), remaneja e refunda os conceitos do imaginário e do real. Assim como o imaginário surge com o estado do espelho, o simbólico surge com a triangulação. O simbólico representa o tratamento da ausência/falta/separação que a criança sofre ao sair do estado fusional com a função materna. O infante abre-se para o triângulo promovido pela inserção do terceiro e estabelece a articulação do Não e do Sim, o "que se pode" e "o que não se pode" ser e ter no percurso da vida. Alguns farão a triangulação e incluirão esse registro, outros não.

Os jogos infantis oferecem a possibilidade de observar a instituição do simbólico, pois ele se revela no "como se" das brincadeiras. Quando a criança somente "faz de conta" que come a "comidinha" de areia, ou seja, não a coloca mais na boca, já teria instituído esse registro. A brincadeira do neto de Freud, que jogava e puxava alegremente um carretel amarrado por um barbante, revela a inscrição simbólica do ir (separação) e vir (relação) da figura materna.

Em *Psicodrama da loucura* (Fonseca, 2008) cito exemplos de pacientes psicóticos (despojados de função simbólica) que não conseguiam distinguir o imaginário do real no "como se" psicodramático (cenas representadas). Uma paciente, ao participar de uma cena grupal de naufrágio, "ganhou" o relógio de um dos "náufragos". Ao terminar a cena, e mesmo depois de encerrada a sessão, recusava-se a devolver o relógio que lhe tinha sido "dado". Em outra cena psicodramática, um participante desempenhou o papel de homossexual. Isso bastou para continuar a ser considerado homossexual, tanto no contexto grupal como no social. Não existia a mediação do simbólico. O imaginário traduzia o real para uma única e rígida realidade.

E o real, o que vem a ser? Se a realidade é a tentativa de interpretação que o imaginário e/ou o simbólico faz do real, este é o que está além, o que escapa a essa interpretação. A tradução que o imaginário e/ou o simbólico realiza é sempre parcial em termos do absoluto que o real representa. Ou seja, o real se esboça, porém sempre deixa algo a revelar.

O real é um conceito filosófico trazido para a psicanálise. A meu ver, o real guarda correspondência com os conceitos de Deus de Espinosa e da ca-

185

bala (veja o Capítulo 2: "Moreno e Espinosa: aproximações cabalísticas"): algo apreensível somente pelos atributos, indefinido, vago, como um abismo sem fundo, um fluido sem consistência, um "não ser-sendo", um finito-infinito.

Moreno (2006) inspira-se no conceito marxista de mais-valia para falar da *surplus reality* (traduzido como "realidade suplementar"): uma parte de realidade sonegada a ser resgatada pelo trabalho terapêutico. Uma realidade, ou uma parte do real, que já pertencia ao sujeito, em relação à qual ele não houvera tomado posse: "[...] *certain invisible dimensions in the reality of living not fully experienced or expressed*" (Moreno, 1987, p. 7)[63].

A realidade é apreendida de acordo com o nível de consciência do momento, portanto realidade e consciência andam juntas. A definição clássica de consciência aponta para a percepção que um ser tem de si mesmo e do que o cerca. Aqui reside a ainda misteriosa questão funcional entre cérebro e mente. O corpo e o cérebro podem ser observados pelos outros (radiografias, tomografias, ressonâncias magnéticas), no entanto a mente é observável (pelo menos em sua parte consciente) apenas por seu dono.

A consciência varia de acordo com a mobilização de drogas internas e eventualmente externas. Não podemos discutir o conceito de realidade sem levarmos em conta as diferentes percepções da consciência. Se diferentes percepções revelam diferentes estados de consciência, pode-se dizer que a realidade seria sempre uma ilusão ou uma alucinação? O psicótico delira, o neurótico se ilude e o atuador desmente a transgressão que comete. A realidade consiste em algo que parece, mas não é totalmente.

Creio que uma explicação didática em relação aos três registros da realidade possa ser dada se tomarmos o exemplo do Pai, pois cada uma das dimensões "é relativa às duas outras e nenhuma prevalece sobre as outras" (Julien, 2010, p. 53). O Pai real seria aquele que cede um espermatozoide a um óvulo em um momento de relacionamento sexual ou de fertilização processada. Ele poderá fazer parte da vida presencial do filho ou não.

Para explicar o pai imaginário, tomemos uma referência à vida de Freud. Seu pai contou-lhe que, em um inverno, caminhava por uma calçada,

---

63. Tradução livre: "[...] determinadas dimensões invisíveis na realidade do viver não totalmente experienciadas ou expressas".

quando um passante bateu em seu gorro de pele, jogando-o no meio da rua, e disse-lhe que lugar de judeu não era na calçada. Freud, ainda menino, perguntou então o que o pai tinha feito. A resposta o deixou profundamente decepcionado: "Peguei o gorro e segui meu caminho". O menino desejava um pai forte que enfrentasse a situação com coragem e determinação. Esse seria o pai imaginário, aquele que o menino desejava, mas não tinha.

Já o pai simbólico é o resultado da internalização da função paterna, promotora da inscrição inconsciente da interdição, proibição (castração). Aquele que a função materna abriu espaço para a entrada do "terceiro".

Dramatização: a triangulação

EM TEXTOS ANTERIORES DESTAQUEI os estados psicológicos do desenvolvimento, como: indiferenciação, simbiose, espelho (reconhecimento do Eu), reconhecimento do Tu, relações em corredor, pré-inversão de papéis, triangulação, circularização e inversão de papéis. Todos são importantes na constituição do sujeito, porém coloco agora uma lente de aumento no processo de *triangulação*. Ela estabelece o tratamento simbólico da separação, definindo a constituição de estruturas psicológicas. Algumas estruturas realizam a triangulação e outras não.

Na verdade, retomo as colocações psicanalíticas sobre o complexo de Édipo utilizando a linguagem relacional. A castração, descrita aqui como interdição ou proibição, constitui uma peça-chave no processo de relação-separação. Ela, na verdade, tanto impede o prazer proibido como concede o prazer permitido, definindo a constituição das estruturas psicológicas. Segundo Faria (2003, p. 90), "devemos a Lacan, cuja teoria permitiu organizar a psicopatologia freudiana em torno de três grandes estruturas clínicas: neurose, perversão e psicose", aqui chamadas, pelos motivos já comentados, de "normose/neurose", "atuação"/"atuação patológica" e "foraclusão"/ "psicose".

A triangulação representa a passagem de um desejo primitivo para um desejo socializado. O processo triangular acontece em um período indeterminado nos primeiros cinco anos de vida, às vezes precocemente e outras não. Freud colocou como ponto central do triângulo edipiano a proibição do incesto. Lacan, com base no estruturalismo, propôs a triangulação como uma função simbólica que introduz a lei sociofamiliar no inconsciente individual[64]. Assim, definem-se sujeitos que realizam a inserção simbólica e outros que não a realizam.

Neste momento será didático relembrar o *Totem e tabu*, de Freud (2012), redimensionado pelas contribuições lacanianas ao estudo da triangulação. O mito da horda primitiva conta a história de um pai ditatorial que usufruía sexualmente de todas as fêmeas da tribo. Temeroso de que os filhos homens tivessem acesso a elas, expulsava-os do grupo. Esses, revoltados, uniram-se, matando-o e comendo-o em um ritual antropofágico. Depois, além de arrependidos, deram-se conta de que teriam de matar uns aos outros até restar somente um único detentor do poder. Realizaram, então, um pacto pacificador no qual ficaram discriminadas as mulheres proibidas e as permitidas. O gozo ideal absoluto é abolido em nome do gozo grupal relativo. Configura-se o fato de que a verdadeira liberdade é a consciência de que não se é totalmente livre. O pai morto continua vivo "espiritualmente" (simbolicamente) dentro de cada um. Forma-se uma ponte entre os três componentes do triângulo: o pai, os filhos e as mulheres. Quebra-se o impasse imaginário/real com a entrada do simbólico. É interessante lembrar que a etimologia da palavra "símbolo" remete exatamente ao sentido de unir, juntar, enquanto o seu antônimo, "*diabolus*", corresponde ao de dividir, separar.

O pai real/imaginário transforma-se no pai simbólico, internalizado com um novo sentido – a metáfora paterna. Ao "nome do pai" acrescenta-se o "não do pai" ("*le nom*" e "*le non du pére*", de Lacan).

No capítulo anterior descrevi, segundo Lacan, os estados referentes à triangulação como "os três tempos da triangulação". Esses estados são detalhados agora em nove passos pela necessidade didática de sua exposição. Para facilitar também seu acompanhamento, utilizo as denominações *primeiro* para a criança, *segundo* para a função materna e *terceiro* para a função paterna.

---

64. Conste a ressalva de que não há sujeito no estruturalismo, enquanto a psicanálise propõe trabalhar sua estrutura internalizada.

Estado ou posição do espelho

Como vimos em itens anteriores, ao sair do estado fusional com a função materna o *primeiro* inaugura a tomada de consciência de si mesmo: o estado do espelho. Ele não só expressa a alegria em reconhecer-se como solicita a confirmação do fato ao voltar-se interrogativamente para o adulto que o acompanha: "Sim, é você Joãozinho!" Nessa posição existem pontos que sustentam duas características básicas do ser humano: reconhecer a singularidade e esperar a confirmação disso pelo outro. Aqui residem os fundamentos narcísicos de "quem sou e quanto valho" na rede sociofamiliar.

Estado de onipotência

O *primeiro*, tanto no estado fusional quanto no início do processo "desfusional", experimenta uma total dependência do *segundo*. A "função materna" é vislumbrada como poderosa e detentora do poder relacional. O *primeiro* está submetido ou "assujeitado" ao *segundo*. Por outro lado, por sentir-se o centro da atenção materna, o *primeiro* também intui ter um poder. O mundo nesse momento resume-se a essa exclusividade dual. Só existem o *um* e o *dois*, o *primeiro* e o *segundo*. O *terceiro* ainda não se esboçou.

Estado de impotência

O *primeiro* começa a perceber que as figuras que compõem a função materna ausentam-se. Essa perda é sentida no momento como definitiva, daí o desespero suscitado. Abre-se o processo do aprendizado da separação. Descortina-se a possibilidade dolorosa de que o *segundo* não é sua exclusividade, e mais: que supostamente o troca por um *terceiro*. Instala-se uma dupla decepção: a figura materna não é poderosa como parecia, depende de outro, e o *primeiro* também não tem o poder de reter o *segundo* consigo. Então o *primeiro* e o *segundo* seriam fracos, enquanto o *terceiro* seria poderoso? Aqui se situa potencialmente um núcleo psicodinâmico fóbico. O sujeito sente-se desamparado em temer o corte do *terceiro* e perceber que a função materna não é poderosa como imaginava.

O *primeiro* deseja o *segundo* e este, o *terceiro*... Os desencontros dessa sociometria universal podem ser lembrados no formoso verso atribuído a

Heinrich Heine: "Um moço amava uma donzela, mas ela preferia outro, que a outra donzela amava".

Quem possui o poder relacional?

Se nem o *primeiro* nem o *segundo* possuem o poder relacional total, quem o possuiria? Estaria nos domínios do *terceiro*? Este passa então a fazer parte do jogo relacional como uma instância superior, onipotente, na qual lhe é atribuído o poder da interdição/proibição e de, supostamente, possuir algo que o *primeiro* e o *segundo* não têm. Pelo fato de o *terceiro* estar investido desse suposto poder, ele é sentido pelo *primeiro* como privador da exclusividade que imaginava ter sobre o *segundo*.

O ir e vir: a báscula

O *segundo* busca o *terceiro*, porém retorna. Isso engendra dois pontos: o de que o *primeiro* ainda tem algum poder de atração sobre o *segundo*, e o de que o *terceiro* é somente potente e não onipotente, pois se o fosse jamais o *segundo* retornaria. Esse movimento bascular institui um *ir e vir*, um perder-ganhar que transparece nas brincadeiras infantis. A sensação inicial de que a figura materna desapareceria para sempre é reconfigurada com sua possibilidade de retorno. Estabelece-se a presença-ausência, o perder e ganhar. Ao total se propõe o parcial, ao desprazer da ausência acrescenta-se o prazer do retorno da presença.

A função do terceiro (paterna): o não e o sim

O fato de o representante da função materna buscar o *terceiro*, supostamente receber algo e retornar revela que ele também tem uma função doadora. O *terceiro* não é somente privador, mas também doador. Se dá algo ao *segundo*, "por que não daria também a mim"? Ao não do *terceiro* acrescenta-se o sim e resgata-se o lado positivo dele. O desdobramento do não-sim se institui como uma lei interna a não ser transgredida – e, se transgredida, passível de ser punida. Ou seja, os sentimentos de medo e de culpa aparecem como sentinelas de uma ordem relacional.

Wladimir Safatle (2015) retoma o tema na perspectiva da circulação social dos afetos. Realiza uma ponte entre a psique e *socius*, ultrapassando a

ESSÊNCIA E PERSONALIDADE

dicotomia entre o individual e o social, o dentro e o fora, o interior e o exterior. Abre a perspectiva para a articulação entre os sentimentos pessoais, grupais, sociais e políticos. Como diria Espinosa (veja o Capítulo 9: "Medo e esperança: indivíduo, grupo e sociedade"), em qualquer dimensão não existe esperança sem medo e nem medo sem esperança.

O absoluto e o relativo

O processo da triangulação compreende o movimento entre o estado dual absolutista e o estado triangular relativista na inclusão da função paterna. A alternância entre relação-separação, presença-ausência, ser-"não ser" e ter-"não ter" promove uma flexibilização psicológica fundamental. O sujeito entra no território das perdas e ganhos, do receber e dar. A inversão de papéis com as duas outras pontas do triângulo se consagra.

O fluxo relacional triangular

A linha entre dois pontos estabelecida entre o *primeiro* e o *segundo* se amplia para a área triangular delimitada pela entrada do *terceiro*. O fluxo energético que aí circula estabelece uma organização afetiva específica para o futuro adulto. Instalam-se o registro do simbólico e a possibilidade de tratamento do mal-estar da separação. A falta de uma figura relacional instiga a possibilidade de seu preenchimento com algo substitutivo: "Na medida em que a mãe pode estar ou não presente, a criança adquire condição de simbolizá-la" (Faria, 2003, p. 65). A substituição simbólica do objeto da falta institui o princípio lúdico do brincar e a possibilidade de lidar com as perdas e os ganhos inevitáveis da vida.

A diluição do triângulo e suas marcas

Ao final da primeira infância há uma diluição da intensidade afetiva do triângulo edípico. Fala-se de diluição e não de término porque sempre sobram resíduos, marcas, cicatrizes. Esse também é o momento em que, além da identidade existencial ("eu existo"), constitui-se a identidade de gênero ("sou menino ou menina") e esboça-se a identidade relacional sexual ("com quem desejo fazer jogos sexuais").

A descrição que ora se fecha resume as primeiras experiências de apaixonamento, prazer, rejeição, ciúme, ódio e inveja no triângulo original, que terão sua versão posterior nos amores e desamores da adolescência e da vida adulta.

Comentários e análises: estruturas triânguladas e não triânguladas

AS ESTRUTURAS DEFINEM-SE CONFORME tenham realizado ou não a triangulação. As que a realizam ensejam a capacidade de lidar simbolicamente com as separações. As que não instituíram a ordem simbólica não promovem esse recurso, o que determina uma diferença funcional entre elas que não é necessariamente patológica. Assim, podemos chamá-las de estruturas triânguladas ou ocluídas e não triânguladas ou foracluídas[65]. As triânguladas são fechadas, enquanto as não triânguladas permanecem abertas. Mal comparando, a função simbólica funcionaria como um filtro entre o imaginário e o real nas estruturas triânguladas e seria inexistente nas estruturas não triânguladas.

As estruturas triânguladas têm, portanto, uma referência central, que é o registro da interdição e da permissão, pois inscreveram no inconsciente a lei do terceiro (a metáfora paterna – S2)[66]. Existe uma amarração ou costura entre S2 e S1, na qual o segundo momento dá sentido, ressignifica o primeiro. Moreno diz que a vivência da segunda vez (a revivência psicodramática) modifica (ressignifica) a primeira. Em palavras lacanianas, a segunda vez seria um significante promovendo um novo significante ao sujeito. Segue parte do gráfico exposto na página 173 sobre o tempo simbólico: S2 define S1.

---

65. Lacan traduziu para o francês a palavra alemã "*Verwerfung*" (usada por Freud) como "*forclusión*" (em português: preclusão). Lançou mão de uma expressão jurídica que significa o último prazo para a entrada de um recurso judicial. Com isso, desejou assinalar que existe um tempo para a função simbólica acontecer. Se não se realiza nesse tempo, não se realizará mais. Essa possibilidade define um tipo de estrutura clínica: a foracluída/psicótica.
66. Entenda-se "metáfora" como um novo sentido dado à separação/perda/ausência/falta.

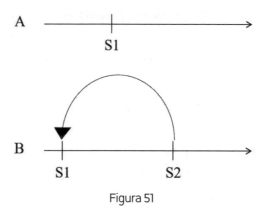

Figura 51

Esse alinhavo representa uma organização em torno de um ponto central que define a estrutura. Para ilustrá-la, recorro a um didático desenho de Calligaris (2013), ao qual acrescento a posição S1 na periferia e S2 no ponto central de ancoragem. A figura parece uma almofada com um botão central que dá amarração entre o material interno e o externo que a compõe. Por esse motivo, Lacan nomeou-o *"ponto capitonê"*, recurso utilizado pelos estofadores para esse fim[67].

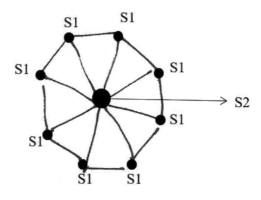

Figura 52

---

67. O ponto de amarração, "ponto de ancoragem" ou "ponto de basta" será retomado adiante.

Estruturas trianguladas

As estruturas trianguladas podem ser normóticas/neuróticas e atuadoras. Vejamos inicialmente as estruturas atuadoras:

Estruturas atuadoras/atuadoras patológicas

Em 1995, descrevi os quadros clínicos psiquiátricos em normóticos, neuróticos, psicóticos e distúrbios de identidade. Estes últimos formariam um agrupamento à parte, fortemente marcado por traços narcísicos, e englobariam uma série de quadros psiquiátricos descritos das mais diferentes maneiras. No entanto, essa era ainda uma tentativa, por assim dizer, "macroscópica", de compreender novas patologias nascidas a partir das mudanças culturais da modernidade. Agora a proposta é "microscópica", no sentido de diagnosticar o que está por baixo do quadro clínico, ou seja, de considerar a estrutura que serve de arcabouço à manifestação clínica externa.

O normótico/neurótico distingue a proibição da permissão, elaborando em graus variáveis essas possibilidades. O atuador/atuador patológico, apesar de conhecer a interdição, desmente-a momentaneamente ao ser tomado por um desejo irrefreável (fissura), que o leva a uma atuação. Ao desautorizar o *terceiro* e autorizar o *segundo*, ou a si mesmo, como detentor do poder, sente-se orgulhoso e desafiador. Ao recusar o poder do *terceiro*, confere-se a ilusão de estar no exercício da lei e não submetido a ela, promovendo o gozo da transgressão. O atuador patológico, que representa a versão exacerbada do atuador, goza com a angústia de sua vítima.

A psicanálise chama essas estruturas de "perversas", no sentido de apresentarem outra versão da triangulação. Porém, o termo "perverso", como comentado, ganhou a conotação popular de maldade. Muitas vezes é também utilizado para descrever variações da sexualidade dita normal, apesar de nos dias atuais ser difícil saber o que isso possa significar. Proponho deixar de lado as antigas denominações, plenas de preconceitos, como "perversos", "psicopatas", "sociopatas" etc., denominando-as "atuadoras" e "atuadoras patológicas".

Relembro os três tempos lacanianos da triangulação descritos no capítulo anterior e passíveis de ser depreendidos no início deste, no sentido de compreender a dinâmica do atuador. Em um primeiro tempo, a criança sente ter o poder de atrair a mãe para si, em um momento de exclusividade mútua. Em um segundo tempo, percebe que não é o único objeto do desejo materno. A função paterna está somente esboçada, mas ainda não explicitamente revelada. Ao não aceitar a contingência dessa explicitação e as consequências inevitáveis da separação, ela poderá negar ou recusar o fato, mesmo sabendo, no fundo, que ele existiu. A identificação da estrutura atuadora se situa então nesse segundo tempo, quando o sujeito recusa o corte, e atua como se ele não tivesse acontecido. Nessa negação e inversão de poderes, a função materna continua investida de um halo fetichista protetor, como se fosse ela quem ditasse a lei. A recusa em deixar de ser o único objeto do desejo materno faz que o atuador continue a acreditar que tem o poder relacional. Essa arrogância faz que ele use esse suposto poder de maneira sedutora e/ou intempestiva, usufruindo o gozo exibicionista de chocar a plateia com sua transgressão. Porém, para conseguir isso ele necessita da cumplicidade do olhar do outro. O neurótico fica horrorizado e ao mesmo tempo fascinado com a atuação do atuador, pois este realiza aquilo que o outro consegue somente imaginar. O neurótico culpa-se pela fantasia, o atuador goza com a atuação.

Se a estrutura neurótica está ligada às marcas do terceiro tempo, quando o infante assume a privação, mesmo que com dores, e aprende com ela, a estrutura atuadora fica marcada preponderantemente no segundo tempo, ao recusar ou desmentir o corte que se anuncia.

O termo "atuador", em sentido genérico, refere-se a atuações inconscientes que todos podem cometer no espaço relacional, sejam normóticos/ neuróticos, atuadores/atuadores patológicos ou foracluídos/psicóticos. Assim, consagraram-se as expressões *"acting-out"* e "passagem ao ato". A primeira é utilizada para registrar uma ação com endereçamento psicológico, um pedido ou uma ameaça inconsciente a outrem, como a carta "esquecida" por Dora (Freud, 1968), avisando aos pais que pensava em cometer suicídio; a segunda, exemplificada no ato da "jovem homossexual" (Freud, 1976) de jogar-se de uma passarela ferroviária, imediatamente após escutar a negativa de sua amada em continuar a relação. Então todas as estruturas são passíveis de atuar, sejam *acting-outs* ou passagens ao ato, porém neste texto as estruturas atuadoras estão definidas por uma dinâmica específica de funcionamento e, em termos de sua origem, pela inscrição inconsciente predominantemente no segundo tempo da triangulação.

O atuador não patológico caracteriza-se por vazar momentaneamente o inconsciente na forma de um ato que está dentro dos parâmetros sociais vigentes. O atuador patológico também assim age, no entanto sua atuação ganha a condição de um extravasamento violento e abrupto, seguido de não reconhecimento de responsabilidade ou culpa, como acontece, por exemplo, em determinados crimes sexuais. Os criminosos, em geral, são homens portadores de escassa contenção de impulsos agressivos e sexuais e ausência da capacidade de assumir culpas.

Estruturas normóticas/neuróticas

a) A dor do corte e a saudade do paraíso perdido

Os portadores de estruturas trianguladas, como vimos, definem-se ao sofrer o corte da ligação fusional com a função materna. Os autores falam em resolução ou diluição do processo triangular, porém devemos levar em conta que alguma dor do corte sempre permanece. Assim como as ondas do Big Bang – que quebrou a unidade cósmica inicial – ressoam até hoje no universo, a dor da ferida narcísica triangular também ressoa na estrutura psicológica do adulto. A saudade do paraíso fusional perdido instila uma esperança de revivência.

b) O ponto de amarração

O ponto de amarração, também chamado de "ponto de basta", "ponto de ancoragem" ou "ponto capitonê" (em francês, *"point de capiton"*)[68], é o ponto que costura a função simbólica, advinda da triangulação, ao imaginário e ao real. A denominação "tempo de basta" define um basta à relação fusional da criança com a função materna, assim como "ponto de amarração" e "ponto de ancoragem" expressam a possibilidade de amarrar ou ancorar o imaginário e o real na função simbólica recém-adquirida. Trata-se de

---

68. Como comentado, é o ponto utilizado por estofadores para juntar duas partes de um estofado de maneira que o material interno (penas, plumas ou espumas) não escape.

uma ação retroativa que evita o deslizamento, a derrapagem entre o imaginário e o real (como acontece nas estruturas que não fizeram a triangulação e que veremos adiante). A triangulação é, portanto, a pedra angular da estrutura normótica/neurótica.

> [...] em contrapartida, o que se pode fazer é atar um significante num significante e ver no que dá. Nesse caso, sempre se produz alguma coisa nova, a qual, às vezes, é tão inesperada quanto uma reação química, ou seja, o surgimento de uma nova significação. (Lacan, 1999, p. 202)

c) O mito individual do normótico/neurótico

O normótico/neurótico constrói teorias sobre seus triângulos familiares, ou seja, sobre si mesmo, que engendram um "mito individual". Construção iniciada no passado, mantida no presente e projetada num futuro de expectativas idealizadas que lhe permitem explicar para si quem ele é.

Freud refere-se aos "mitos endopsíquicos" como ilusões que o sujeito tem de seu aparelho psíquico. Mais tarde, ele acrescentou que a partir do triângulo edípico nasce uma autoconcepção determinante da estrutura psicológica. Lévi-Strauss revela os mitos sociais e individuais de tribos indígenas. Vitale (1977) estuda os mitos familiares que ganham a condição de verdades transgeracionais. Roudinesco (2001) assinala que o aspecto transgeracional do mito pode ser visto no "homem dos ratos", de Freud, em termos de uma alternância de dinâmicas: o pai do paciente desposara uma mulher rica e assim desejava que ele também o fizesse, no entanto este amava uma moça pobre; o pai não conseguira pagar uma dívida que o filho se preocupava em reembolsar. Lacan retoma a expressão, completando-a como o mito individual do neurótico.

O mito individual confere uma fisionomia ao sujeito. Porém, nem sempre as "verdades" aí anunciadas coincidem com as verdades inconscientes. Um personagem pergunta-se se haveria alguma chance de sobrevivência emocional se as histórias que construiu sobre si mesmo desmoronassem[69].

---

69. Exemplo extraído do romance (ficção autobiográfica) *Infância*, de J. M. Coetzee (2010).

Evidentemente, os mitos individuais variam de acordo com a época e com os *insights* da vida e das psicoterapias.

d) O sintoma e o gozo

Freud (1996) utilizou a palavra alemã "*Genuss*", gozo (em uma de suas possíveis traduções), ao observar a máscara ambígua de prazer e horror estampada no rosto do "homem dos ratos", quando este lhe descrevia a tortura chinesa de ratos invadindo o reto de prisioneiros. Talvez em português esse "gozo" psicológico tenha mais que ver com "gozação" (caçoada, trote, galhofa, chacota – uma brincadeira com teor sádico) do que com o gozo sexual. Portanto, não a confundir com orgasmo. O gozo aponta para um duplo sentido presente no sintoma, um sofrimento a serviço de uma proteção.

O gozo é um misto de prazer e angústia, uma tensão entre dois polos. Nasio (1993) diz que o prazer é consciente, promove uma sensação de baixa tensão, de relaxamento; o gozo é inconsciente, tenso, podendo chegar à passagem ao ato (já comentada anteriormente). Uma criança sente prazer quando se balança calmamente e gozo quando imprime uma velocidade perigosa ao balanço ou quando sobe no telhado e arrisca os limites de segurança. O ato de fumar tanto pode trazer prazer quanto causar doença e morte.

O sintoma nunca é totalmente dissolvido porque ele nada mais é do que a continuidade exagerada da estrutura clínica: "[...] o sintoma..., se soubermos lê-lo, está mais claramente articulado na própria estrutura" (Lacan, 1998b, p. 543). A cura total do sintoma seria aboli-lo com a estrutura que lhe dá sustentação – jogar o bebê fora com a água do banho. Por exemplo, algumas pessoas temem perder a criatividade ao submeter-se à psicoterapia. Na verdade, temem perder não só o sintoma, mas também os traços estruturais que lhe dão identidade. O trabalho terapêutico, contudo, representa a possibilidade de reequilíbrio dos traços da estrutura e não sua supressão. A esse respeito, vivi um aprendizado inesquecível com um neto. Ele retardava a ida para a cama, pois tinha medo de sonhar com fantasmas. Então o avô, do alto de sua "sabedoria", disse: "Deite-se, vou fazer uma massagem em sua cabeça e tirar os fantasmas de lá". Mal iniciada a operação, ele vira a cabeça para trás e diz: "Vovô, deixa um, tá?" E aí, como que pensando bem: "Deixa dois, tá?" Pano rápido!

e) Elementos psicodinâmicos prevalentes nas estruturas normóticas/neuróticas

Fugindo do jargão psiquiátrico, as estruturas histéricas e obsessivas e as fobias poderiam ser descritas, respectivamente, como "receptiva/expressionista", "sistemática/controladora" e "tímida/medrosa". Mantenho, porém, as denominações clássicas de histeria, obsessão e fobia por estarem consagradas ao longo do tempo[70]. As estruturas histéricas e obsessivas ganham destaque nas descrições psicopatológicas, pelo fato de as fobias aparecerem mais frequentemente associadas a elas.

A estrutura histérica é considerada uma *neurose do ter*, enquanto a obsessiva, uma *neurose do ser*. Dor (1991) chega a dizer que o histérico é um *militante do ter* e o obsessivo, um *nostálgico do ser*. O primeiro espera receber do outro aquilo que lhe falta; o segundo espera reviver o momento guardado no inconsciente em que teria sido contemplado com um olhar de total aprovação.

Cada estrutura normótica/neurótica apresenta uma área sensível, na qual se assentam, preferentemente, suas características e sintomas: a histérica no corpo físico e a obsessiva, no pensamento. A fobia representa, em termos de triangulação, por um lado, o medo de sufocar-se na permanência fusional com a função materna, e, por outro, o medo de perder os limites ao deparar com o espaço aberto concedido pelo corte do cordão umbilical psicológico.

O neurótico preocupa-se com algo que lhe falta constantemente. Está à espera da primeira carta do baralho, mas a primeira carta é sempre a seguinte. Espera a chegada de algo ou alguém que o complete. Ao transferir a responsabilidade que lhe cabe, adia a felicidade que nunca chega. O desejo final nunca se realiza, como demonstra a figura do *toro*, da topologia lacaniana, inspirada na matemática e na filosofia.

O toro apresenta-se como uma mola circular unida pelas extremidades no formato de um pneu ou de uma boia. Cada anel circular da espiral representa uma demanda (D) insatisfeita que sempre retorna. O espaço va-

---

70. Os manuais diagnósticos (DSM-5 e CID-10) pulverizaram essas categorias em inúmeras descrições clínicas, segundo o somatório de sintomas.

zio dentro da espiral configura o desejo (d). Além do vazio circular, existe um vazio central essencial ao homem. Do ponto de vista do taoísmo (objeto de estudo de Lacan), antes da união do *ying* e do *yang* existe o sopro do vazio mediano, criador de todas as coisas[71].

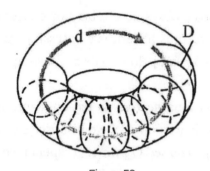

Figura 53

(Fonte: Lacan, 2003a, p. 266)

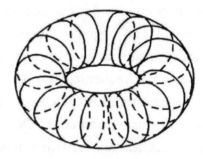

Figura 54

(Fonte: Lacan, 2003a, p. 351)

Fernando Pessoa (1967) resume bem essa demanda profundamente humana:

> Se estou só, quero não 'star
> Se não 'stou, quero 'star só,
> Enfim, quero sempre estar
> Da maneira que não estou. [...]
> (Fernando Pessoa, 1967, p. 223)

As descrições das estruturas clínicas normóticas/neuróticas (histéricas, obsessivas e fobias) deveriam levar em conta as estruturas tanto em equilíbrio – psicoplastia – como em desequilíbrio – patoplastia. No entanto, talvez por questões didáticas, na literatura o aspecto patológico sempre acaba prevalecendo. Lembro, porém, que a faceta saudável, espontâneo-criativa, da estrutura deve ser avaliada extraindo os exageros desses relatos (vale também para as narrativas que seguem). Já assinalei as características posi-

---

[71]. Para mais informações sobre Lacan e a filosofia oriental, consultar *Lacan chinês* (Andrade, 2015).

tivas da normose obsessiva. O perfil do normótico fóbico (poderíamos falar em timidez saudável), do ponto de vista social, aponta para pessoas comedidas, não invasivas, educadas e cuidadosas, que nunca pecam pelo exagero relacional. A normose histérica apresenta uma atitude agradavelmente sedutora, gestos e movimentos corporais livres, e intuição ("antenas") para detectar tensões ambientais.

f) Estrutura fóbica

Para ilustrar as fobias, retomo o *Caso do pequeno Hans*, de Freud (1977, p. 15-54), já comentado por mim em "Freud, Moreno e a bossa-nova" (Fonseca, 2010b) e agora redimensionado para esta discussão. Detenho-me mais longamente em sua análise pelo fato de ele evidenciar melhor as diferenças entre o enfoque psicanalítico e o da psicologia relacional.

Na verdade, apesar de Hans manifestar sintomas fóbicos – vários medos, além de o de ser mordido por cavalos –, ele esboça, nesse recorte de sua vida, a constituição de uma estrutura fóbico-obsessiva ou obsessivo-fóbica. Freud deu ênfase aos sintomas fóbicos, que são relativamente frequentes nesse momento do desenvolvimento, quando a criança passa da dualidade fusional materna para o triângulo materno-paterno.

> Lembremos que há certas fases na infância em que são comuns os medos, os temores passageiros, que parecem estar, de alguma forma, relacionados à exigência de encontrar no mundo um agente que dê conta do temor relativo à privação materna [...] (Faria, 2003, p. 104)

O relato compreende o período entre os quase 3 até os 5 anos de idade de Hans. Observemos que ao lado da curiosidade sexual do garoto, apontada por Freud, aparece um evidente material de medo de separação da mãe, do pai e da casa. Com 4 anos e 9 meses, Hans desperta em lágrimas, dizendo para a mãe: "Quando eu estava dormindo, pensei que você tinha ido embora e eu ficava sem a mamãe [...] imagine se eu não tivesse uma mamãe" (p. 34). Essas manifestações não eram dirigidas somente para sua progenitora, mas também para o pai: "Imagine se você fosse embora" (idem).

Segue um diálogo entre pai e filho. O pai: "Quando você está sozinho, você fica ansioso a meu respeito e vem ter comigo". Hans: "Quando você está longe, fico com medo de você não vir para casa". O pai: "E alguma vez eu ameacei de não voltar para casa?" Hans: "Você não, mas mamãe disse; mamãe me disse que ela não ia voltar". O pai: "Ela disse isso porque você fez alguma travessura". Hans: "Sim". O pai: "Logo, você tem medo de que eu vá embora porque você foi travesso; por isso é que você vem para junto de mim" (p. 54). O pai parte sempre da hipótese edipiana de desejo-culpa da morte paterna. Ressalto, no entanto, que além disso existe um desejo-medo mais amplo de separação que é indistinto em relação ao pai ou à mãe. Hans tenta assumir sua própria identidade, mas sente medo.

Em seguida, o menino passa a manifestar medo de se distanciar de casa. À noite fica assustado, chora e deseja ficar no quarto dos pais. A mãe resolve levá-lo para passear, "a fim de observar o que é que o atormentava" (p. 35). Hans reluta, mas acaba concordando. Durante o passeio, assusta-se, relatando medo de que um cavalo o morda. Freud explica que sua tristeza ao cair da noite é proveniente de "certa intensificação de sua libido [...] pois o objeto desta era sua mãe, e seu objetivo talvez tenha sido dormir com ela" (p. 36). Podemos pensar também que a noite, o escuro simplesmente significam o fim do dia e, por si só, já representam uma separação. O adormecer pode significar o afastamento dos entes queridos, uma despedida dos outros e de si mesmo, uma morte simbólica. Outro aspecto a ser lembrado é a óbvia separação motivada pelo fato de o menino ter sido "exilado do quarto dos pais" (p. 138) quando do nascimento da irmã. Da mesma maneira, podemos compreender que, ao insistir em entrar no banheiro junto com a mãe, Hans não está só interessado em vê-la fazer *"lumf"* ("cocô"), mas se desespera em perder o controle visual sobre ela.

Vejamos um sonho de Hans: "De noite havia uma girafa grande no quarto, e uma outra, toda amarrotada; e a grande gritou porque eu levei a amarrotada *para longe* [grifo meu] dela. Aí, ela parou de gritar; então eu me sentei em cima da amarrotada" (p. 48). O material onírico é interpretado pelo pai como sendo a girafa ele próprio, "ou melhor, o meu pênis grande (o pescoço comprido), e a girafa amarrotada é minha esposa, ou melhor, seu órgão genital" (idem). Podemos pensar genericamente que o sonho reflete, entre outras coisas, ansiedades referentes à separação das "girafas". No sonho, aparecem esses dois elementos que são separados por um terceiro, o próprio Hans, realizando uma triangulação dolorosa. O pai: "Por que foi que a grande gritou?" Hans: "Porque eu levei para longe dela a pequena" (idem). Em outro ponto do sonho, ele se identifica com a girafa pequena ao sentar-se ("tomar posse", segundo Freud) sobre ela.

A ansiedade de Hans em relação a separações se amplia. Ele descobre riscos de perda em situações bizarras. Ao lado de elementos fóbicos, apresenta aspectos obsessivos, no sentido de tentar controlar as ameaças à sua integridade psicológica. Por exemplo, demonstra medo do barulho da descarga do banheiro: "Aqui [em Viena] eu não tenho medo. Em Lainz me dá medo quando você puxa a válvula. E quando eu estou lá dentro e a água corre para baixo, me dá medo também" (p. 65). Como se vê, o medo não é só do barulho, mas também da água que se escoa, que vai embora (e pode levá-lo junto). Essa manifestação é considerada normal em crianças menores, inseridas numa fase em que as fezes são sentidas como uma parte de si mesmas que se separa, que vai embora.

Desde tenra idade, o menino demonstrou tendência à constipação intestinal, que foi corrigida com orientação alimentar. No período da fobia, "a constipação voltou a aparecer com certa frequência" (idem). Trata-se de um sintoma obsessivo (retenção e controle) coerente, se levarmos em conta que a vivência predominante do paciente é o medo de perdas e de descontrole – no caso, intestinal. Hans vive uma fase em que trabalha a integração do parcial-total, do dentro-fora (ambiente), do bom-mau, da fantasia-realidade, do corpo-psiquismo, na qual os sintomas que apresenta (aos 5 anos) são meros acidentes de um percurso que desemboca na construção de sua estrutura psicológica. Assim, as características do funcionamento intestinal deixam de ser biológicas para ser biopsicológicas, ou seja, passam a ser parte de seu *modo* de ser.

As manifestações de ansiedade (desespero), raiva (ódio) e tristeza (depressão), já comentadas em outra parte, no processo de separação, podem ser fartamente reconhecidas no caso do pequeno Hans. No entanto, cabe um comentário a mais em relação ao ódio que está associado, no relato de Freud, ao desejo de morte do pai para se apoderar da mãe ou, quando dirigido a esta, como carregado de "obscuros desejos sádicos" (p. 136). Do ponto de vista relacional, o ódio, em primeira instância, pode ser considerado expressão direta do medo (que, exacerbado, transformou-se em fobia) de ser abandonado.

Ao lado da conotação edípica que a interpretação freudiana dá ao cavalo, devemos lembrar que, naquela época, muito mais do que agora, os equinos eram símbolo de movimento, viagem, mudança, partida, despedida, abandono, separação. Não é à toa que Hans refere medo não só dos cavalos em si, mas também das carruagens, das carroças de mudanças – "Também fico com muito medo das carroças de mudança" (p. 58) – e dos ônibus; ou seja, de qualquer objeto intermediário de um possível abandono. Existe uma referência a uma "despedida" no texto: "Quando Lizzi [uma amiguinha] tinha de ir embora, havia uma carroça com um cavalo branco em frente à casa dela, para levar a bagagem à estação" (p. 40). O mesmo episódio em edições anteriores a 1924 assinala que quem parte é o pai: "Um pai, na partida dele, dirigira-se à sua filha [...]" (rodapé da p. 126). Nesse episódio, há ainda uma associação entre separação e mordida de cavalo. O pai diz para a filha: "Não ponha o dedo no cavalo; se você puser, ele vai morder você" (p. 126).

Dessa maneira, não seria surpresa se Hans passasse a apresentar também medo de trens e de navios. O próprio Freud não refuta essa possibilidade, dizendo que a imaginação do menino "estava avançando de cavalos que puxam veículos para ferrovias. Da mesma forma, uma fobia de estrada de ferro finalmente se torna associada a qualquer fobia de rua" (p. 92). Devemos lembrar, a propósito, que a estação da Nordbahn – ferrovia austríaca – localizava-se perto da casa da família, lugar clássico de chegadas e partidas. Em frente, havia um depósito onde entravam carroças para ser carregadas. O menino sofria, portanto, um estímulo constante em relação à sua fobia: "Tenho medo de ficar ao lado da carroça e ela partir rápido [...] e então a carroça me levar quando sair" (p. 57). Ainda em relação aos veículos, podemos imaginar que, se Hans fosse um menino de nossos tempos, com certeza incluiria em sua fobia o medo de carros, caminhões e aviões.

ESSÊNCIA E PERSONALIDADE

O enfoque relacional encara a fobia de Hans como a exacerbação de uma fase normal do desenvolvimento neuropsicológico: o aprendizado da relação-separação. Por decorrência, os intermediários simbólicos (veículos) de separação despertam pavor no pequeno. Valorizo, ainda, como fatores intervenientes, algumas situações relacionais ameaçadoras de ruptura vincular na vida do menino: a separação da mãe quando do nascimento da irmã, a consequente saída do quarto dos pais, as ameaças de abandono da mãe e o suposto trauma da amigdalectomia, que discuto a seguir.

Um fato não devidamente valorizado foi a operação de amígdalas a que Hans foi submetido. Uma semana depois da cirurgia, seu pai observa: "[...] sua fobia aumentou de novo, agravando-se muito mais. Ele vai até a varanda, é verdade, mas não sai para passear. Quando chega até a porta da rua, vira-se rapidamente e volta" (p. 40). Fora o fato de lhe terem arrancado literalmente uma parte de si mesmo – as amígdalas, em um período em que estava muito sensível a perdas –, vale a pena analisarmos outra possível separação envolvida na situação: a dos pais. Bowlby (1981) chama a atenção para a traumática experiência da internação de crianças no Reino Unido, em meados do século passado. As crianças eram entregues ao hospital, só retomando contato com a família quando da alta. Não eram permitidas visitas. Levando-se em conta que os costumes britânicos não deveriam ser muito diferentes dos germânicos, no começo do século passado, podemos imaginar que Hans passou maus bocados durante essa "cirúrgica" separação dos pais.

A própria mordida do cavalo, fosse para arrancar um pedaço qualquer do corpo, fosse o próprio pênis do menino (angústia de castração para a psicanálise), representaria a perda de uma parte e, portanto, uma separação. Aliás, a mãe não era nada tranquilizadora ao dizer que "se fizer isso de novo [tocar o pênis], vou chamar o dr. A para cortar fora o seu pipi" (p. 17). Hans atravessava uma fase em que estava se estruturando a triangulação. Nesse período, a discriminação entre o parcial e o total é tênue, de maneira que perder uma parte pode significar perder o todo – a própria identidade.

Não poderia fechar este relato sem ressaltar a melhora de Hans em uma cena psicodramática, referida pelo pai: "Durante algum tempo, Hans tem brincado de cavalo, no quarto; ele trota, deixa-se cair, esperneia com os pés e relincha. Certa vez prendeu no rosto um saquinho, parecido com a sacola de focinheira dos cavalos. Repetidamente vem correndo até mim e me morde" (p. 61). Segue-se o comentário do "psicodramatista" Sigmund Freud sobre a força dessa dramatização: "Desse modo, ele aceita as últimas interpretações com mais determinação do que lhe era possível fazer [somente] com palavras, mas naturalmente mediante uma troca de papéis, uma vez que o jogo se desenrolava em obediência a uma fantasia plena de desejo. Por conseguinte, ele era o cavalo e mordia seu pai; assim, ele se identificava com seu pai" (idem).

O enfoque relacional do caso do pequeno Hans revela uma atitude filosófica distinta da adotada pela psicologia freudiana. O caminho do "aprendizado" da relação (vida)-separação (morte) é central na abordagem relacional, constitui a base existencial do desenvolvimento humano; precede, em importância filosófica, a posição que a psicanálise freudiana dá à sexualidade. Esta continua sendo um importante canal relacional do ser humano, mas deixa de ser a pedra angular de um sistema psicológico. A angústia de castração torna-se, por sua vez, derivada do "medo-raiva-tristeza" da separação e da perda de um poder relacional. Por fim, o complexo edipiano aparece englobado no processo de triangulação que coordena a passagem do relacionamento dual para o triangular. Outro ponto importante refere-se aos conceitos de função materna e função paterna como uma rede relacional que envolve o menino e da qual participam as figuras-chave de seu mundo. Fica claro que tanto o pai como a mãe participam de ambas as funções nas quais se inclui a figura transferencial do dr. Freud. Assim a visão relacional de Hans passa de dual a triangular. Ao medo e à raiva do *terceiro*, protagonista do corte de seu cordão umbilical psicológico, acrescentam-se o amor e a gratidão: "Papai, você é tão lindo! Você é tão branco" (p. 63).

g) Estrutura histérica

Retomo, assim como fiz com o "caso do pequeno Hans", "o caso Dora", de Freud (1968), incluindo agora outras contribuições psicodinâmicas ao estudo das histerias. No texto inicial (Fonseca, 2010b), propus que se considerassem as possibilidades relacionais do agrupamento constituído por Dora, o pai, a mãe (aparentemente alienada do que ocorria), o sr. K. e a sra. K., em suas alternativas sociométricas – membro isolado, díades, trios, quartetos, quintetos e o sexteto, com a inclusão posterior de Freud. Aqui estariam consideradas as forças de atração, repulsão e neutralidade entre seus componentes. Dora tornou-se a paciente identificada de uma rede relacional saturada.

A sociodinâmica do quinteto, especialmente do quarteto básico constituído por Dora, o pai e o casal K., transcorreu durante algum tempo em um clima de cumplicidade relacional que poderia ser chamada de "estabilidade neurótica". O pai, apesar de supostamente impotente (Freud o atendera anteriormente), e a sra. K eram amantes, com o assentimento tácito do sr. K, que auferia vantagens comerciais disso. Este, por sua vez, assediava Dora desde seus 14 anos. Quando a cumplicidade relacional do agrupamento se rompeu, a menina já contava quase 18. Ao mesmo tempo, Dora devotava grande admiração pela sra. K., com quem trocava confidências íntimas. Comentavam, por exemplo, a respeito dos livros que Dora lia sobre sexualidade. O corpo nu da mulher adulta, entrevisto em algumas situações, provocava-lhe grande admiração. A sra. K., objeto do desejo do marido e de seu pai, se afigurava aos olhos da menina como uma deusa da feminilidade: "Quando crescer quero ser igual a ela".

Dora compartilhava da cumplicidade relacional do quarteto. Ela nunca visitava a sra. K. quando suspeitava que seu pai estivesse lá. Sabia que nesses momentos os filhos de K. saíam com a babá e ia ao encontro deles. Apesar de sentir nojo dos beijos roubados pelo Sr. K., mantinha o relacionamento e continuava a aceitar seus presentes.

O que teria rompido a "estabilidade neurótica" e desencadeado a crise? Qual a injunção desencadeante que "oficializou" Dora como doente? Por que ela não expressara antes os ciúmes em relação ao pai? Veremos que uma sucessão de fatos desencadeou um efeito dominó relacional.

Em um passeio à beira de um lago, Dora questiona o Sr. K sobre seus sentimentos em relação à esposa. Ele responde: "A sra. K. nada significa para mim". Dora, incontinente, dá-lhe uma bofetada (passagem ao ato). Lacan

(1998b) "traduz" a bofetada como se Dora dissesse: "Se ela não é nada para você, o que é você para mim?" (p. 224). O interesse pelo Sr. K se sustentava na medida em que ele compunha um "triângulo mágico", ele não passava de um elemento intermediário entre ela e a sra. K. Para agravar a situação, a babá lhe conta que também teria sido assediada por ele com o mesmo tipo de conversa.

Dora conta aos pais que o sr. K lhe faz propostas amorosas. O pai não aceita a denúncia, argumentando que o sr. K. é uma pessoa respeitável. Porém, acaba por questionar o "amigo", recebendo dele a resposta de que o suposto assédio não passaria de fantasias de uma adolescente e que sua esposa lhe contara que Dora andava lendo livros sobre sexualidade. Dora recebe o golpe final: a sra. K., objeto de sua idolatria, revelara segredos que pertenciam somente às duas. A suposta intimidade entre elas seria então somente uma farsa encobridora? Dora sente-se traída. A paixão de amor transforma-se em paixão de ódio.

Rompem-se as cumplicidades. Dora piora dos sintomas: tosse, afonia, falta de ar, dor de cabeça, fadiga, evitação social, crises nervosas e uma aparente perda de consciência. Finalmente, a carta "esquecida" ("*acting-out*" já comentado) por Dora manifestando desejo de suicidar-se precipita sua ida ao dr. Freud.

Dora tem esperanças de que a entrada do sexto elemento, Freud, possa modificar o sistema sociométrico anterior e aliviá-la da condição de mentirosa ou "louca". Dora se apresenta como vítima de uma trama na qual seria uma moeda de troca entre o seu pai, o Sr. K e a sra. K.

Freud remete Dora a verificar a parte que lhe compete nessa história, na qual residiria sua corresponsabilidade relacional. A psicanálise engatinhava (1900) e ele, animado por suas descobertas, passa a interpretar como transferência edipiana os sentimentos de Dora pelo Sr. K., assim como considerar sua repugnância física por ele como fruto de repressão sexual. Freud conhecia o Sr. K. e considerava-o "um homem ainda jovem e de aspecto atraente" (Freud, 1968, p. 612). Esse fato reforçava sua convicção de que Dora deveria estar envolvida por ele, substituto transferencial do pai. Escapava ao psicanalista o fato de que as identificações masculinas de Dora, apontadas depois por Lacan[72] (1998b), teriam levado-a a se aproximar do Sr. K. para saber como um homem deseja uma mulher. Dora identificava-se com o pai e com o Sr. K., que desejavam a mulher objeto de seu fascínio. Para o analista francês, as figuras masculinas do sexteto seriam objeto de identificação e não de amor. A identificação masculina de Dora se reportaria ao estado do espelho, no qual teria realizado uma identificação em relação ao irmão (um ano e meio mais velho)[73]. Essa identificação, por outro lado, levaria a uma rivalidade com a figura masculina, que se refletiria também em ideias feministas (assinaladas por Freud[74]), talvez precoces para a idade e para a época.

Dora não teria integrado totalmente seu corpo no que diz respeito à identidade feminina; ela necessitava de outra mulher para assegurar-se disso. Assim, a sra. K. transforma-se no mistério de sua própria feminilidade. Como chamar os impulsos de Dora pela mulher mais velha: homossexuais, homoeróticos ou homoafetivos? Na verdade, seu sofrimento revela uma dúvida básica sobre o lugar da mulher em uma relação amorosa: o que é uma mulher? Como posso ser uma mulher? O pedido (inconsciente) de Dora a Freud talvez estivesse situado em uma demanda maior: algo que lhe definisse a identidade feminina. Como diz Franco (2000, p. 32): "Dora demanda[va] dele o sentido de seu corpo e [de sua] alma de mulher".

A adolescente não se sente acolhida e abandona o tratamento depois de três meses, atingindo de uma só vez o médico, os pais e o casal K. Freud publicou o caso cinco anos após o atendimento, tempo suficiente para reconhecer que não conseguiu se "assenhorear" da transferência – e, pelo jeito, também da contratransferência. Erros clínicos próprios do pioneirismo, que não impediram o sucesso científico do caso – centenas de versões psicodinâmicas surgiram e surgirão a partir daí.

A síntese aqui apresentada levanta alguns aspectos da dinâmica relacional desse sexteto diabólico – que não se perca o trocadilho: sex-teto –,

---

72. Lacan comenta inicialmente o caso em 1951 e depois o retoma inúmeras vezes no decorrer de sua carreira. Laznik (2008) realiza uma eficiente síntese cronológica dessas abordagens.
73. Lacan (1998b, p. 220) reporta-se a uma lembrança de Dora pequena chupando o polegar e ao mesmo tempo puxando a orelha do irmão, como se fossem unos.
74. Tanto Dora como seu irmão, Otto, questionavam politicamente os valores vigentes. Dora com seu feminismo e Otto sendo membro do Partido Socialista Austríaco.

dada a intensidade das correntes sexuais envolvidas. Dora não pode ser consagrada como a única "doente" de uma rede relacional saturada. Chama a atenção que, embora exista uma "verdade inconsciente" a ser descoberta, existem também "verdades conscientes" a ser confrontadas. Assim, será possível conciliar as "verdades" em uma psicologia relacional que inclui o estudo tanto do "Eu-Eu" como do "Eu-Tu", do "Eu-Ele", do "Eu-Nós", do "Eu-Vós" e do "Eu-Eles". Em uma peça de teatro/psicodrama, "Teatro-Psicodrama: Freud, Moreno e Dora" (Capítulo 5), não me furtei à tentação de criar uma ficção na qual os participantes do "sex-teto" estão reunidos em uma sessão de sociodrama familiar.

Vejamos como os elementos psicodinâmicos esboçados no caso Dora aparecem na clínica contemporânea da histeria. Um dos eixos psicodinâmicos da estrutura histérica é o desejo insatisfeito. Um desejo que o outro supostamente deve preencher. O histérico pauta-se pela esperança – polo passivo – de encontrar um Tu provedor de seu vazio. Como esse Tu não o preenche, reivindica – polo ativo – a correção da suposta injustiça. Assume então o papel de vítima oferecendo ao outro o de algoz. O esperado Tu provedor transforma-se em Tu frustrador, "ora forte e supremo, ora fraco e doente, [mas] "sempre desproporcional e decepcionante" (Nasio, 1991, p. 16).

Em termos dessa carência, o portador da estrutura histérica pergunta-se qual seu poder de sedução para conseguir esse preenchimento: "O que sou para o outro?" Assim, o "outro" fica investido do poder definidor de sua identidade. Delineia-se uma estrutura receptiva e dependente, e, ao mesmo tempo, sedutora e ávida de amor. Suas inseguranças e decepções afetivas manifestam-se frequentemente por meio de metáforas físicas: dores e sintomas corporais simbolizados historicamente na literatura freudiana pelas paralisias decorrentes de desejos reprimidos.

Em sessões de dança espontânea, observa-se a tendência de os portadores de estrutura histérica apresentarem movimentos circulares, graciosos (se não forem exagerados), ambivalentes em termos de sedução-fuga, aproximação-retirada, provocação-logro, enquanto nos portadores de estrutura obsessiva, frequentemente, predominam movimentos retilíneos e angula-

ESSÊNCIA E PERSONALIDADE

res. Da mesma forma, as duas estruturas manifestam-se diferentemente em termos de preferências estéticas, como o leitor pode imaginar.

Fiorini (2004) utiliza o recorte de uma sessão psicoterápica para analisar a dinâmica histérica. Uma senhora visita um filho casado em uma manhã de domingo. Ao chegar, como o casal ainda dormia, colhe um enorme buquê de flores no jardim e coloca-o num grande vaso na mesa da sala. Um tempo depois, ela nota que no lugar do grande vaso existe um simples vasinho com três jasmins. O filho, questionado sobre isso, confirma que sua mulher realizara a troca e que a mãe deve entender que é uma mera visita e não a dona da casa. Amargurada, ela não mais lhe dirige a palavra, o almoço lhe cai mal, e ao contar o ocorrido na sessão chora copiosamente.

Vejamos algumas considerações sobre o estilo relacional da paciente. O primeiro ponto a considerar é o relato "impressionista", no sentido de que a primeira impressão relacional, captada narcisicamente, passa a ser o registro total da verdade. O relato fica *fragmentado* em uma única óptica, com a desconsideração dos possíveis sentimentos dos outros envolvidos, e sempre à espera da cumplicidade do ouvinte. Esse transbordamento emocional dificulta o distanciamento necessário para a análise de outras significações relacionais[75]. A isso se sobrepõe outra característica, desta vez "expressionista", na medida em que expressa os sentimentos de forma dramática e teatral.

A rica polarização emocional (área do sentir), por um lado, e a escassa capacidade de distanciamento reflexivo (área do pensar), por outro, transparecem na dificuldade de esses pacientes colocarem-se harmoniosamente em suas relações. Uma das tarefas terapêuticas será ajudá-los a ampliar a área reflexiva e torná-los mais "inteligentes" relacionalmente, o que em palavras psicodramáticas seria treiná-los na inversão de papéis – ampliarem a distância de si mesmos e enxergarem-se com o olhar do outro.

A afirmação de Dor (1991) de que a histérica é *militante do ter* se origina em guardar dentro de si a "injustiça" de haver sido privada de amor no

---

75. Lembro a "relação e distância", de Martin Buber, característica de toda relação humana e de sua possibilidade de desequilíbrio tanto para um lado como para outro. Neste caso, há uma tendência ao exagero relacional com falta de distanciamento.

triângulo edípico original. Essa dor primordial inspira o desejo de resgatar no presente o amor sonegado do passado. Fiorini (2004, p. 51) acrescenta que a paciente identificada mostra:

> [um] jogo de conflitos entre uma figura idealizada do homem, uma figura idealizada da mulher que forma um casal com esse homem, e uma figura desprezada de uma terceira, como mulher excluída desse casal.

Outro ponto importante da dinâmica histérica é a dissociação entre "amor" e "agressão". A mãe-sogra registra o oferecimento do buquê somente como um ato amoroso, omitindo inconscientemente sua possibilidade intrusiva. A luta pelo poder relacional localiza-se simbolicamente no confronto dos vasos. A mãe-sogra enxerga somente duas posições: ser impedida/proibida (castrada) de fazer parte do triângulo ou participar dele onipotentemente (posição fálica). Ela não vislumbra a possibilidade de uma terceira posição (*tertius*) na política familiar. Algo que lhe permita sair do bloqueio e alcançar a fluência triangular.

Do ponto de vista relacional, na situação relatada, existem duplos papéis sociais nos componentes do triângulo externo considerado: mãe/sogra, filho/marido e esposa/nora, que sofrem um acionamento em termos de seus triângulos primários internalizados (matriz de identidade). Assim, aquele "simples" confronto de vasos acionou profundos sentimentos nos três envolvidos.

h) Estrutura obsessiva

O portador de estrutura obsessiva é movido pelo desejo impossível, um ideal narcísico de perfeição sempre buscado e nunca atingido. O ideal se impõe como uma ordem que ao não se cumprir gera culpa e vergonha, uma dívida que o sujeito contrai consigo mesmo. O "Homem dos ratos" (Freud, 1996) tortura-se – loucura da dúvida – com o pensamento de pagar (ou não pagar) uma dívida, assim como fica paralisado pela dúvida entre casar com a mulher amada ou casar, segundo o suposto desejo de seu pai, com uma mulher rica.

ESSÊNCIA E PERSONALIDADE

Na verdade, a estrutura obsessiva de Ernst Lanzer, "o homem dos ratos", já era evidente na infância quando associava pensamentos/fantasias sexuais à morte do pai. O neurótico obsessivo, hoje em dia denominado portador de "transtorno obsessivo-compulsivo (TOC)", sofre aparentemente pelos seus pensamentos, mas, na verdade, sofre pelos sentimentos que subjazem a eles. "Esse cisalhamento[76] chega à alma com o sintoma obsessivo: pensamento com que a alma se embaraça, não sabe o que fazer" (Lacan, 2003b, p. 511). Desejos não realizados, medos e castigos neutralizam-se, momentaneamente, pelos rituais compulsivos.

Ernst já notara que os sintomas obsessivos tinham piorado com a morte do pai. Uma injunção de outros fatores desencadeantes resultou em uma crise mais grave que o levou ao dr. Freud. Foi obrigado a deixar sua rotina – elemento estabilizador para o obsessivo – em Viena, para servir o exército em uma zona rural. Perdeu os óculos, tendo de providenciar um novo par enviado da capital, ficando em dúvida a quem pagar (ou não pagar): ao tenente A, ao tenente B ou à funcionária do correio. Neste caso, teria de ir à agência situada em outra estação ferroviária e retornar a tempo ao seu posto. Em meio a esse descontrole mental, seu severo capitão narrou-lhe uma tortura asiática em que o prisioneiro era sentado nu em um vaso cheio de ratos que lhe penetravam pelo ânus. A partir daí, Ernst é tomado por uma avalanche de dolorosos pensamentos em que o suplício poderia ser aplicado à moça que amava ou ao pai que já morrera.

Freud pesquisa na infância do paciente o complexo amor-ódio como fator importante na psicodinâmica. Quando pequeno, ao receber uma punição física do pai, ele respondeu furiosamente com uma série de palavras desconexas, que não eram propriamente palavrões, pois ainda não os conhecia. O pai teria então comentado: "Esse menino vai se tornar um grande homem ou um criminoso". A partir daí, segundo o paciente, teria deixado de ser agressivo e se tornado medroso. A propósito, em um momento da análise, Ernst insulta o analista e imediatamente se encolhe como se fosse apanhar.

---

76. "Cisalhamento": expressão que pertence à física e à engenharia, referente a uma tensão gerada por forças aplicadas em sentidos iguais e opostos.

Freud chama atenção para o fato de que as sucessivas obsessões constituem, em última análise, uma mesma e única obsessão. A cena adulta teria a mesma cadeia oculta da obsessão infantil, na qual o amor e o ódio não estão integrados, levando à indecisão, à dúvida e à procrastinação. Segundo o criador da psicanálise, o pensamento obsessivo sofre uma "deformação" semelhante à que acontece com o conteúdo onírico dos sonhos, transformado em conteúdo manifesto. Ao lado dos sentimentos conscientes de afeição pelo pai e pela amada, persistiria um ódio inconsciente que se extravasaria por atitudes sádicas. Aventa-se ainda a hipótese de que a descrição da tortura que lhe invadiu a mente estaria ligada a cenas fantasmáticas oriundas de vivências anteriores à integração corporal do estado do espelho. As especulações psicológicas sobre a etiologia da estrutura obsessiva não deixam de considerar, entretanto, os possíveis fatores genéticos e neuroquímicos da patologia[77].

O obsessivo, diferentemente do histérico – que relega o recalque ao esquecimento –, realiza um deslocamento do afeto de forma a sentir o pensamento obsessivo como se não fosse seu: "É uma voz interna, não sou eu". Assim, as memórias traumáticas ficam despojadas da carga afetiva. Ernst rebatia as interpretações de Freud sobre o ódio em relação ao pai. Um obsessivo que sofrera reiterada violência física na infância dramatiza a cena psicodramaticamente. Não consegue entrar nos papéis de agredido e de agressor. Narra a cena como se fosse um espectador e não o protagonista. Um menino sente-se aprisionado pelo amor que a mãe lhe dedica. Impõe-se a lógica de que deveria amá-la na mesma medida. Assim, vê sua vida subjugada por uma dívida de amor. Sente culpa e ao mesmo tempo ódio, nunca permitindo que ela o toque ou o beije. Quando nesses momentos ela se afasta em silencioso sofrimento, a culpa e o ódio do menino se retroalimentam[78].

---

77. Cerca de 40% dos obsessivos-compulsivos têm parentes com TOC. Gêmeos monozigóticos apresentam maior probabilidade de desenvolver o transtorno. Dois terços dos portadores desenvolvem depressão ao longo da vida. De 10 a 40% desenvolvem quadros de transtorno de pânico e fobia social (Fonte: Steketee e Pigott, 2009).

78. Exemplo extraído do romance ("ficção autobiográfica") *Infância*, de J. M. Coetzee (2010).

O obsessivo empenha-se em chegar a uma completude que o leva a uma ação continuada[79]. Ele é, quando em equilíbrio estrutural, um bom trabalhador. Quando em crise, substitui a ação por uma "pensação" enlouquecedora. Nesse momento, será válido compará-lo a um carro encalhado com o motor acelerado ao máximo sem sair do lugar. Os cuidados do obsessivo normótico em relação à saúde transparecem em ações pertinentes ao objetivo. O obsessivo neurótico exagera-os, empenhando-se compulsivamente em exercícios físicos, seguindo dietas rígidas e preocupando-se desmedidamente com a aparência física, adentrando o terreno da hipocondria. O ideal de harmonia ecológica pode levá-lo ao ascetismo, ao misticismo e ao fanatismo. O medo de fracassar na busca de um ideal funciona, às vezes, como motor de desistências: não entra no jogo para não perder. A aparente "cabeça fresca" na verdade é uma "cabeça quente" pelas elucubrações mentais.

O obsessivo delineia um duplo que se define como um Eu narcísico ideal, tanto adorado como odiado, pois do ponto de vista comparativo/competitivo sempre o deixa como perdedor. Ele é um ator que tenta desempenhar o papel de seu duplo idealizado. Essa emulação pode projetar-se em ídolos a ser igualados ou suplantados. Uma jovem empenha-se em ser mais bonita do que as irmãs e, pelo menos, tão bonita quanto a mãe, que fora *miss* no passado. A culpa por não atingir seus ideais – portanto, "fracassar" – predispõe a introdução de tons depressivos em sua patoplastia. O obsessivo está sempre de olho em seu "Ibope" relacional, como se fosse um político buscando votos. Confunde elogio com amor.

Fiorini (2004) relata a maratona de um fim de semana de um obsessivo no sentido de atender ao suposto desejo do outro – ou, em linguagem lacaniana, *o desejo do desejo do Outro*: visita os sogros, leva os filhos ao parque e ao cinema, compra cachorros, cobre horas de plantão médico solicitadas por um colega que "precisava" sair com a namorada, faz compras no supermercado, lava o carro. Finalmente, chega em casa exausto e pergunta

---

79. Sísifo, personagem da mitologia grega, cumpre a condenação de empurrar uma pedra arredondada até o topo de uma montanha. Prestes a concluir o objetivo, a pedra rola montanha abaixo, o que o obriga a repetir interminavelmente a tarefa.

se a esposa deseja transar com ele (não expressa seu desejo por ela). Fica desolado em receber um "não"...

O obsessivo opta pela linguagem da razão em oposição à dos afetos. Utiliza uma lógica inesgotável no sentido de "explicar" sentimentos, evitando senti-los. Daí resulta sua dificuldade de "abrir o coração" e entregar-se relacionalmente. A tendência em buscar explicações intelectuais tanto pode fazer dele um bom teórico como um mero buscador de "porquês". O racionalismo exagerado promove uma aparente lógica às suas crenças e superstições, terreno propício para convalidar a execução de seus rituais compulsivos. Em termos de "relação e distância", refugia-se na "distância" que, aparentemente, lhe assegura mais controle afetivo. Frequentemente surgem traços fóbicos que se manifestam por movimentos de fuga e isolamento. Bergeret (2006, p. 157) compara a distância afetiva do obsessivo a uma "barraca" de proteção em torno de si.

O obsessivo divide-se entre atender à suposta demanda do outro e ser aprovado, ou impor seu desejo, visto como única possibilidade de justiça relacional. Assim, às vezes, comporta-se como *senhor*, e outras, como *escravo*. Ao submeter-se à suposta demanda do outro, sofre por não receber o reconhecimento de seu "sacrifício". Ao impor suas certezas como uma dádiva, queixa-se de "ingratidão". Um homem, julgando-se culpado pelo fato de o filho apresentar dificuldades escolares, "diagnostica" que o menino "precisa de mais pai". Consegue livrar uma tarde por semana de seus afazeres profissionais para ficar com o filho. Para tanto, teria de tirá-lo da escolinha de futebol. Ao comunicar a "amorosa" decisão, surpreende-se por o menino pedir entre lágrimas que não o tire do futebol...

Lopes (2007) relaciona alguns jogos referidos na obra lacaniana[80]. Um deles, o jogo de *bridge*, é frequentemente correlacionado à estrutura obsessiva. Ele é jogado entre dois pares de parceiros. O primeiro jogador a baixar as cartas – chamado de "morto" – fica fora do jogo e passa a observar o desempenho do parceiro a partir do seu descarte. O obsessivo comporta-se como o morto no jogo relacional da vida: fica na observação e no controle do acerto ou erro do parceiro.

---

80. O jogo dos prisioneiros, do par ou ímpar, de *bridge*, da aposta de Pascal etc.

No terreno das parcerias amorosas, os terapeutas de família deparam, às vezes, com casais formados por um elemento histérico e outro obsessivo. Nessas circunstâncias observam-se diferentes combinações relacionais. Uma delas é o confronto entre o desejo impossível do obsessivo e o desejo insatisfeito do histérico. Um espera a aprovação elogiosa do parceiro, o outro assinala não receber o amor que esperava. Outra condição de transferências conjugais mútuas é o(a) obsessivo(a) provocar sofrimento como um teste de amor: "se ela(e) aguenta, ela(e) me ama". Já o(a) histérico(a) pode insinuar, como num jogo, que já não ama tanto o(a) parceiro(a) para receber as juras de amor que julga merecer.

Em suma, elementos de meticulosidade, ordem, precisão, simetria, organização, pontualidade – Moreno chama a neurose obsessiva de "neurose de tempo e de espaço" –, limpeza, colecionismo, parcimônia, tendência a rituais manifestam-se em todos os papéis sociais do sujeito com a oscilação possível, como proponho, em termos de normose ou neurose.

O diagnóstico das estruturas pode parecer simples, mas não é. Muitas variáveis implicam e complicam o diagnóstico. A cultura ocidental alia o perfil masculino aos traços obsessivos e o feminino, aos traços histéricos, porém isso constitui um simples verniz sem conexão com a estrutura propriamente dita. Famílias, por exemplo, com hábitos obsessivos podem insinuar esses tons a um de seus membros, sem que ele seja estruturalmente um obsessivo.

A psicoterapia do obsessivo busca facilitar o esvaziamento de ideais impossíveis, flexibilizar traços estruturais e permitir sua utilização de forma fluente e criativa. Assim, ele terá condições de mobilizar antigos *scripts* e lançar novos enredos em seu roteiro de vida.

O foco psicológico do obsessivo masculino está no ideal de homem (referência de alguma forma à figura paterna) – o mito do herói. Os antigos filmes de faroeste – "de mocinho e bandido" – oferecem uma reflexão sobre isso. O "mocinho" chega a um lugarejo onde impera a corrupção. Sua condição de forasteiro levanta suspeitas. Ele é um homem de poucas palavras. Ao ser confrontado, demonstra coragem e honestidade. Homens e mulheres ficam cativados por suas virtudes. Ele se aproxima da "mocinha" mais linda da cidade. No entanto, a tensão com os "bandidos" cresce e desencadeia-se uma luta de vida ou morte. O herói vence e limpa a cidade de malfeitores. Recebe então o convite para ser o novo xerife, o que significa a possibilidade de fixar-se no local, casar e constituir família. Ele não aceita, pois tem de seguir seu destino solitário. Na madrugada do dia seguinte, arreia seu cavalo e parte para outro "teatro", onde tem de continuar a desempenhar seu papel de "herói". A "mocinha" olha pela janela e chora...

Estruturas não trianguladas: foracluídas/psicóticas

A leitura lacaniana do caso Schreber abriu uma nova janela na compreensão psicodinâmica das psicoses. Freud já havia chegado perto disso ao introduzir a palavra alemã "*Verwerfung*" (falta) para dizer que algo faltava na estrutura psicótica. Lacan utilizou o termo "*forclusión*" para explicar que o que faltou na estrutura psicótica foi a triangulação. Parafraseando-o, é como se um computador e sua impressora não tivessem sido programados para registrar e imprimir uma letra[81]. Considerando um exemplo a letra "a", se tomássemos a primeira frase deste parágrafo, ela ficaria assim: "leitur do cso Schreber briu um nov jnel n compreensõ psicodinmic ds psicoses". A linguagem do foracluído/psicótico é, portanto, uma "outra linguagem", que dificulta sua capacidade dialógica e sua abertura à alteridade, fato que transparece psicodramaticamente em sua dificuldade de inverter papéis.

O neologismo "foracluído" (fora-ocluído) representa bem o fato de que algumas estruturas não ocluem o triângulo. O menino descrito no tópico (3) que concebia o mundo sem espaços, provavelmente, não tinha realizado a triangulação, seria um foracluído[82]. Mesmo inteligente e apresentando percepções surpreendentes, tinha dificuldades de aceitar os "espaços" das separações. Os foracluídos/psicóticos apresentam uma apreensão relacional diferente dos triangulados. Ao não terem realizado a costura simbólica ressignificadora entre o imaginário e o real, não apresentam um ponto central organizador para lidar com a falta/separação.

---

81. A citação original de Lacan, por ter sido proferida antes da era dos computadores pessoais e suas impressoras, refere-se à falta de uma letra "tipográfica" (Lacan, 1999, p. 153).

82. Coincidentemente ou não, ele desconhecia os pais e era cuidado por um velho que desempenhava as funções materna e paterna suplementarmente.

O perfil psicológico de James Joyce, um dos mais criativos escritores contemporâneos, foi objeto de estudos lacanianos. Alguns psicanalistas consideram que Joyce tivesse sido portador de uma estrutura foracluída/psicótica, apesar de nunca ter apresentado um surto psicótico. Sua filha, porém, era esquizofrênica, fato que o pai negava (achava-a clarividente). Jung, ao explicar a doença da jovem ao pai, teria dito: "Nas águas onde o senhor nada sua filha se afoga". A frase expressa bem a distinção que desejo passar entre os portadores de estruturas foracluídas/psicóticas: alguns nunca adentram o território delirante, podendo até ser criativos, como Joyce, enquanto outros "afogam-se" na doença, como sua filha.

O gráfico de Calligaris (2013) do foracluído mostra as linhas horizontais e verticais sem um ponto central, porque não houve o ponto de amarração, o ponto de ancoragem ou ponto de basta da triangulação:

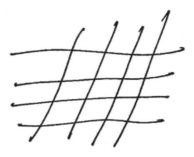

Figura 55

(Fonte: Calligaris, 2013)

Por decorrência, esse tipo de estrutura apresenta um deslizamento, uma derrapagem entre o imaginário e o real, responsável pela errância psicológica que o portador dessa estrutura carrega. Não possui a sustentação que o simbólico promove para evitar a derrapagem. Podemos imaginar que não possuir esse ponto central ordenador corresponde a um barco desprovido de âncora. O foracluído/psicótico não sofre de dúvidas e de dívidas em relação à proibição porque não inscreveu essa "lei" no inconsciente. Não existe posição intermediária entre a falta e a não falta. Assim, para o foracluído/psicótico, ou "sou tudo/tenho tudo" ou "não sou nada/não tenho nada". A primeira possibilidade manifesta-se pela onipotência paranoide ou maníaca, enquanto a segunda, pelo delírio ou pela depressão psicótica. Em ambas impera uma certeza absoluta que tem tudo que ver com a percepção delirante.

Na falta/separação, o psicótico institui uma metáfora delirante que tenta estabelecer uma organização centralizadora, um arremedo da organização ancoradora do normótico/neurótico. No desenho subsequente, em torno de um polo central, representado por um furo, estabelece-se "algo análogo ao saber neurótico, com a diferença de que o polo central sempre ficaria desligado, por não ter sido simbolizada a sua função organizadora" (Calligaris, 2013, p. 63).

A figura (1) representa o foracluído; a (2), uma organização delirante em formação e a (3), um delírio constituído. Como já indicado, não existe diferença estrutural entre a estrutura foracluída e a psicótica. Distinguimo-las pelo fato de a primeira não ter apresentado episódios delirantes e a segunda apresentá-lo ou tê-lo apresentado. Assim, fica delimitada a diferença entre o que é uma maneira de ser e uma maneira de ser patológica, mesmo que haja uma zona intermediária de difícil distinção. Muitas vezes, o diagnóstico retrospectivo se confirma pela deflagração atual de um episódio psicótico.

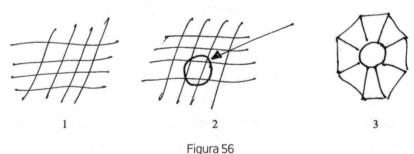

Figura 56

Calligaris (2013) recorre a um exemplo clínico para ilustrar a errância do foracluído/psicótico. Um rapaz, ao receber baixa do exército americano no Vietnã, em vez de voltar para casa, faz um longo percurso como *hippie* pelo Oriente. Em Paris, conhece uma francesa e casa-se com ela. Trata-se da herdeira de uma grande empresa, onde passa a trabalhar. Atendendo a um pedido da esposa, procura tratamento analítico, pois o casal vive um dramático triângulo familiar: o marido tem um caso amoroso com a sogra. Apesar do conflito, isso não traz, aparentemente, problema para ele. As sessões psicanalíticas decorrem burocraticamente. Após a ausência do paciente em algumas sessões, o analista recebe a informação de que fora preso. Ao ser convidado por pessoas que frequentavam o mesmo bar que ele, aceitara participar de um assalto. O plano fora malsucedido e ele, preso. A história termina com prisão, divórcio e deportação.

O extraordinário no sujeito era sua disponibilidade de fazer qualquer coisa. Qualquer estrada e qualquer direção eram possíveis: ser *hippie* no Oriente, ter o caso com a sogra, fazer análise e participar do assalto. Por que teria agido assim? A resposta é simplesmente: "e por que não?" Se a estrutura psicológica não internalizou a proibição, o "não", tudo é possível. Tudo pode. Falta-lhe o valor do significado dos atos por não possuir o significante interno que determina o que se pode e o que não se pode ser, ter ou fazer. Ele não instituiu o ponto de basta, de ancoragem, de amarração e por isso desliza ou derrapa em qualquer direção. Todos os caminhos servem. Levando em conta o ditado, ele não está interessado em chegar a Roma, ele não está interessado em chegar a lugar nenhum. Assim como para alguns foracluídos existe um deslizamento sem direção, para outros existe, por compensação, a fixação rígida em uma única direção que se manifesta pelo fanatismo ideológico, político e religioso, como comentarei adiante.

O estrangeiro

Merseault, o protagonista do romance *O estrangeiro*, de Albert Camus (2015), levava uma vida solitária, rotineira e sem ambições, em Argel. No velório de sua mãe, os amigos dela estranharam seu ar de indiferença. No dia seguinte, foi à praia e encontrou casualmente uma ex-colega de trabalho, com quem, mais tarde, foi ao cinema assistir a uma comédia. Dias depois, a moça lhe perguntou se desejava casar com ela. Apesar de casar-se estar fora de seus planos, disse sim.

Sua vida ganha intensidade quando se envolve numa trama de vingança amorosa que não é sua. Um vizinho, que não chega propriamente a ser um amigo, é ameaçado por um árabe, irmão de sua ex-amante. Em um fim de semana, Merseault e o vizinho caminham pela praia e deparam com o árabe. O vizinho agride fisicamente o árabe, mas é ferido levemente no braço e na boca por um golpe de faca. Depois de medicado, o vizinho, agora armado de revólver, volta a encontrar o árabe. Merseault convence-o a não atirar, ficando com o revólver. Depois de algum tempo, Merseault retorna à praia, agora sozinho, e reencontra novamente o árabe. Ao observar o reflexo do sol no punhal do outro, saca a arma e atira. Em seguida, dá mais quatro tiros no corpo inerte de sua vítima.

Perguntado sobre o motivo de matar um homem com quem não tinha relações pessoais, responde que foi por causa do sol...

> [...] O queimar do sol ganhava-me as faces [...] era o mesmo sol do dia em que enterrara minha mãe e [...] doía-me sobretudo a testa [...] meus olhos ficaram cegos por trás desta cortina de lágrimas e de sal [...] pareceu-me que o céu se abria em toda sua extensão, deixando chover fogo [...] então atirei [...][83] (Camus, 2015, p. 63 e 64)

As autoridades se surpreendem com a aparente frieza de Merseault. Ele não lança mão de justificativas, não joga o jogo social. Sua entrega ao presente é interpretada como cinismo. Sua atitude diante das autoridades e o fato de não ter chorado no velório da mãe contribuem para sua condenação à morte. Após um pedido de indulto recusado, entrega-se a paz do inevitável.

Merseault seria um foracluído? Jamais saberemos, até mesmo porque ele é um personagem fictício. Porém, vale o exercício didático de observar alguns aspectos de sua personalidade literária. De alguma maneira, ele lembra o jovem citado por Calligaris. Quando a vida intensifica suas demandas, ele é jogado de um lado a outro como um barco sem rumo, em que suas certezas momentâneas funcionam como uma boia salva-vidas. Merseault é diferente, estranho, não tem malícia – é um *estrangeiro* social. Ele configura a "filosofia do absurdo" de Marcel Camus[84]. A vida é vivida no presente, sem

---

83. O sol é citado tanto na morte da mãe como no momento do assassinato, coincidência que levanta especulações psicanalíticas.

84. Para mais dados sobre a filosofia do absurdo, consulte o ensaio *O mito de Sísifo* (Camus, 2014).

espaço para a esperança do futuro ou o arrependimento do passado. Ao aceitar seu destino e assumir sua heresia social, o herói ou anti-herói do absurdo, atinge a liberdade interior.

Diagnóstico diferencial

Quanto ao diagnóstico diferencial entre a estrutura foracluída/psicótica e a atuadora, Calligaris (2013) comenta que na primeira o sujeito vive a indiferença da errância, enquanto na segunda há um objetivo em desmentir o "não" da função paterna e até mesmo de desempenhar orgulhosa e desafiadoramente o papel de único legislador: "Posso fazer o que quiser!", "Ninguém me impede nada!". Quanto ao crime, para o foracluído/psicótico (tanto para o jovem citado por Calligaris como para Merseault) isso é uma consequência natural da errância e não da transgressão, enquanto para o atuador o crime consiste em um desafio à autoridade interna/externa, e certo orgulho em cometê-lo.

Em ambas as estruturas existe uma inconsequência que pode ser vista pelo normótico/neurótico, prisioneiro de fantasias não realizadas, como um halo de liberdade. Um homem foi levado pela polícia à emergência de um hospital psiquiátrico. Estava embriagado e se envolvera em uma briga de bar. Foi medicado e logo adormeceu. No dia seguinte, nenhum sintoma produtivo foi encontrado no decorrer do exame psíquico. Mantinha bom contato e expressava-se em um misto de espanhol e português com forte sotaque alemão. Viajava há anos pelo mundo como tripulante em navios. Nos destinos perambulava pelas cidades arrumando empregos temporários. Não mantinha laços familiares, não tinha projeto de vida (prospecção para o futuro), tampouco pensava em fazer algo com a experiência das viagens. Simplesmente precisava seguir adiante.

Existe um diferencial importante entre o normótico/neurótico e o foracluído ou o psicótico fora do surto. O primeiro dá um excesso de sentidos a si mesmo e ao outro. Está sempre elucubrando em torno de ideais não atingidos, sejam em relação a si próprio ou em relação ao outro: "O que sou, o que tenho e o que gostaria de ser ou ter". Ele tem dificuldade para viver o presente, sente-se puxado pelas lembranças do passado ou empurrado pelas idealizações do futuro. O foracluído/psicótico vive o presente, porém tem dificuldade de associar aprendizados emocionais passados e antecipar consequências e responsabilidades futuras.

A ansiedade neurótica administra a perda por intermédio de amortecedores (defesas) psicológicos. O Eu normótico/neurótico deforma, mas não fragmenta. O Eu foracluído/psicótico, se não apreende a falta: "nada falta". Se a apreende: "tudo falta". A angústia psicótica lida com a falta como a iminência de um desamparo total. Ela corresponde ao estado pré-delirante, caracterizado por uma série de rituais que são descritos no jargão psiquiátrico como "estacas plantadas à beira do abismo". Essa vivência do vazio acompanha uma tentativa desesperadora de preenchimento, espaço que é ocupado pela "certeza apaziguadora" de um delírio.

Um homem aparentemente neurótico obsessivo-fóbico mostrava-se ansioso com a poluição urbana e com a falta de higiene dos locais públicos. Sua ansiedade seguiu uma curva crescente, passando a apresentar rituais compulsivos e sinais de desrealização e despersonalização[85]. Na semana seguinte, desenvolveu um delírio em que seres de outro planeta, disfarçados de humanos, estavam no andar superior de seu apartamento e enviavam raios invisíveis para adoecê-lo. A organização delirante funcionou como uma tentativa de autocura, tamponando o pico ansioso anterior.

Os terapeutas de crianças e adolescentes relatam que a criança normótica/neurótica transgride a regra de um jogo, apesar de conhecê-la, no intuito de ganhar; a criança foracluída não apreende a regra (lei), e, ao perder, atua seu mal-estar, por exemplo, provocando a destruição do jogo. Um aluno normótico/neurótico com dificuldades em uma matéria estuda com um colega, pede ajuda aos pais, contrata um professor particular etc. Outro, foracluído/psicótico, com a mesma dificuldade, anda armado para matar o professor.

Se no normótico/neurótico existe a dialética entre o positivo e o negativo [+ e -], "cara e coroa", no foracluído existe somente o positivo ou o negativo [+] ou [-], "cara ou coroa", assim representados pelo gráfico de

---

85. *Desrealização*: uma parte da realidade torna-se estranha. *Despersonalização*: uma parte do Eu torna-se estranha.

Michele Roman Faria, em que tomo a liberdade de acrescentar as expressões "normótico" e "foracluído":

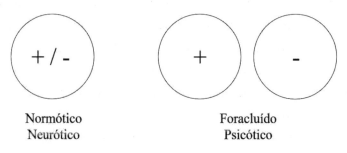

Normótico   Foracluído
Neurótico   Psicótico

Figura 57

Se o normótico/neurótico é dialético, podemos dizer que o foracluído/psicótico é "monolético", guiado por uma só verdade. A culminância da atitude monolética é o delírio. Um jovem alimenta a fantasia, compartilhada pela família, de que é um gênio (seu QI é realmente alto). No entanto, suas dificuldades relacionais impedem-no de terminar a faculdade. A angústia pela sua incapacidade suscita uma saída "monolética": um delírio persecutório e megalomaníaco no qual cientistas internacionais "invejosos" impedem-no de fazer descobertas e de tornar-se um cientista mundialmente famoso. A angústia da genialidade não comprovada é substituída pela certeza apaziguadora da perseguição.

Como vimos, a normose/neurose funciona como um sistema triangular fechado em que os conflitos são interiorizados. Os conteúdos arcaicos são reabertos e fechados pela censura triangular (o pode-não pode, o sim-não) que funciona como tampão organizador. A foraclusão/psicose funciona "a céu aberto", pois o triângulo não se fechou. Na tensão os conteúdos são evacuados na forma de delírios ou passagens ao ato. Assim, o *insight* está para a normose/neurose tal como o *outsight* está para a foraclusão/psicose. Os terapeutas de pacientes foracluídos/psicóticos sabem da importância de utilizar técnicas "externas", não verbais, como o psicodrama, em seus tratamentos.

Se o normótico/neurótico só tem perguntas, o foracluído/psicótico só tem certezas. Muitos foracluídos são atraídos por seitas religiosas e agrupamentos políticos nos quais existe um só objetivo e uma só verdade. A rígida lei que impera nessas comunidades substitui a falta de uma lei interna que norteie sua existência.

O normótico/neurótico deseja saber o significado simbólico do sonho. O psicótico, ao acordar, confunde o sonho com o real e angustia-se com isso. Um psicótico internado relata ansiosamente – mistura o imaginário com o real – ter sonhado que fora castrado. O terapeuta sugere simplesmente que ele toque nos genitais e perceba que não foi castrado. "Obrigado, doutor." A ansiedade dilui-se.

A ambivalência psicótica não distingue o amor do ódio. Um homem apaixonado por uma jovem, sem nunca ter conversado com ela, espera-a na saída do trabalho diariamente e segue-a a distância. Ao ser perguntado sobre o que fazer com essa tensão irresoluta, responde: "Matá-la". A morte do objeto de amor aliviaria a dor da paixão não concretizada, mataria no real o que não consegue solucionar simbolicamente.

O normótico/neurótico tem um "para-choque" simbólico para lidar com a falta. O foracluído/psicótico, desprovido dele, preenche sua angústia com o imaginário delirante. O normótico/neurótico consegue prever a reação do outro, o foracluído/psicótico não tem esse cálculo, pois tem dificuldade de inverter papéis. No normótico/neurótico, o segundo momento ressignifica o primeiro; no foracluído/psicótico, o segundo e primeiro momentos estão colados.

O foracluído/psicótico demonstra atração por figuras detentoras de poder – políticos e celebridades do mundo artístico. Porém, ele pode passar da idolatria ao ódio (ambivalência amor-ódio), como aconteceu com o assassino de John Lennon. O leitor certamente deve lembrar-se de muitos outros crimes desse tipo.

Finalizando este tópico, desejo ainda fazer duas observações. A primeira refere-se ao risco de diagnosticar a estrutura foracluída/psicótica em episódios de grande sofrimento físico e emocional – pós-parto e pós-cirurgia traumáticos, diagnóstico de doença grave, morte de pessoa próxima, separação conjugal etc. Nesses momentos emergem traços secundários latentes que podem tornar o diagnóstico estrutural equivocado. É necessário aguardar o fim da crise, pois o diagnóstico estrutural,

ESSÊNCIA E PERSONALIDADE

como se diz, está mais embaixo. Outro risco comum é fechar um diagnóstico estrutural e ficar prisioneiro dele. Surpresas poderão ocorrer. Cabe observar a psicodinâmica prevalente no aqui e agora de cada sessão. O diagnóstico estrutural acontece espontaneamente no curso e percurso do processo terapêutico.

Estados fronteiriços ou limítrofes (borderlines)

A partir do final da década de 1940, os psiquiatras passaram a deparar com quadros clínicos apresentando um acentuado perfil narcísico, acompanhados de sintomas indefinidos em relação às neuroses e psicoses. Seria uma entidade clínica intermediária entre elas[86]? O termo *"borderline"* foi então cunhado por psicanalistas anglo-saxões para descrever esses pacientes. A descrição clínica incluía "deslizamentos" deliroides e vazamentos de conteúdos inconscientes ("loucura" pontual) que decorriam sem a fragmentação dos quadros psicóticos tradicionais. A patoplastia expressava ainda uma multiplicidade de outros sintomas: condutas antissociais, depressões atípicas, traços esquizoides, sintomas psicossomáticos, disfunções sexuais etc.

A partir daí sucederam-se mais de 40 denominações alternativas para quadros clínicos similares: transtornos de identidade, portadores de falso Eu, personalidades "como se", personalidades limítrofes, sociopatias etc. O DSM-5 (2014) considera o quadro clínico *borderline* um transtorno de personalidade, com nove características: 1) esforços desesperados para evitar abandono real ou imaginário; 2) um padrão de relacionamentos interpessoais instáveis e intensos caracterizado pela alternância entre extremos de idealização e desvalorização; 3) perturbação de identidade: instabilidade acentuada e persistente da autoimagem ou da percepção de si mesmo; 4) impulsividade em pelo menos duas áreas potencialmente destrutivas (gastos, sexo, abuso de substâncias, direção irresponsável, compulsão alimentar); 5) recorrência de comportamento, gestos ou amea-

---

86. Freud chegou a descrever um perfil psicopatológico com fortes componentes narcísicos, sem um superego plenamente constituído, que poderia sugerir uma localização entre o estado psicótico e o neurótico.

227

ças suicidas ou de comportamento automutilante; 6) instabilidade afetiva devida a uma acentuada reatividade de humor; 7) sentimentos crônicos de vazio; 8) raiva intensa e inapropriada ou dificuldade de controlá-la; 9) ideação paranoide transitória associada a estresse ou sintomas dissociativos intensos.

Um ponto importante nesta discussão é fazer a distinção entre o diagnóstico de quadro clínico – o que se revela externamente – e o de estrutura clínica – o que dá sustentação interna à manifestação exterior. O primeiro pode acontecer em um contato mais imediato com o paciente – por exemplo, em uma consulta ou em uma psicoterapia breve; o segundo requer uma observação cuidadosa e de mais longo prazo, como nas psicoterapias psicodinâmicas.

Outro ponto importante a considerar é que as estruturas clínicas expressam-se mediante as condições culturais nas quais foram formadas (matriz de identidade) e nas quais estão situadas no momento de sua observação. Vivemos tempos narcísicos que se revelam nas mais diferentes expressões da modernidade, inclusive nas manifestações psicológicas e psicopatológicas. As pacientes histéricas de Freud expressavam-se de acordo com a cultura germânica e vienense do início do século XX. As estruturas histéricas do século XXI manifestam-se de acordo com a cultura globalizada mundial, acrescentadas as características culturais de cada local. Nosso país, por sua extensão, contempla tanto culturas primitivas como culturas intelectualizadas. A clássica grande crise histérica, por exemplo, ainda se manifesta em pessoas originadas de locais culturalmente primitivos, sendo rara em moradores de bairros sofisticados das grandes cidades. Nas primeiras, a crise manifesta-se por intermédio de contrações musculares externas (musculatura estriada), enquanto nas segundas, por meio de sintomas interiorizados (musculatura lisa): distúrbios gastrointestinais, respiratórios, tonturas, mal-estar etc.

O seguimento de sujeitos diagnosticados na juventude como *borderlines* revela que muitos deles, na maturidade, apresentam uma estabilização de seus traços. Nesse momento, torna-se evidente serem portadores de uma das três estruturas clínicas aqui estudadas. No entanto, por prudência, cabe observar a evolução de futuros estudos interdisciplinares no sentido de esclarecer do ponto de vista estrutural as ambiguidades de nosso dia a dia profissional.

Psicoterapia do foracluído/psicótico

O trabalho terapêutico do foracluído/psicótico é focado no objetivo de aumentar o repertório de respostas ao mal-estar motivado pela não concretização de seus anseios. Como chegar lá? Quais as possibilidades de não chegar e como trabalhar a frustração dos eventuais malogros? O eixo do tratamento do foracluído/psicótico é, portanto, diferente do eixo do tratamento do normótico/neurótico. Este já vem delimitado por um mito sobre si mesmo que pede flexibilização. O foracluído/psicótico padece desses limites, mistura o dentro-fora, o imaginário com o real. O trabalho terapêutico com o foracluído/psicótico procura delimitar bordas (de algo que permaneceu fusionado), definir limites, questionar o (não) sentido de seus atos e dar consequência a eles, torná-lo consciente de suas derrapagens psicológicas e existenciais. Ele precisa criar âncoras secundárias que direcionem suas buscas. A profilaxia de um futuro delírio reside no aprendizado de nomear o mal-estar e lidar com ele, tornar relativo o que parece ser absoluto.

Compartilhando (*sharing*)

Este capítulo foi o último a ser escrito para este livro. Escrevi-o ao longo de muitos meses. Apresentei as ideias nele contidas em aulas e conferências. As discussões, sugestões e questionamento recebidos contribuíram para inúmeras reformulações inseridas em seu corpo. A bem dizer, este é um texto vivo com muitos coautores.

A última contribuição teórica que recebi para a proposta da psicodinâmica e da psicopatologia relacional aqui apresentada teve um fator inesperado. O Grupo de Estudos de Psicodinâmica do Daimon (GEP – São Paulo) tinha terminado um longo ciclo de estudos psicodinâmicos. E, agora, que direção seguir? O grupo sugeriu enveredarmo-nos pela gramática lacaniana. Apesar de minhas relutâncias – eu já fracassara em tentativas anteriores de entendê-la –, aceitei o desafio, na medida em que, quando em dúvida, o líder deve seguir o grupo.

Para minha surpresa, encontrei na teoria lacaniana, e, especialmente, em suas propostas sobre a triangulação, muitas respostas às minhas buscas. Claro que nesta transposição, como o leitor pôde perceber, a linguagem lacaniana perde o sotaque de origem e adquire a inflexão relacional.

Apêndice –
O olhar da psicologia relacional: entrevista

Texto inspirado em entrevista publicada no site Psicorama[87] (2009), reescrito e reeditado para esta publicação.

Psicorama: *Diversos aspectos da psicologia relacional nos levaram a pensar no filme* Enigma de Kaspar Hauser (1974), de Werner Herzog. *O filme é baseado na história real de um jovem que aparece em uma cidade alemã não sabendo falar e andar. Foi acolhido por pessoas que tentaram civilizá-lo sem sucesso. O mistério aumenta quando ele é morto sem que se descubra quem é o assassino. A busca de relações é impositiva para o ser humano?*

Fonseca: Sim, a constituição psicológica do sujeito se faz por uma interação relacional que inclui o aspecto genético, psicológico e sociocultural que Moreno chama de matriz de identidade. A propósito do filme, lembro que no epitáfio de Kaspar Hauser consta algo como "aqui jaz um desconhecido morto por um desconhecido". Não se descobriu quem o gerou, quem o criou e quem o matou. Supostamente, também, ele não teve uma matriz de identidade suficiente para torná-lo um sujeito, apesar de sua boa índole. Ele não conseguiu realizar adequadamente um *reconhecimento do Eu, do Tu* e *do Ele*. A tentativa das pessoas que tentaram civilizá-lo, transformá-lo em um sujeito social aconteceu tarde demais.

O aspecto relacional se impõe porque o universo é relacional. A astrofísica e astronomia estudam as relações de atração e expansão e o equilíbrio/dese-

---

87. Disponível em: <http://www.psicorama.com.br>.

quilíbrio dos corpos celestes. A química estuda a combinação (relação) dos elementos inorgânicos e orgânicos; a biologia, as trocas (relações) intra, intercelulares; a psicologia do desenvolvimento, as relações da criança com seus cuidadores; a sociologia, as inter-relações nas comunidades; a teologia, a relação das criaturas com o Criador. Por dedução: psicologia relacional.

P: *Quais outras fontes contribuíram para a construção de seu pensamento sobre a psicologia relacional e a psicoterapia da relação?*
F: Além de Moreno e Buber, reconheço muitas influências, entre as quais: Freud, Fairbairn, Bowlby, Kohut e Winnicott. Nos últimos anos, o Grupo de Estudos de Psicodinâmica– Daimon (GEP) tem se dedicado ao estudo das ideias lacanianas. Lacan e Moreno fogem da visão tradicional da "psicologia do papai-mamãe" (Moreno, 1976b). Utilizo o conceito moreniano de matriz de identidade – "a placenta social da criança" –, que abre espaço para o aspecto relacional das funções materna, paterna e fraterna.

P: *É desta placenta que decorre sua concepção de desenvolvimento humano?*
F: Sim, o ser humano faz um percurso existencial que começa na barriga da mãe. Nesse momento, não há ainda uma identidade psicológica, não há distinção entre o Eu e o outro. O embrião (e depois o feto) experimenta uma inserção biológica e ao mesmo tempo cósmico-universal (umbélico-placentária). Após o nascimento, a criança vivencia o reconhecimento do Eu (espelho de Moreno e Lacan), o reconhecimento do Tu e, por intermédio da triangulação, o reconhecimento do Ele. Assim ela chega à circularização social. Restaria ainda um estado final, que representa o retorno cósmico.

P: *A morte incluída na nossa constituição... Aceitar a própria morte?*
F: É, aceitar a perda de nossa querida identidade.

P: *Você fala de identidade, de fases da matriz de identidade. Nesse conceito estão implicados uma busca, um desejo e uma utopia?*
F: Atualmente prefiro utilizar a expressão "estados" ou "posições" em vez de "fases", "etapas" ou "estádios". Com isso, tento sublinhar que no desenvolvi-

ESSÊNCIA E PERSONALIDADE

mento existe um aspecto cronológico, voltado à maturação neurológica (mielinização), e um aspecto "acronológico", que se refere às vivências emocionais que marcam o desenvolvimento psicológico. Por decorrência dessas "marcas", constitui-se uma estrutura psicológica – uma "marca registrada psicológica" do sujeito no mundo. Isso transparece nos papéis sociais da vida adulta.

Quanto à busca, sim, estamos falando da constante busca do ser humano por algo ou alguém. Somos seres do desejo, e isso não se resume somente a uma afirmação psicanalítica. A cabala e o hassidismo, inspiradores de Moreno e Buber, fazem afirmações correlatas. Estamos sempre desejando algo porque temos um vazio (de amor, sexo, conhecimento, alimento etc.) a ser preenchido. Coincidentemente (será?), o corpo humano é constituído de muitos ocos-vazios (as artérias, o coração, os pulmões, o estômago, os intestinos, a bexiga etc.) que são preenchidos e esvaziados.

A partir do nascimento e da primeira inspiração, inicia-se uma eterna busca por algo. Na dimensão psicológica acontece o mesmo. Provavelmente sentimos saudade da completude uterino-cósmica.

A visão relacional, no entanto, enfatiza que o ser humano é constituído pela falta, pela busca e pelos pequenos encontros da vida. Esse "jogo" introduz um aspecto lúdico que talvez signifique a essência do bem-viver.

P: *Em seu texto "Intersecções entre Moreno e Lacan"*[88]*, você fala que a perversão e a psicose podem estar dentro da pessoa sem manifestação. Poderia abordar esse campo da psicopatologia?*

F: Comento que as vivências relacionais positivas e negativas durante a vigência da matriz de identidade são registradas inconscientemente em uma espécie de "caixa preta" dos aviões. Na vida adulta, dependendo de uma injunção desencadeante, o conteúdo emocional de uma dessas internalizações é disparado. Exemplo: sujeitos sem antecedentes criminais que, ao sentirem-se excluídos, abandonados, matam a própria família, ou matam desconhecidos, como se todos fossem culpados pelo seu desespero. Seriam núcleos latentes

---

88. In: SALTINI, P.; FLORES, H. G. (orgs). *Lacaneando: ideias, sensações e sentimentos nos seminários de Lacan.* Rio de Janeiro: Wak, 2010a.

acionados abruptamente. O sujeito não era assim e se tornou assim? Não, o sujeito já era portador de uma estrutura psicológica que potencialmente lhe dificultava enormemente lidar com as separações, perdas e ausências. Ao haver uma situação disparadora, acontece a passagem ao ato.

P: *Você utiliza elementos comparativos entre o reconhecimento do Ele e os três tempos do Édipo de Lacan. Vivemos uma época de grandes transformações nas configurações familiares na qual a figura do pai aparece mais apagada. Há falta do "nome do pai" na sociedade contemporânea?*

F: A função paterna, inscrita pela triangulação, promove a separação da relação fusional do sujeito com a função materna, resultando disso uma reorganização simbólica estrutural. Falamos então de funções exercidas por uma rede relacional e não especificamente por um pai ou uma mãe. O "nome do pai" é resultado da matriz de identidade na qual o sujeito está inserido. Ela institui o registro simbólico da interdição/permissão, da ordem e da lei. Uma criança pode ter sido criada sem o pai biológico e apresentar uma função paterna bem internalizada – vide as famílias monoparentais.

As mudanças econômico-culturais em relação às figuras do homem, da mulher, da sexualidade, do casamento e da família (vide famílias reconstituídas) provocaram e estão provocando uma verdadeira revolução das figuras tradicionais: do "nome do pai", do "nome da mãe" e do "nome do irmão".

P: *A questão é: como a lei é subjetivada? Ela é subjetivada diferentemente nas três estruturas que você cita?*

F: A internalização da lei, da ordem, do sim-não, da distinção entre o imaginário e o real acontece mediante significantes inscritos, ou não inscritos, inconscientemente, de modo a delinear diferentes estruturas psicológicas. Reconheço os três tipos de estruturas clínicas propostas pela psicanálise (neuróticos, perversos e psicóticos), adaptando-as, porém, à linguagem da psicologia relacional. Considero os normóticos e os neuróticos um mesmo tipo de estrutura, distinguindo-os pelo fato de os primeiros apresentarem características e os últimos, sintomas. O normótico apresenta como carac-

ESSÊNCIA E PERSONALIDADE

terística uma fluência espontâneo-criativa em seus traços principais e se-cundários. O neurótico apresenta um sofrimento pessoal – sintomas. Assim, distingo também os atuadores dos atuadores patológicos (sociopatas), pois os primeiros caracterizam-se por alguma dificuldade de conter impulsos, sem necessariamente cometer crimes. Finalmente, distingo os foracluídos (não ocluíram o triângulo edípico e não fizeram a "brecha entre fantasia e realidade") dos psicóticos. Os primeiros nunca desenvolveram surtos psicó-ticos, apesar de apresentarem estruturas similares aos classicamente diag-nosticados como psicóticos. Os psicóticos, após o surto, podem manter a estrutura tanto incólume como prejudicada (o que em psiquiatria clássica chama-se um "defeito" – fato mais evidente em casos de esquizofrenia). Nestes últimos a estrutura não se mostra resiliente – não há "*restitutio ad integrum*".

P: *Vivemos uma sociedade narcísica, na qual o importante é parecer e aparecer. Uma sociedade que valoriza a vaidade, o consumo e o sujeito "vencedor".*
F: Faço uma discussão correlata ao tema em outro texto[89] em que discuto os valores culturais entre os anos 1960 e 1990 e as psicoterapias. O apogeu da psicoterapia de grupo aconteceu nesse período. Hoje poucos terapeutas tra-balham com grupos na clínica particular, apesar de os grupos continuarem a ser uma inteligente estratégia de trabalho institucional.
Nos anos 1960 e 1970 predominou a contracultura do movimento "hippie", consagrado pelo refrão de "paz e amor". Propunha-se a vida comunitária, a sexualidade livre, a luta pelos direitos civis, as filosofias orientais, as drogas psicodélicas etc. Nessa cultura eminentemente grupal vicejaram as terapias de grupo. A International Association of Group Psychotherapy and Group Processes (IAGP) foi fundada em 1973.
Nos anos 1980-90 aconteceu uma reviravolta cultural individualista e direi-tista. O "*yuppie*" substituiu o "*hippie*". Os valores estéticos passaram a ser pautados pelo "*clean*". Os cabelos longos e desgrenhados dos *hippies* ficaram curtos e levaram gel. Filmes como *Nove e meia semanas de amor*[90] retratam

---

89. "Tendências da psicoterapia". In: Fonseca (2010b).
90. Filme de Adrian Lyne (1986).

os valores dessa época. Os anos 1990 foram marcados pela "geração leva vantagem" (*"me decade"*), pelo enriquecimento rápido na bolsa de valores, pela internet e pelo "Prozac nosso de cada dia". Os reflexos dessa onda cultural narcísica ressoam até hoje.

Muda a cultura, muda a forma de o homem expressar-se, mudam a psicologia e a psiquiatria. Novas ondas culturais trazem novas configurações clínicas. O mundo globalizado, as redes sociais, a exposição midiática estão em plena ação transformadora. O que será, será! Não dá também para nos acomodarmos na atitude conservadora de que tudo no passado era melhor...

P: *Você usa a metáfora do terapeuta-jardineiro. Você até trata as chamadas estruturas psicopatológicas como potencializadoras. Como é isso?*

F: Prefiro chamá-las de estruturas clínicas que se abrem tanto para o psicológico como para o psicopatológico. Levo em conta que cada traço que compõe a estrutura tem um lado positivo e um negativo. Por exemplo, na estrutura obsessiva, a tendência a valorizar a lógica, a limpeza e a organização constitui uma característica positiva. O lado negativo está representado pela racionalização de sentimentos, pelo escrúpulo paralisante e pelo distanciamento afetivo. Ou seja, o exagero do traço torna-se sintoma. A tarefa do terapeuta-jardineiro é ajudar a "planta" a assumir sua identidade e retomar sua fluência espontâneo-criativa: voltar a dar flores e frutos.

9. Medo e esperança: indivíduo, grupo e sociedade.

MEDO E ESPERANÇA FAZEM parte de um amplo espectro de sentimentos. Os sentimentos são os canais de comunicação das relações humanas. Além de veicularem seu conteúdo psicológico, eles carregam o código dos valores socioculturais da rede relacional na qual estão inseridos. Os sentimentos contêm o princípio da vinculação humana. Espinosa (1973) define os sentimentos como a "maneira humana" de viver. Heller (1987) acrescenta que sentir significa estar implicado em algo, sendo este algo você mesmo, outro ser humano, um conceito, um problema ou mesmo outro sentimento. Sentir é estar no mundo.

Inicialmente discuto a origem dos sentimentos em uma perspectiva individual. Depois analiso os sentimentos dentro dos grupos e, finalmente, como eles se situam no âmbito sociopolítico. Tento realizar um estudo que pressupõe a integração entre o individual, o grupal e o social.

Os três cérebros

DO PONTO DE VISTA do desenvolvimento neurológico, consideram-se três núcleos vitais reguladores[91]: o núcleo instintivo-motor, responsável pelo funcionamento autônomo dos órgãos internos, pela coordenação dos músculos estriados e lisos e pela sexualidade; o núcleo emocional-afetivo, regulador das emoções e dos sentimentos; e o núcleo intelectual, que coordena as várias funções do pensamento e da racionalidade.

---

91. A denominação "núcleo vital regulador" expressa a dimensão funcional de circuitos cerebrais.

Do ponto de vista evolutivo, o núcleo instintivo-motor, "primeiro cérebro" ou cérebro reptiliano, é o mais antigo. Corresponde anatomicamente ao hipotálamo, à porção alta do tronco cerebral e aos gânglios da base. Ele comanda as regulações viscerais e glandulares, a procriação, o ciclo vigília-sono, a predação, o instinto de território e a vida gregária, ou "instinto da relação".

O "segundo cérebro" corresponde ao funcionamento neurológico dos mamíferos inferiores. É composto pelo sistema límbico, constituindo o *núcleo emocional-afetivo*. É responsável pela autopreservação, pela preservação da espécie e pelos cuidados com a prole. Já apresenta alguma possibilidade de aprendizado e de solução de problemas com base na experiência. Até esse momento não há ainda verbalização, atos responsáveis e "emoções elaboradas", depois chamadas de "sentimentos" ou "afetos".

O "terceiro cérebro", privilégio dos mamíferos superiores, corresponde à evolução do neocórtex. É chamado de "cérebro inteligente", responsável por pensamentos, operações lógicas, linguagem verbal e capacidade simbólica. Constitui o núcleo intelectual.

Os três cérebros, a partir dos milhares de circuitos cerebrais que vão se formando, passam a ter um funcionamento interdependente e integrado. As emoções que eram primárias, expressas por sensações e reações corporais, passam a ser elaboradas e exteriorizadas por sentimentos cada vez mais requintados, de acordo com os valores culturais nos quais estão situadas. Emoções primárias tais como o apego e a raiva transformam-se nos sentimentos de amor, ódio, culpa, vergonha etc. Assim, sentimentos e pensamentos andam juntos, constituem processos compartilhados. A criança ganha a capacidade não só de "pensar pensamentos" e de "sentir sentimentos", mas também de "sentir pensamentos" e "pensar sentimentos".

Instintos, emoções, sentimentos e pensamentos

O INSTINTO REPRESENTA UM impulso inato, hereditário, não aprendido, que faz o animal homem executar uma série de ações essenciais à sua sobrevivência e à preservação da espécie. A emoção primária significa a reação corporal imediata e contingente (*flash*) do bebê, circunscrita ao instante de sua ocorrência, quando o Eu se encontra ainda em estado rudimentar (antes do estado do espelho). As emoções (primárias), em sua dinâmica, representam a resposta a um estímulo, enquanto os sentimentos significam um percurso elaborado de circuitos cerebrais (mapa cerebral). A origem dos sentimentos implica um processo bio-psico-família-sócio-histórico-cultural, gerado pelos três núcleos (instintivo-motor, emocional-afetivo e intelectual) integrados pelos circuitos cerebrais. O medo instintivo que rege as reações de luta e fuga dos animais é diferente do sentimento de medo do ser humano, apesar de este carregar em seu bojo o aspecto instintivo.

Os sentimentos apresentam um aspecto observável em termos de suas manifestações corporais: tônus visceral e musculoesquelético, frequências respiratória e cardíaca, miose ou midríase, rubor ou palidez etc. Porém, os sentimentos têm também um aspecto cuja propriedade é exclusiva de seu portador. Damásio (2014) diz que as emoções se encenam no teatro do corpo, enquanto os sentimentos, no teatro da mente. O sentimento está então no corpo e na mente, e é nesse território misto que habitam as memórias. Cada célula tem o registro da história de vida de seu portador. Naffah Neto (1989, p. 96) diz que:

> [...] podemos pensar o corpo como superfície onde se inscrevem os acontecimentos da história, formando um conjunto de marcas ou sinais, uma espécie de memória corporal que codifica os fluxos, imprimindo-lhes valores, direções. A cultura não modela uma identidade, não cria um eu, não impõe seus padrões de conduta sem deixar no corpo as suas marcas.

Vitale (1994) propõe que os sentimentos sejam considerados positivos e negativos, conforme o critério de proximidade e distância que eles ocupam nas relações, sem que haja necessariamente a conotação de "bom" ou "ruim", uma vez que ambos constituem "patrimônio" humano e são essenciais para a dinâmica relacional. A falta deles é que seria esdrúxula. Assim, seriam positivos: o amor, a amizade, a alegria, a esperança. E negativos: o ódio, a tristeza, o medo, a vergonha etc. Vitale (*ibidem*, p. 15) ainda adverte que pode ocorrer

> [...] um amplo leque de ambivalências, contradições e movimentos. Um sentimento pode ser positivo em um contexto e negativo noutro. O ódio, por exemplo, afasta, mas também pode unir; o medo leva à fuga, mas pode

levar à luta. Tais sentimentos podem, portanto, adquirir uma forma passiva ou uma forma ativa. É possível que um sentimento esteja ocultando outro; talvez o ódio esteja encobrindo a dor de uma rejeição, e assim por diante.

Existem sentimentos suaves e uniformes. Outros são turbulentos e desorganizados. O ódio, por exemplo, pode ter diferentes intensidades e velocidades. Pode ser focado em uma pessoa ou voltado para uma multidão. Ele pode, ainda, ser surdo, parado, gerando ressentimento e amargura. A tristeza pode ser tanto saudável – etapa necessária para a elaboração do luto – como apática, abúlica – própria da depressão. O medo na medida certa chama-se "cuidado". Ao crescer, ele se transforma em receio, pavor ou desespero. As paixões – paixão de amor ou paixão de ódio – constituem vivências agudas, expansivas, transcorrendo em um estado modificado de consciência.

Outras características do sentimento devem ser levadas em conta. Por exemplo, é importante considerar seu nível consciente/inconsciente e a capacidade de negação de seu portador. Outro aspecto é analisar a qualidade do sentimento: a alegria genuína é diferente da alegria da hipomania (manifestação exterior de depressão).

Pode-se ainda aventar a existência de sentimentos neutros, como seria, por exemplo, a sensação de calma e de tranquilidade (ausência de ansiedade) – a paz interior. Weil (1998) fala das três dimensões da paz: a paz consigo mesmo (ecologia e consciência pessoal), a paz com os outros (ecologia e consciência social) e a paz com a natureza (ecologia e consciência planetária).

Consciência

DAMÁSIO (2000) CHAMA DE "sentimento de fundo" o que viria a ser a consciência de estar vivo, de existir. Então deparamos com outro elemento crucial para o estudo do tema, que é a consciência. Prefiro considerá-la um meio por meio do qual chegamos ao conhecimento (autodiagnóstico) dos afetos. Ela é responsável pela sintonia com os outros e com o meio ambiente. A consciência não é, portanto, um sentimento, mas um estado por meio do qual percebemos o que sentimos. Ela residiria, simbolicamente, em um espaço imaginário entre o cérebro, a mente e a cultura.

A consciência é "um mundo da primeira pessoa, inacessível diretamente aos outros" (Sonenreich, Filho e Estevão, 2004). Somente por meio da relação e da interpretação dos dados fornecidos pelo sujeito podemos conhecer os sentimentos que sua consciência registra. Na relação do indivíduo consigo mesmo, a consciência revela, em determinados momentos, sentimentos que antes lhe eram ocultos.

A atenção é um elemento básico da consciência. Ela é a catalisadora da consciência. Se a consciência fosse um rio, a atenção seria seu leito. Podemos subdividi-la em atenção automática e atenção deliberada ou intencional. A automática manifesta-se reflexamente. Acontece, por exemplo, quando algo cai ao chão e imediatamente olhamos ("prestamos atenção"). A atenção consciente e deliberada sobre si representa o princípio do autoconhecimento, condição essencial para a psicoterapia. Digamos, metaforicamente, que a atenção deliberada ou intencional utiliza uma "energia" mais fina ou mais sutil do que a atenção automática.

Na figura a seguir, os núcleos, citados no tópico "Os três cérebros", aparecem ligados por estruturas neuroquímicas com suas respectivas linguagens. A consciência está representada pelo olho. A pupila, que se abre e se fecha de acordo com a entrada de luz, simboliza a variação da atenção (A) e suas consequências.

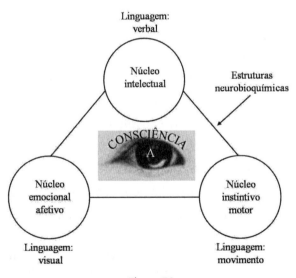

Figura 58

Relação-separação

EXISTE UMA POSIÇÃO PSICODINÂMICA básica no trajeto que a criança percorre entre a etapa fusional em relação ao ambiente circundante e o reconhecimento do Eu, do Tu e do Ele[92]. Essa posição estrutura o aprendizado do relacionar-se e do separar-se, o que, na verdade, constitui dois polos do mesmo processo: a relação-separação. Essa posição representa o alicerce da maneira como o futuro adulto estabelecerá suas relações (separações) futuras.

O exame dessa posição é importante para o estudo do medo e da esperança. Ela coordena o "aprendizado" do "estar junto" e do "estar só". Nessa fase, o princípio relacional de amar e ser amado, de amar e ser rejeitado, e de ser amado e rejeitar é cunhado.

A observação indica que, inicialmente, a criança se vincula aos seres humanos circundantes de maneira genérica, aceitando os cuidados de forma indiscriminada. Com o amadurecimento neuropsicológico, ela passa a se vincular em uma ordem preferencial (sociometria primária), adquirindo a capacidade de escolha. Em nossa cultura, a mãe, frequentemente, é a escolha principal, mas não raro a avó, a babá ou o pai podem ser os primeiros eleitos. Todos eles compõem a função materna. De qualquer modo, a observação do mundo relacional da criança revela que existem escolhas preferenciais e que há uma gradação entre elas.

A criança "espera" que sua personagem eleita, a "número um", não só a alimente, mas também a tome nos braços, converse com ela e sorria[93]. Podemos denominar essa expectativa do bebê ansiedade-esperança. Ao se concretizar esse esperado contato, o pequeno ser não sente apenas a fome saciada; sente também – e principalmente – o prazer do contato físico, do estar junto, da relação. O usufruir dessa experiência leva o bebê a experimentar a alegria do momento compartilhado. Esse ciclo, reiterado ao longo do desenvolvimento neuropsicológico, desenvolve a primeira parte do processo que é completado com a experiência concomitante da separação.

---

92. Posições da matriz de identidade, desenvolvidas em outros capítulos.

93. Spitz (1998) mostra que o "olho no olho" (mãe-criança) das mamadas do primeiro mês de vida evoluem para o sorriso indiscriminado do início do segundo e, depois, para o estranhamento aos rostos desconhecidos do oitavo.

ESSÊNCIA E PERSONALIDADE

Considere-se agora o polo da separação.[94] Toda vez que a pessoa eleita ameaça afastar-se, ou se afasta de fato, a criança passa por uma série de reações. A primeira, diante da perda iminente, é de ansiedade-medo. Ao se concretizar o abandono, a emoção que se segue é de raiva, base do sentimento de ódio. A terceira etapa é representada pela tristeza, que decorre da vivência de perda. A quarta e última significa a resolução do processo, ou seja, dentro de algum tempo a criança volta a ficar bem, relacionando-se de forma tranquila com o cuidador do momento. Essas fases se repetem reiteradas vezes no seu dia a dia e, por que não dizer, na vida toda de uma pessoa.

Enfim, as marcas das diferentes fases do aprendizado da relação (ansiedade-esperança, prazer-amor, alegria-felicidade) e da separação (ansiedade-medo, raiva-ódio, tristeza-depressão) delineiam sulcos na personalidade em formação.

A ansiedade da espera, do retorno configura a esperança. A ansiedade da perda configura o medo. Os dois polos, como os polos positivos e negativos da corrente elétrica, são essenciais para a circulação, no caso, da energia psíquica. Nessa alegoria a esperança estaria ligada à relação (vida), enquanto o medo estaria vinculado à separação (morte).

O psicanalista Luis Cláudio Figueiredo (2004), em seu artigo "Crenças, esperança e fé", chama atenção para a esperança como princípio de funcionamento psíquico. Tece considerações sobre "esperanças saudáveis" e "esperanças regressivas". As primeiras seriam essenciais, por exemplo, para o bom andamento do processo psicoterapêutico. As esperanças regressivas seriam correspondentes à expectativa de reencontro de um estado primitivo de satisfação em que não há sofrimento psíquico. Deduz-se, portanto, que a esperança saudável pertence à dimensão do presente-futuro e não à dimensão do passado. Esse autor lembra ainda que Winnicott (1987) refere-se à "desesperança congênita" como aquela que acompanha os quadros depressivos profundos e cronificados.

---

94. Inspiro-me em Bowlby (1982), que coloca quatro fases na elaboração do luto: torpor, saudade, desespero e reorganização. Nas crianças de 15 a 30 meses, segundo o mesmo autor, a separação da mãe revela: protesto, desespero e desligamento (negação).

Medo e esperança no grupo

VIMOS COMO O MEDO e a esperança se desenvolvem no âmbito individual. Vejamos agora a perspectiva de seu aparecimento nos grupos. Bion (1970) utiliza a expressão "mentalidade grupal" para designar o fato de um grupo funcionar como uma unidade, mesmo quando seus membros não possuem consciência disso. O grupo não representa a soma das dinâmicas individuais de seus membros. Ele tem uma dinâmica própria.

Alguns aspectos da "mentalidade grupal" foram chamados por Bion de "supostos básicos". Entre eles, o psicanalista inglês destaca três: dependência (baD: "*basic assumption of dependence*"), luta-fuga (baF: "*basic assumption of fight-flight*") e acasalamento (baP: "*basic assumption of pairing*"). Na *dependência*, o grupo idealiza o coordenador grupal (terapeuta, professor, coordenador, facilitador etc.), de quem espera (esperança) apoio incondicional às suas aspirações. Investe-o de elementos onipotentes e místicos.[95] Na fantasia grupal do segundo suposto básico, o de luta-fuga, o grupo tem a tendência de agredir ou de se defender de um perseguidor interno ou externo (medo). O terceiro suposto básico, o de acasalamento, traduz o movimento grupal para se centrar em torno de um casal (misto ou do mesmo sexo), ao redor do qual se cria um clima emocional de expectativa e esperança mágicas. É como se o produto (filho) desse acasalamento trouxesse a certeza da felicidade futura. Nesse sentido, o resultado do acasalamento significaria a vinda do Messias grupal.

Considera-se um ponto importante a passagem de um grupo regressivo para a maturidade. Py de Mello e Silva (1986) comenta que na expectativa regressiva o coordenador grupal deve ser todo-poderoso (dependência), imbatível (luta) e jamais aprisionado (fuga), um verdadeiro Messias (acasalamento). O grupo maduro demonstra flexibilidade em relação a esses anseios onipotentes. Assim, no suposto de dependência basta o coordenador ser apenas confiável; no de luta-fuga, meramente corajoso; e no de acasalamento, simplesmente criativo.

---

95. Freud (1967) já dizia que o líder provoca, à semelhança da admiração dedicada ao pai, um efeito hipnótico ou de enamoramento em seus liderados.

Schutz (1973) descreve três fases na evolução grupal: fase de inclusão, de controle e afetiva. Na primeira acontece o empenho para ser aceito, ser incluído, pertencer. Na segunda, o esforço para obter uma importância dentro do grupo ("quanto valho?"). Na terceira, quando os participantes se sentem incluídos e reconhecidos, o grupo ganha fluência grupal. Esse dado é coerente com o fato de os excluídos sociais adoecerem psiquicamente com mais frequência do que os incluídos.

Minha experiência com grupos (Fonseca, 2008) coincide com a observação de Schutz. Porém utilizo uma denominação inspirada no conceito de matriz de identidade, comentada em outras partes deste livro. Chamo de "indiferenciação" o início do grupo, quando os elementos ainda não se conhecem. Segue-se o processo de "reconhecimento grupal". Em continuidade, observa-se um período de "triangulação", quando se esboçam alianças, rivalidades e ciúmes naturais na rede sociodinâmica. Elaborados esses sentimentos, o grupo atinge a "circularização" – a capacidade de inversão de papéis entre seus membros e uma fluência de trabalho grupal.

Medo e esperança em organizações, estados e nações

A DINÂMICA DO PEQUENO grupo não é a mesma do grande grupo, e muito menos a da política e da economia dos estados e das nações. No entanto, sentimentos individuais, familiares e grupais, como esperança, medo e ódio, também fazem parte de sentimentos do povo e da relação deste com seus líderes.

Desse ponto de vista, um regime ditatorial convalidado pelo povo reflete, de um lado, o desejo regressivo de possuir um pai redentor e milagroso e, de outro, o de conceder a ele o poder de abusador. Não poderia ter havido um Hitler sem um povo alemão que lhe tivesse dado sustentação. Em termos brasileiros, Getúlio Vargas representou a figura populista e amada do "pai dos pobres" – tanto que, derrubado do poder pelos militares, em 1945, voltou ao cargo cinco anos depois, reeleito pelo povo.

A figura do perseguidor interno ou externo é às vezes manipulada politicamente, como aconteceu na Alemanha nazista, onde os perseguidores internos eram representados por judeus, ciganos, homossexuais, doentes mentais, ou seja, pelos considerados "impuros". Vale a pena lembrar, também, a "limpeza étnica" executada na antiga Iugoslávia nos anos 1990, quando milhares de pessoas foram mortas ou expulsas de suas terras. Já na ditadura argentina dos anos 1970-80, os militares "ressuscitaram" um inimigo externo – a Inglaterra, que no passado realmente ocupara um reconhecido território argentino –, tendo em vista conseguir apoio popular a um regime político agonizante. O povo argentino pagou seu tributo de sacrifício na malfadada Guerra das Malvinas.

Ainda lembrando da Argentina, que melhor exemplo de acasalamento que o formado por Perón e Evita nos anos 1940 e 1950? O povo argentino viveu a perspectiva de ter o grande pai e a grande mãe, assim como a expectativa otimista de um futuro grandioso (a vinda do Messias) que não se concretizou. Em 2003, o Iraque, área de interesse econômico dos Estados Unidos, foi chamado pelo presidente George W. Bush de "eixo do mal" (perseguidor externo na suposição básica de luta). Nesse mesmo período, estabeleceu-se uma parceria entre o presidente Bush e o primeiro-ministro britânico, Tony Blair, para invadir o Iraque, que nos remete ao suposto básico de acasalamento. Sete anos depois, Tony Blair foi chamado a depor em uma "comissão da verdade" sobre a ocupação. Ele reafirmou que acreditava nos relatórios com falsas evidências de que esse país possuísse armas nucleares. O povo inglês esperava-o na rua, segurando cartazes com seu nome modificado para "*Bliar*", um jogo de palavras no qual "*liar*" em inglês significa mentiroso.

Os países colonizadores dos séculos passados vivem hoje sentimentos semelhantes aos dos povos invadidos. A onda imigratória europeia e americana, em uma inversão de papéis histórica, desperta violentos sentimentos xenófobos de medo, ódio e preconceito. Quantas gerações serão necessárias para miscigenar as diferenças?

O sofrimento ético-político e a felicidade pública

O **documentário** *Tiros em Columbine* ("*Bowling in Columbine*"), Oscar de 2003, do diretor Michael Moore, levanta a hipótese de que a cultura norte-americana do medo e da paranoia seja responsável pelo enorme número de

ESSÊNCIA E PERSONALIDADE

mortes por armas de fogo nos Estados Unidos. É possível que a valorização exagerada da coragem e o desprezo pelo medo resultem na moral da valentia norte-americana. Os filmes de faroeste mostram bem o mito do herói americano. O "mocinho" norte-americano é corajoso e honesto, enquanto o personagem latino-americano é medroso, covarde e corrupto. Nessa perspectiva, a coragem é o paradigma dos "fortes" e o medo, o dos "fracos".

O filósofo Espinosa (1957) discorre sobre democracia e liberdade com base nos sentimentos humanos, propondo um sistema de ideias em que o psicológico, o social e o ético-político aparecem entrelaçados. Para ele, o corpo, sede dos sentimentos (ou das paixões, como diz), é matéria biológica, emocional e social. Considera que a ação do corpo está diretamente relacionada ao pensar da mente. Todo indivíduo tem o direito de ser, afirmar-se, expandir-se. Nessa busca, está implícito um movimento, uma ação em direção à liberdade. A atividade leva à liberdade; a passividade, à servidão.

Espinosa propõe a separação entre teologia e filosofia. A primeira trata de textos religiosos, como a Bíblia ou o Alcorão, que não buscam a verdade, pois estão predefinidos por uma moral a ser seguida – e, se não for, haverá castigo. Assim, Espinosa propõe estabelecer os fundamentos de uma democracia, desvinculada de preconceitos (pré-conceitos). Os religiosos estão interessados em impor uma moral para preservar o poder sobre seus seguidores. Isso vale também para a maioria dos políticos. O filósofo holandês, portanto, ultrapassa os limites da crítica às religiões e chega a uma proposta política: "Espinosa é o primeiro filósofo a ser tanto democrata quanto liberal" (Bueno, 2006, p. 113).

Ao ler Espinosa, não se pode deixar de lembrar-se de Moreno (1974). Para este, o homem é um ser essencialmente espontâneo – livre para criar. O conceito de espontaneidade tem implícito o atributo da liberdade. A conserva cultural de Moreno, quando supervalorizada, significa a estagnação do processo espontâneo-criativo. Portanto, espontaneidade e conserva, de alguma forma, podem representar, para ele, o que liberdade e servidão representam para Espinosa.

Ao estudar a origem e a natureza dos afetos, o filósofo holandês afirma (*Ética*, III, propos. 50) que "não há esperança sem medo nem medo sem esperança". A diferença entre eles seria a presença da alegria na esperança e da tristeza no medo. Assim (*Ética*, III, definições 12 a 15), a esperança (*"spes"*) é definida como uma alegria originada da imagem de algo passado ou futuro, de cujo resultado duvidamos. O medo (*"metus"*), sentimento que nos induz à fuga ou nos imobiliza, é definido como uma tristeza originada da ideia de algo passado ou futuro, de cujo resultado duvidamos. A segurança nasceria da esperança e o desespero, do medo: a segurança (*"securitas"*) é a alegria nascida da ideia de algo passado ou futuro sobre o qual já não existe dúvida; o desespero (*"desperatio"*) é a tristeza nascida da imagem de algo passado ou futuro sobre cuja ocorrência já não existe dúvida. O percurso almejado é o que vai do medo à esperança, à segurança, ao contentamento e à paz. Medo e esperança estão referidos, portanto, ao passado e ao futuro, sobre os quais pesam dúvidas; desespero e segurança, em relação ao passado e ao futuro, quando não pesam dúvidas. A ausência da dúvida transforma, portanto, a esperança em segurança e o medo, em desespero. Nessa circunstância, o presente perde sua plenitude existencial, passando a ser somente um momento intermediário (o evento foi ou será) preenchido pela duração temporal de sentimentos.

O que há de patético no sistema medo-esperança é que nada podemos fazer senão esperar (temer) o que virá e chorar ou bendizer o que já se foi. Essa tensão nos leva a uma sucessão desordenada de sentimentos (temor, regozijo, desespero, esperança, remorso) que nos faz oscilar como ondas do mar, na denominada "flutuação de ânimo" (*"fluctuatio animi"*), que, segundo Espinosa (*Ética*, III, propos. 50), nos leva à servidão suprema: a superstição. O homem sucumbe a essa flutuação entre a esperança e o medo, inclinando-se à credulidade e tornando-se presa de adivinhos, curandeiros, falsos profetas e maus políticos, ou seja, pagando seu preço à tirania teológica e política. A cultura popular é rica nesse terreno, e todos sabem como as pessoas tomadas pela superstição se entregam às mãos de exploradores inescrupulosos. O lucro financeiro dessa exploração parece ser tão compensador que organizações são criadas para tal fim.

O homem, nos dias de prosperidade, não ouve nenhum conselho, mas, nos de adversidade, ouve todos. A superstição cria os "mistérios" da natureza e de Deus, dos quais nascem os segredos do poder. A superstição promove um falso saber, ou seja, uma ignorância revestida de aparente conhecimento. Dura o tempo que perdurar sua causa: o medo. Espinosa (idem) comenta que poucos, valendo-se da angústia de muitos, apresentam-se como intermediários entre os homens e os deuses e, depois, como seus representantes. Nessa categoria, incluem-se os sacerdotes e os reis, representantes desses altos e baixos poderes. Ao se posicionar dessa forma em relação aos poderosos de sua época (século XVII), não é de estranhar que Espinosa tenha sido expulso da comunidade judaica e cristã de Amsterdã.

Chaui (1987, p. 61) explica que, na vertente de Espinosa, "o medo não é louco, mas enlouquece o ânimo e extravia a alma. A superstição sim é louca". A superstição busca alívio para o medo, abrindo as comportas da servidão. Permite que se derrube o tirano, mas não a tirania. Um tirano muitas vezes sucede a outro, e todos eles também vivem sob a égide do medo: temem ser derrubados pelo que vem de cima (uma tirania mais forte) e pelo que vem de baixo (o poder do povo). A superstição oferece, portanto, sustentação e legitimidade ao governo corrupto. "Ciência nenhuma – chame-se ela de filosofia, ciência política ou economia – garantirá de antemão a derrota do medo. A luta aqui, passional, é combater entre duas paixões em tudo contrárias: fuga da morte e desejo de vida" (*ibidem*, p. 75). A luta está situada entre o medo da morte – separação – e a esperança de vida – relação.

A dimensão social confere um caráter histórico ao sentimento. Cada momento histórico prioriza um deles. Vitale (1994) comenta que, no século XIX, predominou a vergonha do olhar do outro, com a respectiva exigência de expiação pública. No século XX, a culpa substituiu a vergonha, mudando o caráter da expiação pública para privada, individual. O sentimento ganha, portanto, também um aspecto ético-político.

Sawaya (1999) comenta que o banzo, estado melancólico que acometia os escravos africanos no Brasil e que muitas vezes os levava à morte, estava legitimado pela política de exploração e dominação econômica internacional. Hoje, encontramos um fenômeno semelhante entre os índios brasileiros. Um estudo psiquiátrico realizado em comunidades indígenas (Oliveira e Lotufo Neto, 2003) revelou que o índice de suicídio entre elas é cerca de 40 vezes maior que a média brasileira. A "depressão" desses índios não pode ser interpretada somente com explicações genéticas ou neuroquímicas. O ato do suicídio é a concretização biológica de algo que já aconteceu: perderam a identidade, morreram psicossocialmente. Trata-se da tentativa de autoextermínio étnico, um suicídio social. Preferem a morte definitiva à meia-morte da exclusão social, sendo tratados como coisas, "apêndices inúteis da sociedade" (Sawaya, 1999, p. 104). Na gênese do sofrimento dos excluídos em geral – índios, desempregados, populações em situação de risco – paira, antes de tudo, a esperança de "ser gente" para estar com outras gentes.

A dimensão coletiva do medo manifesta-se em diferentes facetas. O medo que a sociedade brasileira sente de roubos, assaltos, sequestros, balas perdidas e morte manifesta-se, por exemplo, em uma transformação arquitetônica: as casas ganham características de fortalezas, com grades, lanças nos muros, fios eletrificados, câmeras, sistemas de segurança e guaritas para vigilantes particulares. Os adolescentes passam a ser "confinados", por motivos de segurança, em centros comerciais (*shopping centers*) e devidamente monitorados pelos pais por meio de telefones celulares.

No Brasil, a Operação Lava Jato, deflagrada em 2014, a maior investigação de corrupção da história do país, nos leva a um sentimento coletivo de raiva e esperança de que novos tempos estão por vir. O sofrimento ético-político contrapõe-se à felicidade pública, mesmo sabendo que sempre existe uma dialética entre eles. A felicidade pública acontece quando a esperança vence o medo e se transforma em segurança, apesar de não ser qualquer vã esperança que possui esse poder.

10. Psicoterapia da relação: um psicodrama minimalista

Teoria

HÁ ALGUM TEMPO RECEBI uma solicitação editorial para escrever um segundo texto sobre a psicoterapia da relação. Ao fazê-lo, constatei acréscimos ao texto anterior (Fonseca, 2010b). Este é, portanto, como se costuma dizer, *mais uma volta no parafuso* a respeito do tema.

Em termos da denominação "psicoterapia da relação", lembro que autores alemães (Weiszäcker, 1964 e Trub, 1985) e americanos (Hycner, 1995), também influenciados, como eu, pela filosofia dialógica de Martin Buber (1976), utilizam expressões correlatas: "psicoterapia do relacionamento" e "psicoterapia dialógica"[96].

Teoria e prática são duas faces da mesma moeda. Vale a metáfora de mapa e território, segundo a qual o mapa corresponde à teoria e o território, à prática. Nesta exposição, seleciono alguns aspectos que não só balizam a teoria, mas também dão sustentação à prática da psicoterapia da relação.

Expressionismo e minimalismo

O psicodrama é contemporâneo do expressionismo alemão. O expressionismo foi um movimento artístico nascido na Alemanha e Áustria, imediatamente antes e depois da Primeira Guerra Mundial (1914-1918), período em que Moreno dá como a origem do psicodrama (1921). O expressio-

---

96. Nesse sentido considere-se também o artigo "Psicanálise relacional contemporânea: uma nova maneira de trabalhar em psicanálise", de Pedro Gomes (2007), no qual o autor relata uma concepção relacional originada a partir das ideias de Heinz Kohut (1984), autor que também consta de minhas influências.

nismo caracterizava-se por uma arte intuitiva que se manifestava com liberdade e arrebatamento. Seu conteúdo demonstrava o anseio metafísico, existencial e espiritualista da cultura alemã. Suas "cores" eram intensas, vibrantes e distorcidas. Sua influência atravessou as fronteiras germânicas e se difundiu para outros países.

A psicoterapia da relação é uma versão minimalista do psicodrama. Entenda-se *minimalismo* como uma tendência a simplificar e a reduzir os elementos constitutivos de algo. No Capítulo 1, "Essência e personalidade", comentei sobre o "vazio mediano, interior ou criativo", da filosofia chinesa. Relembro que a base filosófica do conceito de minimalismo remonta a essa unidade primordial que também pode ser compreendida como uma essência cósmica que se manifesta em todas as coisas. Assim, o vazio não seria um espaço literalmente neutro ou propriamente "vazio". Seria "uma entidade dinâmica em si" (Cheng, 2016, p. 167).

A valorização do vazio leva a uma atitude minimalista diante do mundo, segundo a qual o supérfluo torna-se dispensável. O vazio na música significa o silêncio entre as notas musicais, sem o que não seria possível a estrutura melódica. Na pintura o vazio se revela pelos espaços em branco que dialogam com os elementos coloridos. A arte chinesa – poesia, música e pintura – reflete essa orientação. A filosofia chinesa influenciou a cultura japonesa. O minimalismo nipônico também apresenta o vazio (hara: centro vital, espiritual ou energético) como componente central. Ele promove a noção de beleza-simplicidade. O *design* e a arquitetura japonesa refletem esse aspecto. Os jardins, por exemplo, são constituídos de grandes espaços que dão realce aos elementos presentes. O interior das residências segue o mesmo modelo: a presença somente de móveis essenciais ao uso. A bandeira japonesa é um exemplo de minimalismo: branca com um disco vermelho no centro (representando o sol).

O minimalismo no Ocidente constituiu um movimento artístico iniciado na segunda metade do século passado, influenciando até hoje a música, as artes plásticas, a dança e a literatura – E, por que não, as psicoterapias.

A origem da psicoterapia da relação remonta às inquietações sobre como adequar as técnicas psicodramáticas grupais clássicas à psicoterapia individual (bipessoal). Surgiu, portanto, da redução de uma sessão de psicodrama grupal de cerca de duas horas para uma sessão de psicoterapia individual de cinquenta minutos e da unificação dos papéis de diretor e de ego-auxiliar psicodramáticos[97]. No entanto, tais fatos não impedem que a psicoterapia da relação seja utilizada também em grupos.

Filosofia relacional

A psicoterapia da relação, com já foi dito, enfatiza uma filosofia relacional no trabalho terapêutico. De um lado, privilegia o trabalho das relações do mundo interno do paciente e, de outro, o trabalho da relação paciente-terapeuta. Ou seja, a proposta é uma ação pragmática na compreensão do fenômeno relacional.

A dimensão relacional espelha a concepção universal, na qual tudo é regido por relações. Inserido nesse contexto, o ser humano influencia o universo e é influenciado por ele. A ecologia ["ecologia": *"oikos"* (casa) + *"logos"* (estudo)] estuda as relações dos seres vivos entre si e destes com seu meio. O homem pertence, portanto, a uma rede relacional universal que tem continuidade com sua rede social e familiar.

Psicologia relacional e matriz de identidade

O fundamento psicossociodinâmico da psicologia relacional é o conceito de matriz de identidade – envoltório relacional da criança durante a constituição de sua personalidade. Fatores biológicos, psicológicos e socioculturais interagem na formação do novo ser. A matriz de identidade representa o aprendizado emocional da criança com base em sua interação com esse grupo primário de referência. As relações interpessoais (externas) da matriz – relações com pai, mãe, irmãos, avós e cuidadores – são internalizadas segundo uma elaboração própria. A dinâmica interna constitui a tradução que o sujeito realizou de sua dinâmica relacional externa primária. Esse processo externo-interno resulta na composição de estruturas clínicas psicológicas e psicopatológicas, descritas no Capítulo 8 – "Matriz de identidade, triangulação e estruturas clínicas".

---

97. No psicodrama clássico os papéis de diretor (terapeuta) e ego-auxiliar são exercidos por pessoas diferentes.

O estudo das relações: compreensão e explicação

O estudo do fenômeno relacional segue, em primeiro lugar, uma atitude compreensiva[98], no sentido de observar e interagir como ele se apresenta no momento. Essa atitude destaca especialmente as questões *o quê* e *como* (acontece). Paralelamente, subjazem as perguntas *para quê* e *por quê não* (que funcionam como estímulo para a continuidade da ação relacional).

O método compreensivo, portanto, propõe a captação vivencial do momento sem a utilização *a priori* de explicações. Já o método explicativo-causal ocupa-se do *porquê*. Ele é referência das ciências físico-naturais, remetendo às causas do fenômeno. O porquê psicológico remete ao passado, e sua ênfase exagerada pode levar à intelectualização. As obsessivas explicações do passado obedecem à mesma duvidosa lógica das previsões do futuro. O porquê pode ser decorrência da ação terapêutica, mas não sua primeira busca. A constatação precede a explicação. No âmbito das psicoterapias, Moreno (1991, p. 154) critica o exagero do determinismo psicológico:

> O desejo de encontrar determinantes para toda e qualquer experiência, e para esses determinantes outros determinantes, e para estes outros ainda mais remotos, e assim por diante, leva a uma perseguição interminável de causas.

Martin Buber (1976) fala que as relações apresentam dois polos: relação e distância. No momento da relação existe a entrega, não cabendo espaço para o distanciamento. Já o segundo polo – a distância – constitui o espaço de reflexão da relação, propiciando sua análise. A inversão de posições leva à distorção do processo relacional. Na relação reina a compreensão – o quê e o como –, na distância reina a explicação – o porquê. Os dois polos se integram.

Psicologia da consciência

A psicologia da consciência focaliza o sujeito em determinado momento de vida, conforme seu grau de consciência. Basta fecharmos os olhos e colocarmos a atenção no corpo para termos um grau de consciência diferente do momento anterior. Durante as visualizações na técnica do psicodrama interno, que veremos adiante, a pessoa encontra-se em um estado de

---

98. Segundo proposta da fenomenologia existencial.

consciência diferente do cotidiano. Os estados modificados de consciência propiciam novas apreensões de si.

O sono tem diferentes graus de profundidade que se distribuem em cinco estágios, quatro denominados *NÃO REM* e um quinto, *REM* ("*rapid eye movements*"), no qual acontece a maior parte dos sonhos. A vigília também apresenta uma gradação de estados despertos. Os limites mais baixos de consciência representam o estado automatizado em que vivemos nosso dia a dia. Os estados ampliados de consciência correspondem ao "acordar" para novas realidades.

Utilizo uma analogia entre a consciência e a luz para ilustrar a variação dos estados de consciência. Os dois extremos estão representados por um ponto muito escuro e um muito claro. Entre eles, existe uma zona variável de claro-escuro. Ao claro-escuro corresponde o pré-consciente (PC) e o pré-inconsciente (PI); ao escuro, o inconsciente (I); e ao muito escuro, o inconsciente transpessoal (IT) – como, por exemplo, o inconsciente coletivo de Jung (1972). A zona clara refere-se ao consciente (C) e a muito clara, ao supraconsciente (SC). Este corresponde aos estados de consciência ampliados vividos fora do cotidiano, como o conceito de encontro, de Moreno (1991) e Buber (1976), e as *peaks-experiences*, descritas por Maslow (2014).

Os gráficos a seguir mostram a gradação da consciência em linha horizontal e circular. Nesta última observa-se que os extremos são próximos: o pré-consciente (PC) e o pré-inconsciente (PI) estão juntos; o inconsciente transpessoal (IT) e o supraconsciente (SC) estão lado a lado.

Muito escuro	Escuro	Claro-escuro	Claro	Muito claro
Inconsciente Transpessoal	Inconsciente	Pré-consciente Pré-inconsciente	Consciente	Supra-consciente

ESTADOS DE CONSCIÊNCIA

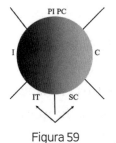

Figura 59

Essa colocação deixa de lado a noção de superficialidade e profundidade ("porão da personalidade") do consciente/inconsciente, pois ambos se situam em um mesmo plano, distinguindo-se pelo fato de estarem visíveis (iluminados) ou invisíveis (escuros). Assim, o *"insight"* representa o momento em que acontece um clarão e a pessoa consegue enxergar o que antes não via.

A galeria de Eus

O termo *Eu* é aqui empregado no sentido de personalidade, persona ou ego, a parte correspondente ao envoltório da essência referida em capítulos anteriores.

A criança desenvolve uma atividade discriminatória na construção de sua identidade. Por intermédio de sensações, sentimentos e pensamentos, realiza a distinção entre o dentro (dela) e o fora (dela), o bom e o mau, a fantasia e a realidade, o parcial e o total. As relações primárias internalizam-se de forma tão absolutamente particular que representam sempre apreensões parciais do total. Primeiro, porque o total é uma medida utópica ou idealizada, e, segundo, porque a criança vive ainda uma imaturidade neuropsicológica cujos processos perceptivos são rudimentares.

Falamos então de Eus parciais internos, que surgem do processo de sucessivas internalizações parciais das relações primárias. Assim, em uma relação A-B, o Eu parcial interno terá características de A, de B e de AB.

> Os Eu fisiológico [psicossomático], psicodramático [psicológico ou do imaginário] e social são apenas Eus "parciais"; o Eu inteiro, realmente integrado, de anos posteriores, ainda está longe de ter nascido. (Moreno, 1991, p. 26)

Se imaginarmos que as relações primordiais são internalizadas como positivas, negativas e neutras, concluiremos que existem também Eus parciais positivos, negativos e neutros. A criança internaliza duos, trios, quartetos etc., nos quais se incluem as funções maternas, paternas, fraternas, familiares e sociais. Os agrupamentos de Eus parciais internos, quando dedicados a um objetivo comum, ganham a condição de constelações – por exemplo, a constelação dos Eus censores. As constelações mais acionadas demarcam sulcos na personalidade em formação – os traços principais e secundários – que irão constituir as estruturas psicológicas.

Alguns Eus parciais internos agrupam-se em núcleos de proteção contra o sofrimento da separação-perda-ausência. Esses núcleos permanecem latentes, podendo se manifestar teletransferencialmente[99] em situações futuras. Um exemplo da irrupção de núcleo transferencial acontece nas passagens ao ato dos crimes passionais e familiares. O contraponto deles são os núcleos télicos, geradores de espontaneidade-criatividade, que aparecem como função salvadora em momentos de risco de morte. As descrições desses episódios, frequentemente, se acompanham de expressões como "foi um milagre", "recebi uma luz", "foi Deus" etc.

O Eu global então é formado por uma infinidade de Eus parciais internos que aspiram a ser revelados por meio do desempenho de papéis, uma maneira significativa de deixarem a latência e ganharem a liberdade. O contexto psicodramático oferece a possibilidade do desempenho de papéis difíceis ou impossíveis de ser desempenhados no contexto social: papel de Deus, de marciano, de assassino etc.

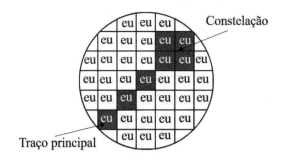

EU GLOBAL, EUS PARCIAIS
SOCIOMETRIA INTERNA E TRAÇO PRINCIPAL

Figura 60

---

99. O sistema teletransferencial rege todas as relações segundo a predominância télica ou transferencial. Rege, portanto, tanto as relações "saudáveis" como as "patológicas", dentro e fora do contexto psicoterapêutico. Ele é oscilante no tempo e no espaço – ora a relação encontra-se mais télica e menos transferencial, ora mais transferencial e menos télica. A culminância transferencial constitui o delírio-alucinação.

Os Eus parciais internos expressos nos personagens dos sonhos podem ser revividos por intermédio do desempenho de papéis durante a ação dramática. Nela, o desempenho dos personagens oníricos permite a reelaboração de seus conteúdos psicodinâmicos.

Falamos sobre a multidão de *Eus* que nos habita, coisa que a genialidade do poeta Fernando Pessoa (2009, p. 364) resume em poucas linhas:

> Cada um de nós é vários, é muitos, é uma prolixidade de si mesmos. Por isso aquele que despreza o ambiente não é o mesmo que dele se alegra ou padece. Na vasta colônia do nosso ser há gente de muitas espécies, pensando e sentindo diferentemente.

Eus parciais e sociometria interna

Moreno (1974) propõe o estudo da inter-relação dos participantes dos grupos pela sociometria – ciência da medida dos relacionamentos humanos – e pela sociodinâmica – ciência da estrutura e da dinâmica dos grupos sociais[100]. Transpondo a proposta para os Eus parciais internos, teríamos uma sociometria e uma sociodinâmica internas. O Eu global expressa a dinâmica relacional dos Eus parciais internos que o constituem. Essa dinâmica interna apresenta relações harmônicas ou desarmônicas, que se refletem no Eu global.

O ser humano vive em grupos, carregando um grupo interno dentro de si. Nessa concepção, o intrapsíquico é uma inter-relação de Eus parciais internos. Portanto, o intrapsíquico é também um "inter".

Prática

Sessão

A sessão da psicoterapia da relação pode estar no *lá e então* ou no *aqui e agora*. Na primeira possibilidade, analisam-se as relações do paciente em sua vida, lá fora; na segunda, a relação com o terapeuta, aqui dentro. Do

---

100. Moreno chama ainda o tratamento dos sistemas sociais de "sociatria" (em oposição à "psiquiatria").

ponto de vista existencial, o *aqui e agora* sempre subjaz ao relato do *lá e então*. O terapeuta tem, portanto, um "olho" *lá* e outro *cá*.

Quando a pessoa se lembra de um sonho, este tem um primeiro significado. Quando ela conta seu sonho, ele ganha um segundo significado, agora relacional. Assim, o sonho narrado na sessão terapêutica tem também algum endereçamento ao terapeuta.

O trabalho da relação terapêutica no *aqui e agora* se inspira no fato de que o paciente repete velhos padrões relacionais dentro do *setting* terapêutico, abrindo-se, portanto, a possibilidade de trabalhá-los ao vivo, com o terapeuta como um observador-participante.

A sessão desenvolve-se mediante interação verbal (colóquios, assinalamentos, constatações e interpretações) e ações dramáticas. Estas representam o desempenho de papéis do mundo interno do paciente, atuados por ele e pelo terapeuta.

Ação dramática

Distingo a ação dramática da psicoterapia da relação e a dramatização do psicodrama clássico. A primeira constitui uma rápida e eventual investida dramática no contexto verbal, enquanto a segunda representa o ponto culminante da sessão psicodramática clássica.

A ação dramática aborda uma relação passada ou atual do protagonista. Não existe delimitação de tempo cronológico: tudo é presente. Não há marcação nem montagem de cenas; não existe movimentação espacial, nem mesmo nas inversões de papéis, salvo exceções. Paciente e terapeuta, sentados, dialogam em seus próprios papéis ou no desempenho de papéis internalizados do primeiro. O terapeuta da relação é um misto de diretor e de ego-auxiliar psicodramáticos. É, ao mesmo tempo, um terapeuta verbal e um ator terapêutico. Moreno (1991, p. 43), ao descrever a ação do ego-auxiliar, por decorrência, explica também a função do terapeuta da relação (que introduzi entre colchetes na citação):

> Os egos-auxiliares [terapeutas da relação] são atores que representam
> pessoas ausentes, tal como aparecem no mundo privado do paciente. [...]

Como a tarefa dos egos-auxiliares [terapeutas da relação] é representar as percepções dos pacientes dos papéis internos ou figuras que dominam o seu mundo, quanto mais adequadamente as apresentam, maior será o efeito sobre o paciente. Em vez de "falar" ao paciente sobre suas experiências internas, os egos-auxiliares [terapeutas da relação] retratam-nas e tornam possível ao paciente encontrar no exterior as suas próprias figuras internas. Tais encontros vão além da comunicação verbal e ajudam o paciente a fortalecer as suas vagas percepções internas, com as quais pode relacionar-se sem ajuda externa. Essas figuras simbólicas de sua vida interior não são meros fantasmas; são, no entanto, *atores terapêuticos* [o grifo é meu] dotados de vida real própria.

A psicoterapia da relação utiliza um ágil instrumental técnico que permite rápidas incursões dramáticas voltadas à resolução dos conflitos. A ação dramática apresenta três segmentos: introdução, desenvolvimento e resolução. Segue-se o retorno ao contexto verbal para a elaboração do conteúdo psicodinâmico levantado.

O desempenho de papéis e o espaço criativo

O ser humano descobre na infância o prazer de desempenhar os papéis do imaginário em suas brincadeiras. Os povos primitivos em seus rituais totêmicos de incorporação também experimentam essa sensação. Os loucos desempenham papéis delirantes. Os atores do teatro clássico vivem sensações parecidas, porém são prisioneiros dos papéis criados pelo dramaturgo. O teatro espontâneo, o psicodrama e a psicoterapia da relação propiciam ao ator a liberdade de expressar-se sem as amarras das conservas autorais. O ator espontâneo consegue ser ao mesmo tempo "criança", "primitivo" e "louco".

As vivências fora do cotidiano podem promover estados modificados de consciência. Abrir mão, pelo menos parcialmente, de sua identidade, *receber* outra identidade e, finalmente, retornar à sua própria desenvolvem uma sutil modificação de consciência. Vale a expressão alemã "*das Ding ausser sich*" que Moreno usou para descrever a ação dramática: a coisa fora de si. Ela pode também significar um sujeito fora de si[101]. No caso do protagonista, aquele que perdeu o controle, saudavelmente, no cenário psicodramático. Haveria aí uma mobilização de drogas internas? Sim, por isso Moreno chamou a espontaneidade de "droga milagrosa".

Muitas vezes, após um desempenho de papéis, o terapeuta surpreende-se com o que sabia do paciente e não sabia que sabia. Por exemplo, ao realizar um duplo-espelho, o terapeuta se dá conta de conteúdos psicológicos do protagonista, antes desconhecidos, um verdadeiro *insight* do terapeuta em relação à psicodinâmica do paciente. Esse processo facilita a comunicação coconsciente e coinconsciente entre os dois.

A criança após o nascimento está fusionada à função materna. Aos poucos vai saindo dessa fusão e abrindo espaço rumo à sua própria identidade. Existe, portanto, nessa trajetória, um espaço intermediário entre o dentro e o fora, entre a realidade interna e externa; um espaço transicional que ficou consagrado por Winnicott (1975) ao descrever o lugar do "fenômeno" e do "objeto transicional". Esse é o espaço que institui a possibilidade de exercício do "faz de conta", do "como se"; enfim, do brincar. A criança investe em um objeto (um pano, um travesseiro) a representação substitutiva e simbólica da ausência materna, e, depois, no ato de brincar, expressa as inúmeras projeções de seu mundo psíquico. O gráfico a seguir mostra o espaço intermediário ou criativo em várias condições relacionais.

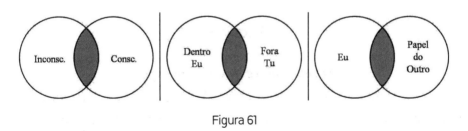

Figura 61

O desempenho de um papel internalizado, seja de outra pessoa ou próprio, aciona esse espaço intermediário. Ou seja, voltamos a falar do vazio mediano ou vazio criativo (*self* cósmico), como comentado no início do tex-

---

101. Recomendo o texto "O estar fora de si protagônico: algumas anotações" (Merengué, 1994).

to, por onde flui a espontaneidade-criatividade. O ser humano aprende a brincar na infância. As técnicas psicodramáticas devolvem a ele, quando adulto, a possibilidade de brincar novamente. A seguir, esquematicamente, acompanhe o que se passa na psicoterapia da relação quando o terapeuta desempenha um papel internalizado do paciente. Lembre-se de que o paciente, em outras circunstâncias, também desempenha seus próprios papéis internalizados.

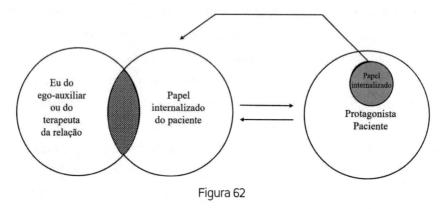

Figura 62

Assim, o desempenho de papéis no psicodrama e na psicoterapia da relação é por si só terapêutico, além de permitir que o trabalho atinja com mais propriedade, e de forma lúdica, os conflitos abordados, por intermédio de diversas técnicas que veremos a seguir.

Técnicas

Desempenho e inversão de papéis

O desempenho de papéis e a inversão de papéis são as técnicas mais utilizadas no psicodrama e na psicoterapia da relação. O terapeuta assume um papel internalizado do paciente, previamente desempenhado por ele, ou desempenha-o de forma direta, moldando-se de acordo com a interação dialógica. Evidentemente, a segunda possibilidade requer prática. Por exemplo: "Eu sou seu pai, fale comigo". Em um segundo tempo: "Você é seu pai e eu sou você".

Duplo-espelho

O duplo-espelho sintetiza as técnicas do duplo e do espelho do psicodrama clássico. O terapeuta está frente a frente (espelho) com o paciente, dublando-o. Trata-se da conversa do Eu com outro Eu do paciente, desempenhado pelo terapeuta. Dessa maneira, as interpretações dos conteúdos psicodinâmicos decorrem ludicamente no transcorrer do jogo de papéis. Supondo que uma paciente, Julia, tenha a característica de colocar a responsabilidade de seus insucessos nos outros, o terapeuta propõe um diálogo de Julia com Julia, sendo uma delas desempenhada por ele. Inicialmente, a Julia dublada maximiza o sofrimento de seu "vitimismo", depois questiona sua irredutibilidade e, finalmente, expõe as "vantagens" – sofrimento e prazer ("gozo") – de não se responsabilizar pela sua vida e de deixá-la à mercê do outro. O duplo-espelho, portanto, apresenta três momentos: a repetição dublada da queixa, o questionamento desta e a interpretação em ação do conflito subjacente.

Entrevista no papel

Na entrevista no papel, o terapeuta entrevista um personagem interno incorporado pelo paciente. Por exemplo, o terapeuta entrevista o pai do paciente desempenhado pelo paciente: "Eu pedi para o senhor vir aqui para saber alguns dados sobre seu filho, meu paciente X". E assim se estabelece uma estratégia na qual novos aportes psicodinâmicos são trazidos ao caso.

Técnicas de visualização interna: videoteipe e psicodrama interno

O psicodrama clássico está para o teatro, assim como as técnicas de visualização interna estão para o cinema. As visualizações guardam correlações com as técnicas meditativas. Ambas trabalham na esfera do não pensamento. Explico: se considerarmos, metaforicamente, os vagões de um trem em movimento os pensamentos, abrem-se duas possibilidades de pesquisa: observar os vagões que passam (associação de ideias?) ou o vazio entre eles. A meditação e o psicodrama interno trabalham com a segunda possibilidade. Tanto a observação da sequência associativa dos pensamentos como a observação do vazio entre eles levam ao inconsciente.

Frequentemente, confunde-se devaneio – imaginação automática do cotidiano – com visualização, mas eles são opostos. A visualização é atingida pela atenção deliberada e consciente para obtê-la. Já o devaneio é fruto da distração e da desatenção. Enquanto na visualização o praticante é ativo, no devaneio ele é passivo.

Algumas pessoas conseguem desempenhar papéis internamente com mais facilidade do que no psicodrama clássico. Neste, há a necessidade da movimentação e do contato corporal com os egos-auxiliares. É diferente agredir fisicamente no "como se" de uma cena de psicodrama clássico e agredir, eventualmente, com requintes, pelo imaginário visual interno. Por esse motivo, talvez, pacientes tímidos prefiram as técnicas de visualização interna.

Vejamos como funcionam as técnicas do videoteipe e do psicodrama interno na psicoterapia da relação.

Videoteipe

A técnica do videoteipe constitui a revivência de algo ocorrido num passado remoto ou recente, por meio de uma visualização interna. Trata-se de uma presentificação[102] com os olhos fechados. Ela pode ser centrada ou em espelho. No primeiro caso, a pessoa está na cena e relata desse lugar. No segundo, o sujeito se vê na cena e relata de fora. Essa dupla possibilidade angular flexibiliza a continuidade da cena.

O sonho é uma obra "cinematográfica" exclusiva do sonhador. Somos cineastas naturais. As imagens visuais internas pertencem à mesma "família" dos sonhos e das alucinações. No trabalho com os sonhos, por meio da técnica do videoteipe, o paciente retoma uma cena sonhada em que os sentimentos são presentificados com a ajuda do terapeuta. Por exemplo:

T: *Feche os olhos, visualize a cena e descreva-a no presente.*

P: Estou num lugar estranho.

T: *Como é esse lugar?*

P: É uma sala antiga, com cortinas e tapetes. Parece os anos 1970.

---

102. Na presentificação, o paciente relata um fato acontecido com o verbo no presente do indicativo. Com isso se consegue também a presentificação emocional do evento. Por exemplo, em vez de dizer "eu estava com medo", ele dirá "eu estou com medo".

T: *Existem pessoas?*

P: Sim, ao fundo vejo uma ex-namorada.

T: *Como você se sente?*

P: Sinto uma leve apreensão.

T: *Observe seu corpo e localize essa sensação.*

Ou:

T: *Observe-se de fora e veja seu jeito lá na cena.*

E assim por diante.

Psicodrama interno[103]

Distingo a técnica do videoteipe da do psicodrama interno. O primeiro é utilizado no trabalho com os sonhos ou com cenas do cotidiano e o segundo é realizado quando não há um material específico de trabalho. A pessoa empreende uma viagem visual interna ao observar a sucessão de imagens espontâneas que ocorrem dentro de si: um sonho acordado.

O paciente permanece de olhos fechados voltando a atenção para as sensações corporais presentes, deixando os pensamentos entrarem "por um lado" e saírem "pelo outro" – os pensamentos são desprivilegiados e as sensações corporais e as imagens visuais (formas, cores e cenas), privilegiados. A pessoa é estimulada a deixar fluir seu filme interno e enxergar com seu "olho interior". O protagonista vai à frente, o terapeuta segue-o como acompanhante de viagem. Frequentemente sugere técnicas cinematográficas: *closes*, *zooms* e panorâmicas.

Em um psicodrama interno, a visualização de formas e cores precedeu a sensação de o protagonista estar voando. Ele atravessava nuvens e vislumbrava os elementos lá embaixo, muito pequenos. Viu-se, depois, sentado num banco, em um lugar descampado. Sentiu-se só e emocionou-se com isso. Aos poucos, teve a impressão de sentir uma "presença" na cena. Depois de alguns momentos, a presença se personificou como um ente querido que perdera. Seguiu-se a despedida e o resgate de sentimentos contidos na relação.

---

103. A técnica do psicodrama interno foi apresentada à comunidade psicodramática por Victor Silva Dias e por mim no II Congresso Brasileiro de Psicodrama, em Canela, Rio Grande do Sul, em 1980. Para maiores esclarecimentos, consulte suas obras (Dias, 1996; Fonseca, 2010b).

Finalizando

A AÇÃO DA PSICOTERAPIA da relação abrange a dimensão verbal e a dramática. No que tange à parte verbal, conta com as ações comuns às psicoterapias psicodinâmicas. Isso acontece no próprio contexto verbal da sessão, ou após uma ação dramática.

A ação dramática leva ao *insight* dramático ou à *catarse* da integração. O primeiro significa a iluminação de um conteúdo psicológico antes obscuro. O segundo significa um processo dramático que inclui a desorganização de um conflito com sua consequente reorganização, de maneira que o sujeito vislumbre uma nova perspectiva da relação abordada.

A psicoterapia da relação busca criar um espaço lúdico de trabalho que corresponde à zona intermediária entre o fora e o dentro, entre o consciente e o inconsciente, entre o espaço espontâneo-criativo do coconsciente e o do coinconsciente relacional moreniano. A ação dramática se reporta à ludoterapia: "brincando" se lida com coisas "sérias". Em outro texto (Fonseca, 2010b) comento que se Melanie Klein tivesse proposto a ludoterapia também para adultos, e não somente para crianças, ela teria codescoberto o psicodrama com Moreno.

Espero que a psicoterapia da relação fique assim contextualizada como um psicodrama minimalista que utiliza técnicas psicodramáticas genuínas, como o desempenho de papéis, a inversão de papéis e a entrevista no papel, e técnicas psicodramáticas modificadas, como o duplo-espelho, o videoteipe e o psicodrama interno.

PARTE III

▼

História

11. Memórias de Beacon e outras memórias[104]

VERÃO AMERICANO DE 1979. Tomei o trem (*Hudson Line*) na Grand Central Station, em Nova York. Depois de uma hora e meia, cheguei a Beacon. Esperei um pouco e tomei um dos dois táxis da cidade. Desci em frente ao Instituto Moreno. Era um belo lugar, com jardins bem-cuidados e árvores enormes. Logo após a entrada, vislumbrava-se uma pequena construção em madeira, que dava abrigo à Beacon House Publishers, editora dos Moreno. Logo atrás, ficava a própria casa deles. Moreno faleceu em 1974. Zerka e seu segundo marido, Merlin Pitzele, estavam na Suécia. À direita de quem chegava ficava a grande e antiga (cerca de 150 anos) casa de madeira, típico estilo americano, com uma grande varanda na frente. Ali funcionou o hospital psiquiátrico e depois o instituto de treinamento em psicodrama. Os quartos individuais, antes ocupados pelos pacientes, passaram a ser dos estudantes.

Fui recebido pela Sra. Ann Quinn, que ali trabalhava há mais de vinte anos. Era uma senhora de cabelos brancos, muito falante. Foi enfermeira do antigo hospital e agora era administradora do instituto. Contou-me que no hospital trabalhavam seis médicos. Moreno não gostava de eletrochoques, mas os outros médicos os prescreviam, quando necessários. O leitor deve situar a existência do hospital a partir de 1936, quando não existiam os modernos medicamentos neurolépticos e os tratamentos psiquiátricos quase se resumiam à insulinoterapia e ao eletrochoque. Moreno foi um dos pioneiros na psicoterapia de psicóticos.

---

104. Relato baseado em anotações de viagem, em julho de 1979. Texto publicado originalmente em *O psicodramaturgo J. L. Moreno, 1889-1989* (1990).

Aos poucos, fui conhecendo os companheiros de treinamento: Ugo, ator ítalo-americano; Jerry, psicólogo-administrador americano; Simone, psicóloga belga; Annalysa, jovem terapeuta ocupacional finlandesa; Natalie, pedagoga americana (atualmente psicoterapeuta psicodramatista na Flórida); Eliave, ator israelense e um dos pioneiros do psicodrama em seu país; Beatrice, psiquiatra e psicanalista egípcia, radicada em Londres; Rocio, psicóloga madrilenha; Louise, nascida na Martinica e formada pela Sorbonne; Else, enfermeira alemã radicada nos Estados Unidos. Nos últimos dias de meu estágio, chegou Maria Antonia, brasileira e psicodramatista socioeducacional. Beacon era uma pequena ONU.

O grupo era coordenado por George Baaklini, libanês radicado nos Estados Unidos, assessorado por duas jovens, uma americana e uma iraquiana. Realizavam-se três sessões psicodramáticas diárias: das 10h às 12h30, das 15h às 17h30 e das 20h às 22h30. Era um ritmo forte de trabalho que com o passar dos dias ia exaurindo os participantes. Leve-se em conta que a maioria era composta de estrangeiros que tinham de se expressar em inglês.

O grupo reunia-se, escolhia o protagonista e este o seu diretor, que poderia ser qualquer membro, independentemente de sua experiência psicodramática. Privilegiava-se a escolha télica e não a experiência profissional. Era o modelo moreniano do grupo autodirigido.

De manhã fazia-se o processamento técnico das sessões do dia anterior. Todos opinavam sobre as direções realizadas, especialmente os protagonistas, que relatavam como tinham se sentido durante o trabalho. Não eram permitidas interpretações psicodinâmicas. Beatrice, psicanalista, insistia em interpretar as cenas. George, o coordenador, repetia que ali era a casa de Moreno, onde se preservava o psicodrama de seu criador. Não tinha objeções ao entendimento psicanalítico das cenas, mas esse procedimento não se realizava em Beacon. Beatrice, com certo desconsolo, acabou aceitando.

Com o correr das sessões e da convivência (tomávamos as refeições juntos, saíamos juntos à noite), a sociometria do grupo foi se estabelecendo: atrações, rejeições e neutralidades. Uma das integrantes do grupo era exageradamente obsessiva com os horários. Ficava de mau humor, repreendia o coordenador pelos pequenos atrasos do grupo. Isso gerava algum mal-estar. No entanto, a dinâmica grupal nunca era abordada. Perguntei então se as questões da dinâmica grupal não eram levadas em conta. Responderam que uma vez por ano dedicava-se um seminário somente para estudos sociométricos. Certamente, não me fiz entender...

O grupo era aberto. Constantemente chegavam e saíam pessoas. Isso tornava a dinâmica grupal movediça. Assim, os processos télico-transferenciais eram fugazes. O grupo semanal processual, que se reúne durante um longo tempo e com pouca variação de integrantes, mostra-se de outra forma quanto à sua dinâmica. Moreno fez muitas observações, minimizando a importância da transferência no processo psicoterápico. Possivelmente, suas observações referiam-se ao tipo de grupo que se realizava em Beacon, primeiramente com os pacientes internados e com os que retornavam para consultas de seguimento, e depois com os alunos. Ele não teve a experiência com grupos estáveis nos quais o processo transferencial torna-se mais nítido. Os protocolos clínicos de Moreno revelam uma ênfase na psicoterapia-momento em contraste com a psicoterapia-processo de longo curso. Sua abordagem clínica enquadra-se mais no campo das psicoterapias breves e na psicoterapia brevíssima de uma sessão aberta de psicodrama, que dura em média duas horas.

Em uma noite exibem-se filmes de Moreno. São gravações muito antigas. No fim da década de 1960, ele já não dirigia psicodrama. No filme do 1º Congresso Internacional de Psicodrama, em Paris, 1964, Moreno já aparece bastante idoso, muito falante, dirigindo um psicodrama de casal.

Andando por entre as árvores centenárias do Beacon Institute, perguntava-me o que teria trazido Moreno para cá. Buscava a tranquilidade de uma pequena cidade, próxima a um grande centro, como fizera no passado, em relação a Bad Vosslau, próxima a Viena? Médico clínico em Bad Vosslau, ia semanalmente a Viena dirigir seu teatro espontâneo. Aqui reproduziu o esquema: trabalhava em Beacon e ia semanalmente a Nova York dirigir sua sessão aberta de psicodrama.

Olhando para a Beacon House Publishers, sua pequena editora, perguntava-me também por que não teria tentado publicar seus livros em grandes casas editoriais. Isso não teria prejudicado a divulgação de sua obra? O próprio Moreno, no final da vida, dava demonstrações de estar decepcionado com a repercussão de suas ideias. Em uma conversa com Pierre Weil

(1974), Moreno sugere que fracassara. Weil procura demovê-lo da ideia. No entanto, podemos compreendê-lo, na medida em que seus ideais talvez tenham sido maiores do que a inegável importância de suas criações.

Chega sábado. É dia de sessão aberta (*open session*). À noite, abrem-se as portas externas do Teatro Terapêutico e o público começa a chegar. A maioria é constituída por jovens universitários, alguns psicólogos da cidade de Nova York, que depois se juntam ao nosso grupo para jantar, e alguns veteranos da guerra do Vietnã. São dez ou 12 pessoas mais o grupo de alunos. George Baaklini dirige a sessão. Um jovem universitário é o protagonista. No momento de maior emoção, o rapaz sai correndo do palco, atravessa a plateia chorando e foge para o bosque que circunda o teatro. Dois colegas vão buscá-lo. Depois de algum tempo, retorna mais calmo, mas não aceita continuar a dramatização. Então, procede-se ao "*sharing*" (compartilhamento).

Boas amizades vão se fazendo nesta "ONU". Vamos comer pizza em Cold Springs, uma pequena e tradicional cidade da região. Depois nos dirigimos para a beira do rio Hudson, de onde se avista Beacon de um lado e, de outro, West Point (onde existe a famosa academia militar). Cantamos canções dos países de onde procedemos. Ao longe, um casal de namorados toma champanhe e escuta. Quando paramos de cantar, eles pedem: "Por favor, continuem!"

Meu período em Beacon terminou. Estou em Nova York com James Sacks. Em 1970, no tão falado V Congresso Internacional de Psicodrama, em São Paulo, no Masp, James conheceu uma psicóloga carioca e casou-se com ela. Esse casamento terminou recentemente (estamos em 1979). Ele fala muito da ex-esposa brasileira. Está vivendo o luto da relação desfeita. James é um homem alto, de barbas, com 50 e poucos anos e veste-se no estilo *hippie*.

Encontro-o em Greenwich Village e conheço seu consultório: mobília antiga, um divã, livros, uma lareira, um pequeno tablado de três níveis encostado na parede. Os palcos americanos seguem o modelo de Beacon, que possuía um teatro clássico, tipo elisabetano. A plateia fica de frente para o palco, que é encostado a uma das extremidades do teatro. Na América do Sul, o modelo mais seguido é o do teatro de arena, em que a plateia fica ao redor do palco. Frequentemente não se usa nem o tablado, sendo o palco o espaço virtual no meio do grupo.

ESSÊNCIA E PERSONALIDADE

Saímos à procura de um restaurante brasileiro, o "Feitiço do Village", mas estava fechado. Almoçamos, então, em um restaurante hindu. Falamos de muitas coisas. Jim é um homem simples e despojado. Trabalhou com Moreno durante 15 anos e diz que nunca conseguiu estabelecer uma intimidade com ele. Moreno teria sido um homem fechado em suas relações pessoais. Vinte e cinco anos depois desse encontro, James Sacks escreveu o prefácio de meu livro *Contemporary psychodrama* (2004), editado pela Brunner-Routledge.

Agora, estou do outro lado dos Estados Unidos, na Califórnia, no Esalen Institute. David Schiffman é o coordenador do grupo do qual participo. David diz que a tendência da psicoterapia de grupo é o ecletismo de técnicas. Usa a Gestalt-terapia como eixo central de seu trabalho, mas lança mão do psicodrama, da bioenergética e de outras técnicas de ação. A psicoterapia de grupo verbal é coisa do passado, diz ele. Um de seus mestres é William Schutz, grande admirador da obra de Moreno. Eu também estive em Beacon, diz David. Na década de 1950 e 1960, e mesmo em 1970, todos os trabalhadores grupais passavam obrigatoriamente pelo National Training Laboratory (NTL), em Bethel, onde trabalhava Kurt Lewin, e por Beacon. Assim, a influência de Moreno foi enorme nos psicoterapeutas grupais americanos, mas nem todos se transformaram, obrigatoriamente, em psicodramatistas.

Ainda na Califórnia, em Berkeley, visito o psicodramatista Dick Korn em sua casa. É professor de Psicologia na Universidade de Berkeley. Seu filho de uns 14 anos me recebe. Depois vêm Dick e sua esposa alemã, Eva, também psicodramatista. Dick é caloroso, careca, de barbas. Usa um medalhão pendurado no pescoço. Pergunta sobre minha formação e passa a discorrer sobre seu trabalho e sobre Moreno. Costuma fazer várias entrevistas iniciais com o cliente, levantando os conflitos básicos. Junto com sua equipe de egos-auxiliares, prepara o psicodrama do paciente como se fosse uma peça de teatro. Montam um *"script"* básico que vai se desenrolando de acordo com as variações do protagonista. Relata o caso de uma moça que apresentava um sonho repetitivo. Ela se vê com cerca de 14 anos, banhando-se em um rio. Aparecem três homens nus e sem rostos. Ela fica apavorada. Nesse momento, entram três egos-auxiliares já preparados para as eventualidades psicodinâmicas da cena. Dick compara esta abordagem, do psicodrama ensaiado previamente, como "dinamite em rocha". Prefere trabalhar assim a realizar psicoterapias processuais. Recebe muitas pessoas que se submeteram a psicoterapias longas sem resultados. Ressalva, porém, que Zerka Moreno não aprecia esse tipo de psicodrama.

Dick Korn foi testemunha de um episódio interessante entre Moreno e Fritz Perls, em um congresso em São Francisco, em 1969[105]. Ambos participaram de uma mesma mesa, onde trocaram algumas farpas. Moreno referiu-se a algumas técnicas da Gestalt "roubadas" do psicodrama. Em contrapartida, Fritz teria dito: "Ah, Jacob, Jacob, quando você vai aceitar a sua grandeza?" Suas polêmicas eram antigas, entre as quais a respeito da primazia sobre a técnica da cadeira vazia (*hot seat*). Perls, ao chegar aos Estados Unidos, na década de 1940, participara de várias apresentações de psicodrama dirigidas por Moreno. Em sua autobiografia, ele confirma que recebeu influências do psicodrama. Dick acrescentou que, apesar de ambos não serem "flores que se cheirassem", ao final deram um abraço, para alívio do grupo de seguidores que os acompanhavam.

Essa viagem trouxe-me um Moreno mais real, menos mito. Conheci-o pessoalmente em Buenos Aires, 1969, durante o IV Congresso Internacional de Psicodrama. Era uma bela figura. Um grande e gordo velhinho, pleno de energia e entusiasmo. As poucas palavras que proferia em espanhol eram fluentes e bem pronunciadas. Provavelmente, ecos das influências ladinas (espanhol antigo falado pelos judeus sefaraditas que deixaram a Espanha nos séculos XV e XVI) que recebeu de seus antepassados turcos, romenos e espanhóis. Elias Canetti, o escritor búlgaro, sefaradita como Moreno, conta que sua língua materna foi o ladino. Porém, naquela época, eu não tinha esses conhecimentos para formular questões sobre suas origens, e era tímido o suficiente para admirar Moreno somente a distância.

‿

---

105. Esse fato também é narrado por Jonathan Moreno (2016, p. 233), em *Impromptu man*.

12. Moreno e a IAGP: a história da Associação Internacional de Psicoterapia de Grupo e Processos Grupais[106]

QUANDO FUI ELEITO PARA o Conselho de Diretores da IAGP, em 1995, preocupei-me em divulgar a associação no Brasil. Contatei os organizadores do subsequente congresso brasileiro de psicodrama e solicitei a possibilidade de falar sobre a IAGP. Eles gentilmente providenciaram um lugar na grade do congresso. Conseguido o espaço, eu necessitava do conteúdo. No entanto, eu sabia muito pouco sobre a história da IAGP. Na reunião do conselho, comuniquei ao secretário e ao presidente que havia encontrado um espaço importante para promover a instituição no Brasil e que necessitava de dados a respeito de sua história. Responderam que havia alguma informação em nosso *folder*. Argumentei que precisava de mais dados. O presidente disse então que eu talvez fosse a pessoa indicada para obtê-los e organizá-los. Aceitei a tarefa e dessa forma passei a integrar a Comissão de História da IAGP (*Archives Committee*). Este capítulo é o resultado desse levantamento histórico.

A pesquisa

COMECEI A PESQUISA LENDO alguns textos sobre os primórdios da IAGP nas poucas fontes disponíveis. Escrevi para muitas pessoas que participaram da criação da organização. Algumas não responderam, talvez por estarem aposentadas ou afastadas do movimento. Outras só responderam após o texto ser publicado em inglês. Finalmente, poucas (veja "Referências") deram depoimentos importantes.

---

106. Texto traduzido do original em inglês (Fonseca, 1997) por Heloísa Cunha Bueno, revisado pelo autor. Agradeço as providências de Içami Tiba para sua publicação.

Anne Ancelin Schützenberger[107] comenta que "é uma pena que os arquivos da IAGP não sejam transferidos de um presidente a outro", o que dificulta a pesquisa de dados históricos. De qualquer modo, os futuros pesquisadores terão à disposição, além dos arquivos de Moreno na Universidade de Harvard, os arquivos pessoais e a biblioteca da própria Anne, que estão sendo organizados por René Marineau, na Universidade Trois Rivières (Canadá).

Moreno criou em seu percurso profissional uma série de associações: a Sociedade de Psicodrama e Psicoterapia de Grupo, em 1942, renomeada em 1951 de Sociedade Americana de Psicoterapia de Grupo e Psicodrama (*American Society of Group Psychotherapy and Psychodrama*), que realizou no ano 2000 sua 58ª reunião anual; a Associação Sociométrica Americana, em 1945; e, o que interessa particularmente neste livro, o Comitê Internacional de Psicoterapia de Grupo, em Paris, em 1951; o Conselho Internacional de Psicoterapia de Grupo, em Milão, em 1963; e finalmente a incorporação internacional da IAGP, em Zurique, em 1973.

Moreno intuía a necessidade de organizar o nascente movimento das psicoterapias grupais. Em seus últimos anos de vida, ele reconheceu que, mais importante do que suas contendas – primeiro com a psicanálise e depois com S. R. Slavson, a respeito do pioneirismo na psicoterapia de grupo –, seria utilizar sua liderança no sentido de criar uma organização em que todas as tendências da psicoterapia grupal estivessem representadas.

O fim da Segunda Guerra Mundial (1945) propiciou a retomada dos encontros científicos internacionais. O I Congresso Mundial de Psiquiatria aconteceu em Paris, em 1950. Após esse evento, os psicoterapeutas também se sentiram animados para organizar seu próprio congresso. De fato, na mesma cidade, Paris, em abril de 1951, no Congresso Internacional de Psicoterapia, Moreno fundou o Comitê Internacional de Psicoterapia de Grupo. Os objetivos eram simples:

1. definir padrões profissionais da psicoterapia de grupo e trabalhar na busca de um consenso quanto à terminologia e aos procedimentos;

---

107. Correspondência pessoal.

ESSÊNCIA E PERSONALIDADE

2. preparar congressos internacionais;
3. patrocinar um arquivo histórico da psicoterapia de grupo.

Além de Moreno, outros líderes do movimento da psicoterapia de grupo participaram desse primeiro conselho diretor: Foulkes (Inglaterra), Bierer (Inglaterra), Favez-Boutonier (França), Snowden (Inglaterra), Senft (Inglaterra), Delay (França), Heuyer (França), Lazelle (Estados Unidos), Montassut (França), Porcher (França) e Pratt (Estados Unidos).

Zerka Moreno (1954, p. 91) relembra:

> O Comitê Internacional de Psicoterapia de Grupo foi organizado em abril de 1951 por J. L. Moreno, durante sua viagem a Paris e Londres [...] O objetivo era uma federação mundial de sociedades interessadas em psicoterapia de grupo e assuntos afins. Graças aos esforços combinados de: dr. W. Hulse, dr. W. Warner, dr. J. L. Moreno e dr. S. R. Slavson, o Comitê Internacional de Psicoterapia de Grupo adotou seu formato atual, representando 24 países.

O resultado da formação desse Comitê foi o 1 Congresso Internacional de Psicoterapia de Grupo em Toronto, Canadá, em agosto de 1954. Coincidentemente, foi também em Toronto, 23 anos antes (1931), que J. L. Moreno "oficializou" a psicoterapia de grupo no contexto psiquiátrico, em um encontro da Associação Americana de Psiquiatria. Nesse congresso e em outro subsequente, realizado na Filadélfia, em maio de 1932, Moreno define pela primeira vez os termos "terapia de grupo" e "psicoterapia de grupo".

O Comitê Internacional se reuniu durante o II Congresso Internacional de Psicoterapia de Grupo, em Zurique, em 1957, e chegou a importantes decisões: constituir uma junta provisória visando a uma futura associação internacional; ampliar o número de associados com a finalidade de tornar a futura associação mais representativa; organizar a eleição de uma nova comissão executiva por meio de voto postal. A ela caberia redigir os estatutos da nova organização.

Em Milão, em julho de 1963, durante o III Congresso Internacional de Psicoterapia de Grupo (organizado por Enzo Spaltro), foi fundado o Conselho Internacional de Psicoterapia de Grupo e, como Anne Ancelin Schützenberger[108] observou, "analistas de grupo e psicodramatistas estavam finalmente juntos". A posse dos novos dirigentes aconteceu durante o congresso: Moreno tornou-se presidente, S. H. Foulkes (Inglaterra) e Serge Lebovici (França), vice-presidentes, Berthold Stokvis (Holanda), secretário e A. Friedmann (Suíça), tesoureiro. No *International Handbook of Group Psychotherapy* (Moreno, J. L., Friedemann, Battegay e Moreno, Z., 1966), consta da ata do Congresso de Milão (1963, p. 727) o seguinte relato:

> Na reunião do conselho estiveram presentes mais de cem representantes. A discussão girou principalmente em torno do estatuto proposto para a Associação Internacional de Psicoterapia de Grupo. O dr. J. L. Moreno abriu as discussões e assinalou que as decisões finais somente poderão ser tomadas através de voto postal secreto dos associados.

> A discussão trouxe valiosas sugestões relativas à redação dos estatutos da Associação Internacional.

O IV Congresso Internacional de Psicoterapia de Grupo, em Viena, em 1968, foi o último congresso antes da incorporação internacional. O evento permitiu um animado debate político a respeito da nascente associação e de seus futuros estatutos. De acordo com J. L. Moreno (1968, p. 89), "a gama de opiniões foi ampla e muito construtiva". Ele acrescentou, enquanto presidente do Conselho Internacional, que a tarefa deveria ser completada e o material, divulgado. De fato, a incorporação final, cinco anos depois, foi o resultado de mais de dez anos de muitos encontros e contínua correspondência. O processo completo de fundação levou mais de vinte anos, de 1951 a 1973.

---

108. Correspondência pessoal.

A incorporação

FINALMENTE, NO V CONGRESSO Internacional de Psicoterapia de Grupo, em Zurique, de 19 a 24 de agosto de 1973, o tão esperado evento ocorreu. O congresso foi organizado por R. Battegay (que depois se tornou o segundo presidente da IAGP), A. Friedmann e A. Uchtenhagen, e os anais receberam o título *Group Therapy and Social Environment* (Uchtenhagen, Battegay e Friedemann, 1975).

Na ocasião, Moreno estava com 84 anos e vinha apresentando pequenas hemorragias cerebrais. Não era a melhor condição para uma pessoa idosa viajar, mas ele insistiu em ir a Zurique. Seria sua última viagem internacional. Como diz Zerka Moreno[109]: "Sim, foi a última viagem de J. L. ao exterior; ele morreu nove meses depois. Portanto, a bem dizer, a IAGP foi seu último filho". Algumas semanas antes da viagem, Moreno ligou para sua aluna, tradutora e amiga, Grete Leutz, na Alemanha, e pediu-lhe, em um tom de voz forte e não afetado pela doença, que arrumasse uma pessoa para ajudá-lo a movimentar-se pelo hotel enquanto Zerka estivesse participando do congresso.

No dia da fundação havia um clima de antecipação no ar. Os arranjos políticos tinham chegado a bom termo. Fora decidido que deveria haver um equilíbrio político entre analistas de grupo e psicodramatistas. Os nomes para o primeiro comitê executivo foram discutidos. Samuel Hadden (Estados Unidos) foi indicado pelos analistas de grupo para ser o primeiro presidente. Moreno teria preferido Adolf Friedemann (Suíça), mas este declinou o convite devido a problemas de saúde. Moreno havia tido algumas dificuldades com Hadden no passado. Ele era seguidor de S. R. Slavson, com quem Moreno travara uma polêmica acerca do pioneirismo da psicoterapia de grupo. Apesar disso, segundo Zerka Moreno, considerando que Sam Hadden era um dos oponentes menos agressivos, e como um gesto conciliatório em relação àquela velha questão, Moreno concordou e Hadden foi designado. Malcolm Pines[110] (que depois se tornou o terceiro presidente da IAGP), que

---

109. Correspondência pessoal.
110. Correspondência pessoal.

estava lá como representante de S. H. Foulkes, comenta que Sam Hadden "foi uma boa escolha porque era conscencioso e honrado" e recorda que "ele costumava levar um livro de bolso sobre procedimentos parlamentares, de modo que todas as decisões tinham base legal". Adolf Friedemann (Suíça) tornou-se secretário-tesoureiro. Anne Ancelin Schützenberger (França) passou a ser secretária internacional e, mais tarde, cossecretária internacional junto com Raymond Battegay (Suíça). Anneliese Heigl-Evers (Alemanha) ficou como vice-presidente. Os procedimentos para o registro da instituição, de acordo com as leis suíças, foram preparados por Adolf Friedemann e Raymond Battegay.

A primeira reunião da incorporação internacional da IAGP ocorreu no Grande Hotel Dolder Berg, em Zurique, no final de agosto de 1973. Grete Leutz (2004, p. 164) descreve poeticamente:

> Moreno [presidente honorário], sentado à cabeceira de uma longa mesa, presidiu a sessão. Pelo menos doze pessoas estavam sentadas ao seu lado. Olhando o sol da tarde, ele não falava muito, mas sorria com benevolência. Estava muito presente e transparecia satisfação. À noite, absteve-se de participar da segunda sessão. Jantou com o dr. Raoul Schindler (Áustria), a esposa, a filha e eu. O dr. Schindler tinha desempenhado um papel importante na fundação da IAGP. Inspirado pelos sotaques vienenses das senhoras austríacas, ele ficou muito animado e, de modo espirituoso, contou histórias sobre seu tempo nos círculos literários de Viena [...]

Pessoas importantes da psicoterapia de grupo e do psicodrama mundial estavam presentes. Algumas delas se tornaram representantes da IAGP nos anos seguintes, incluindo os quatro presidentes subsequentes – Raymond Battegay (Suíça), Malcolm Pines (Inglaterra), Jay Fidler (Estados Unidos) e Grete Leutz (Alemanha) – e dois futuros vice-presidentes: Anne Ancelin Schützenberger e Zerka Moreno. Acrescente-se também a presença de Heika Straub (Alemanha) e Joshua Bierer (Inglaterra). Bierer, que estava sentado ao lado de Zerka Moreno, disse-lhe que ela deveria ter sido indicada

ESSÊNCIA E PERSONALIDADE

presidente. Zerka[111] respondeu que teria sido um erro, porque "eles obviamente queriam um homem e um psiquiatra na cabeça". Observação correta para a época. Nos últimos anos, graças às mudanças culturais, o número de mulheres presidentes tem aumentado consideravelmente.

Logo após a posse, o novo presidente, Samuel B. Hadden (1974, p. 240), publicou o seguinte comunicado:

> Formação da Associação Internacional de Psicoterapia de Grupo
>
> Durante o V Congresso Internacional de Psicoterapia de Grupo, em Zurique, agosto de 1973, foi formada uma nova organização, a Associação Internacional de Psicoterapia de Grupo. Os estatutos foram aprovados e foi eleito interinamente um Conselho de Diretores. Os estatutos viabilizam aos sócios individuais e às organizações nacionais participarem do planejamento de futuros congressos e colaborarem no desenvolvimento das várias formas da psicoterapia de grupo. Devido ao interesse demonstrado, convido-os a preencherem a inscrição e juntarem-se a nós.

O pós-congresso

COMO VIMOS, J. L. e Zerka Moreno desempenharam um papel ativo em todos os primeiros congressos internacionais de psicoterapia de grupo e psicodrama até 1973 e, obviamente, na fundação da IAGP. Algumas vezes chegaram a financiar os eventos, como aconteceu em relação aos três primeiros congressos internacionais de psicoterapia de grupo (Toronto, Zurique e Milão). A publicação do *The International Handbook of Group Psychotherapy*, em 1966, coeditado por Battegay e Friedmann, também saiu do bolso deles. Como Grete Leutz[112] assinala: "Em todos esses eventos, Moreno foi o motor mais poderoso, o *spiritus rector*, e Zerka esteve totalmente envolvida em todos esses passos". Outros pioneiros também participaram do financiamento dos primeiros congressos de psicoterapia de grupo

---

111. Correspondência pessoal.
112. Correspondência pessoal.

e psicodrama. Anne Ancelin Schützenberger, por exemplo, cobriu o prejuízo do Congresso de Psicodrama de 1968, que foi deslocado de Praga para Baden-Baden, quando os soviéticos invadiram a Tchecoslováquia.

Alguns fatos coincidiram em agosto de 1973, em Zurique. Como disse, foi a última viagem internacional de Moreno e, provavelmente, sua última apresentação pública. Ao retornar a Beacon (Estados Unidos), ele escreveu uma carta aberta que talvez tenha sido seu último texto publicado. Ele morreu poucos meses depois, em maio de 1974. Estava passando o bastão, consciente da missão cumprida. Podemos interpretar suas últimas palavras como uma despedida e um apelo à continuidade de seu trabalho junto à comunidade internacional de trabalhadores grupais. Gostaria de terminar este esboço transcrevendo sua carta, pois ela é atual e cheia de relevância histórica:

Associação Internacional de Psicoterapia de Grupo
(Registrada no Código Civil Suíço, art. 66 ff)
Caros amigos:

A Associação Internacional de Psicoterapia de Grupo, recentemente fundada, é um dos principais objetivos que venho tentando atingir desde 1951. Agora que se tornou realidade, espero que vocês deem total apoio a ela. Precisamos tanto de apoio moral como financeiro, se quisermos manter um alto nível de atividade acadêmica e um contato contínuo entre os colegas do mundo inteiro em congressos internacionais. A ficha de inscrição para sócio, em anexo, é a sua chance de dar provas de seu interesse. Essa é a realização que coroa o trabalho de minha vida.

Obrigado.

Atenciosamente,

Dr. J. L. Moreno

Presidente honorário. (Moreno, 1973, p. 131)

13. O movimento psicodramático em São Paulo e no Brasil: depoimento*

Antes do psicodrama

FEBRAP: *O que acontecia no meio psicoterápico paulista antes da chegada do psicodrama?*

Fonseca: Temos de retornar aos anos anteriores a 1968 (início do movimento psicodramático em São Paulo). O meio "psi" se subdividia entre a psiquiatria clínica e a psicanálise. Os profissionais se encaminhavam para a formação analítica ou a recusavam. A psicologia estava engatinhando em São Paulo. Alguns psicólogos famosos eram ainda oriundos de cursos de Filosofia e Pedagogia, anteriores aos cursos específicos de Psicologia, criados posteriormente. Havia também representantes isolados de outras linhas psicoterápicas. Em termos institucionais, havia um curso de psicanálise, promovido pela Sociedade Brasileira de Psicanálise, e um curso de psicoterapia psicanalítica no Sedes (Clínica Psicológica da Faculdade Sedes Sapientiae, anterior ao Instituto Sedes Sapientiae, situada na rua Caio Prado), conhecido como "o curso da Madre Cristina", do qual fui aluno. Freud era dado por Roberto Azevedo; Melanie Klein, por Fernando Austregésilo; psicoterapia de grupo, por Bernardo Blay Neto; psicoterapia da infância, por Haim Grünspun; psicopatologia, por Mário Robortella; Rorschah, por Roberto Tomchinsky; PMK (teste projetivo de avaliação da

---

* Texto inspirado em três entrevistas concedidas para a Federação de Brasileira de Psicodrama (FEBRAP), nos anos 1990, por Andrea Capelato, Vera C. M. Pereira, Carlos Borba e Ronaldo Pamplona, e em discussões realizadas no Grupo de Estudos de Moreno-Daimon (GEM), atualizadas historicamente e reescritas para esta publicação.

personalidade por meio de desenhos), por Joel Martins (anos depois foi reitor da PUC); e técnicas psicoterápicas, por Madre Cristina Sodré Dória.

Em termos de psicoterapia de grupo, o que existia eram grupos de orientação psicanalítica. Alguns terapeutas grupais famosos na época, entre outros, eram Bernardo Blay Neto, Eduardo Etzel, Nelson Pocci e Bachir Aidar Jorge.

FE: *Você era do grupo que recusava a psicanálise?*

Fonseca: Ao contrário, apesar de recusar os exageros da ortodoxia psicanalítica, eu me encaminhava para ela. Estava inscrito como candidato à Sociedade de Psicanálise. Fui chamado para iniciar a análise didática exatamente quando aconteceu o *boom* do psicodrama, um movimento revolucionário no meio psicológico paulista.

O psicodrama em São Paulo: Rojas-Bermúdez

FE: *O que o levou ao psicodrama?*

Fonseca: Nada como analisar os fatos à distância do tempo. Conheci Rojas-Bermúdez em 1967, no V Congresso Latino-Americano de Psicoterapia de Grupo, que foi realizado na Faculdade de Medicina (USP). Ele apresentou vários trabalhos. Foi coordenador da mesa-redonda em que apresentei meu primeiro trabalho sobre grupo (na ocasião, trabalhava com grupos de orientação psicanalítica). Ele fez demonstrações de psicodrama nos dois principais serviços de psiquiatria, à época, de São Paulo: o Hospital das Clínicas (HC) e o Hospital do Servidor Público Estadual (HSPE). Ele também dirigiu um psicodrama público no Tuca (Teatro da Universidade Católica da PUC-SP). O Tuca estava lotado. A protagonista, que depois seria psicodramatista, foi Ângela Massi. Pode-se dizer que foi um psicodrama público familiar, porque o irmão de Ângela, que estava na plateia, também participou da dramatização. Algumas pessoas ficaram entusiasmadas, outras acharam um absurdo a exposição emocional dos protagonistas em público: "E o sigilo profissional?!" A verdade é que com essa sessão aberta Rojas-Bermúdez preparou o terreno para voltar no ano seguinte, 1968, por intermédio da Clínica

ESSÊNCIA E PERSONALIDADE

Enfance (anterior à Comunidade Enfance), dirigida por Oswaldo di Loreto e Michael Schwarzschild. Participei do curso. Logo em seguida fundou-se o Grupo de Estudos de Psicodrama de São Paulo (GEPSP), que coordenaria o início do movimento psicodramático paulista.

FE: *Qual foi sua reação ao psicodrama público?*

Fonseca: Eu me impressionei com o trasbordamento emocional dos protagonistas e a vibração da plateia. Pressenti que estava diante de algo diferente. Mas, a bem da verdade, já que estamos falando em história, eu já tinha presenciado algumas sessões de psicodrama. A Iris Soares de Azevedo já fazia psicodrama em São Paulo. Ela introduziu algumas pessoas na técnica, entre elas o José Manoel D'Alessandro e o Alfredo Correa Soeiro. Assisti a uma palestra ministrada por ela no Serviço de Psiquiatria do Hospital do Servidor Público Estadual (HSPE), provavelmente em 1966. Nesse mesmo hospital, D'Alessandro dirigia um grupo de adolescentes com técnica psicodramática. Assisti a várias sessões dirigidas por ele. Porém, com a vinda de Rojas-Bermúdez, em 1968, o movimento psicodramático tomou corpo.

FE: *Qual era a equipe do Rojas-Bermúdez?*

Fonseca: A equipe era composta por ele mesmo e mais dois diretores (médicos): José Echaniz e Gastón Mazieres. Os egos-auxiliares principais, que se alternavam no trabalho, eram Ariel Bufano, Suzana Etcheverry e Mercedes Bini. O Ariel era também ator e titeriteiro, dedicado ao trabalho de fantoches com pacientes psicóticos crônicos.

FE: *E como era o trabalho do Rojas-Bermúdez?*

Fonseca: Ele era um profissional talentoso. Incluía a dança e a música no trabalho psicodramático. Começou a ler Moreno e a empregar a técnica no hospital psiquiátrico onde trabalhava, em Buenos Aires. Um grupo de colegas, entre eles Eduardo Pavlovsky, Carlos Martinez-Bouquet e Maria Rosa Glasserman, o acompanhou na aventura. Como ele conta, mais tarde teve contato com Moreno, que o apadrinhou. Participou de congressos internacionais e organizou o IV Congresso Internacional de Psicodrama, em Buenos

285

Aires, em 1969. Sua compreensão teórica do psicodrama levou-o à teoria do "núcleo do Eu" e a uma "teoria de papéis". Ele foi o iniciador do movimento psicodramático em vários países da América do Sul, em São Paulo e na Bahia (por intermédio de seu discípulo baiano Waldeck Barreto D'Almeida).

FE: *E quais eram as pessoas que pertenciam ao seu grupo de terapia?*

Fonseca: Antes é importante esclarecer que existiam 11 grupos em formação no Grupo de Estudos de Psicodrama de São Paulo (GEPSP). Os cinco primeiros grupos a ser formados levaram a denominação de G1 a G5 ("G", inicial de "grupo"). Depois vieram três grupos chamados de N ("Novos") e em seguida mais três, os NN ("Novíssimos"). Meu grupo, o "G3", era composto por: Norma Jatobá (depois se transferiu para o Rio de Janeiro), Regina Marcondes, Matilde Neder (professora da PUC-SP e depois chefe da Psicologia no Hospital [Central] das Clínicas – SP), Yvonne de Mattos Vieira (depois uma das pioneiras da bioenergética), Oswaldo di Loreto (um dos pioneiros da psicoterapia na infância em São Paulo e líder da Comunidade Terapêutica Enfance), Sônia Marcela, Ana Deise Alves Gam, Zacaria Borge Ali Ramadam (depois livre-docente no Instituto de Psiquiatria do Hospital das Clínicas), Carol Sonenreich (depois chefe do Serviço de Psiquiatria do Hospital do Servidor), Miguel Perez Navarro (médico do Hospital do Servidor Público Estadual) e eu. Deocleciano Alves e Marisa Pelella Melega fizeram parte do grupo, porém saíram quando foram chamados para iniciar a formação psicanalítica.

FE: *Esse grupo era constituído só para sessões de psicoterapia ou vocês estudavam juntos?*

Fonseca: Fazíamos as sessões de psicoterapia e os seminários teóricos e técnicos com o mesmo grupo. Os professores se revezavam. No intervalo da vinda dos argentinos estudávamos os temas recomendados e nos reuníamos para transformar os conceitos teóricos em imagens psicodramáticas. O estudo incluía os livros de Moreno, os textos de Rojas-Bermúdez, de vários autores da teoria da comunicação do grupo de Palo Alto (Jurgen Ruesch, Gregory Bateson, Paul Watzlawick, Jay Haley e outros) e alguma coisa de etologia (Gustav Bally).

ESSÊNCIA E PERSONALIDADE

FE: *O ano de 1968 foi um ano revolucionário no mundo inteiro.*

Fonseca: Em 1968 vivíamos sob a ditadura militar, exatamente quando ela estava se tornando mais violenta. Entre os jovens, pelo menos em sua grande maioria, havia uma grande revolta em relação ao que acontecia: repressão, prisão, perseguição, tortura, morte. Muitos passaram a militar na oposição ao regime. Esse era o clima que nos envolvia. Coincidentemente, esse período é o mesmo da revolução estudantil de 1968, em Paris, que transpôs os limites franceses e espalhou-se pelo mundo. Na mesma época Ronald Laing lançava o movimento da antipsiquiatria e a cultura *hippie* questionava os valores tradicionais de convivência e sexualidade. A pílula anticoncepcional recém-surgira. Jacques Lacan inovava a psicanálise, acabando por ser expulso da International Psychoanalytic Association (IPA). Então havia um caldo de cultura mundial e nacional propício ao questionamento dos valores estabelecidos, uma abertura para o social, para o institucional, dentro e fora do mundo psi. Éramos jovens psiquiatras e psicólogos sequiosos por novos ares. No Hospital do Servidor e no Hospital das Clínicas iniciávamos um movimento pela psicoterapia de grupo e pela comunidade terapêutica, ao qual veio se agregar o psicodrama. Por intermédio dos grupos podiam-se atingir o social, o cultural e o político. O movimento da psicoterapia de grupo e do psicodrama representou uma abertura ao *setting* intimista da psicoterapia individual e da psicanálise. Nossos "gurus" passaram a ser J. L. Moreno, Kurt Lewin, Samuel Slavson, Wilfred Bion, Siegmond Foulkes, Emilio Rodrigué, Marie Langer e outros líderes da abordagem grupal.

FE: *No Brasil o psicodrama representou um rompimento com o formalismo do modelo psicanalítico. Não foi um questionamento do autoritarismo de uma única maneira do fazer psicoterápico?*

Fonseca: Com certeza, sim. O psicodrama abriu as portas para uma nova maneira de fazer psicoterapia e uma nova atitude do psicoterapeuta diante do paciente, mais espontânea e democrática. À leitura da linguagem verbal acrescentou-se a leitura da linguagem corporal. O paciente, como Moreno gostava de dizer, levantou-se do divã e andou até o palco. As cenas substituíram o relato somente verbal. O "lá e então" foi substituído pelo "aqui e agora" da dramatização. A música e a dança apareceram como elementos intermediários da ação terapêutica. As aulas magistrais foram substituídas por demonstrações de técnicas ao vivo. Enfim, o palco psicodramático, com seus choros, risos e xingamentos, chegou como uma alternativa aos ambientes silenciosos do *setting* psicanalítico. O psicodrama abriu as portas para uma sucessão de novas abordagens que passaram a chegar no Brasil.

FE: *Os psicanalistas passaram incólumes pelo psicodrama?*
Fonseca: Não, pelo contrário. Muitos psicanalistas participaram do núcleo pioneiro. Outros, mais tarde, passaram pelo psicodrama e depois se dirigiram à psicanálise. Dois ex-psicodramatistas foram presidentes da Sociedade Brasileira de Psicanálise de São Paulo: Leopold Nosek e Plínio Montagna. Muitos outros são psicanalistas, professores e didatas dessa instituição.

FE: *Não foi um paradoxo que numa fase de repressão política um grande número de pessoas (o movimento inicial do psicodrama em São Paulo envolvia cerca de 180 pessoas) tenha escolhido uma técnica que abria segredos em público?*
Fonseca: O pequeno grupo (terapêutico) também oferece condições de acolhimento e lealdade entre os participantes. Sua observação, no entanto, é válida, na medida em que lutávamos contra as conservas culturais da psicologia num país que vivia uma ditadura que impunha restrição à liberdade de expressão. Corremos alguns riscos, mas correr riscos, às vezes, é mais emocionante do que viver uma vida segura e chata.

FE: *Existia na prática psicoterápica de então um questionamento da estrutura de poder do psicoterapeuta. O psicodrama aparecia como uma psicoterapia alternativa, na medida em que rompia com a "ditadura da psicanálise". O psicodrama surgia como um movimento cultural e político, e não somente como uma teoria psicológica?*
Fonseca: Anos atrás comprei uma revista de arte editada pelo Ministério de Educação e Cultura e deparei com um artigo fazendo referência ao V Congresso Internacional de Psicodrama de 1970, no Masp, em São Paulo. Comentava que o congresso contribuiu para uma abertura do movimento

ESSÊNCIA E PERSONALIDADE

artístico brasileiro, especialmente da dança e do teatro. Destacados atores, diretores teatrais, bailarinos, artistas plásticos e intelectuais brasileiros participaram do congresso. O texto terminava dizendo que o congresso transcendeu a psicologia e a psiquiatria e se constituiu em um marco cultural e político na cidade.

Quanto ao aspecto do questionamento da estrutura de poder da psicoterapia brasileira, o psicodrama representou, de maneira simbólica, a revolução e a democratização que todos almejávamos em todos os níveis.

Congresso do Masp – 1970[113]

FE: *Você participou do V Congresso Internacional de Psicodrama e I de Comunidade Terapêutica, no Masp, em São Paulo, em agosto de 1970. Gostaria que falasse do clima anterior e situasse as tensões políticas que eclodiram durante o congresso e depois dele.*

Fonseca: Como disse antes, eu participava de um dos grupos do GEPSP. As informações que possuo são relativas a esse pioneirismo e, evidentemente, a coisas que observei e deduzi desse período e durante o congresso. Para a compreensão desses episódios, devemos nos reportar ao contexto psicodramático mundial, ao argentino e ao nosso próprio contexto.

FE: *A questão internacional já estava presente na época?*

Fonseca: Moreno estava muito idoso, com problemas de locomoção — o congresso foi em agosto de 1970 e ele morreu em maio de 1974. Em 1969, estive no IV Congresso Internacional de Psicodrama, na Argentina, em Buenos Aires. Tenho guardado o discurso proferido por Moreno[114] em seu encerramento. Um longo discurso em que fala, entre outras coisas: "... realizemos, então, um congresso, a cada ano, na América Latina. Um congresso não de palavras, mas de ações, um congresso para aprender a viver... Para aprender a viver, e por esse motivo decidimos que nosso próximo congresso terá lugar no Brasil, na cidade de São Paulo, no próximo ano. Salve o Brasil, salve!" Ele se

---

113. Veja o livro *Masp – 1970* (Cepeda e Martin, 2010).
114. O discurso em sua íntegra pode ser encontrado em Rojas-Bermúdez (2006, p. 150-52).

refere a Rojas-Bermúdez como seu "filho": "Deixo a vocês [o psicodrama], a meu filho Rojas-Bermúdez, a meu filho Moreno, à minha filha Zerka..."

O anúncio do congresso em São Paulo é uma guinada do movimento psicodramático em direção à América Latina. Isso deve ter surpreendido os americanos e europeus. Creio também que outros "filhos" americanos, europeus e argentinos de Moreno – pois filhos psicodramáticos ele teve muitos – sentiram-se atingidos com a inclusão destacada de Rojas-Bermúdez na herança. Muitos "príncipes" e "princesas" que acalentavam sonhos não gostaram. Acredito que até mesmo Zerka, sua mulher e mãe de seu filho Jonathan, incansável companheira de trabalho, deve ter se surpreendido com a inclusão enfática de Rojas-Bermúdez no "testamento". Este, por sua vez, revelou-se um político inábil em suportar a pressão política que se seguiu.

Rojas-Bermúdez passou a organizar o congresso de São Paulo em meio à sua "fritura" política internacional. "Coincidentemente" – porque não acredito em coincidências políticas –, a própria equipe de Rojas-Bermúdez também começou a "fritá-lo", tanto na Argentina como no Brasil. José Echaniz e Gastón Mazieres, dois de seus principais colaboradores, passaram a divulgar que Rojas-Bermúdez os explorava financeiramente e não procedia de maneira ética com a equipe. Isso pode ser verdade, mas por que durante dois anos e meio teriam sido explorados sem dar demonstrações de insatisfação?

Moreno, então com 81 anos, escreveu que estava preocupado com uma epidemia de tifo que assolava a América do Sul e que por isso não participaria do congresso no Brasil. Evidentemente, uma boa desculpa.

FE: *Foi um banho de água fria!*

Fonseca: Para nós, foi. Mas, veja, do ponto de vista político, se ele tivesse vindo, teria sido a consolidação de um legado a um de seus "filhos": Rojas-Bermúdez.

FE: *E estaria dividindo o poder do psicodrama com a América do Sul, fora do eixo Estados Unidos-Europa.*

Fonseca: Creio que sim.

Grupo dos onze

FE: *A equipe argentina contrária a Rojas-Bermúdez se aliou com alguns "revoltosos" brasileiros...*

Fonseca: Rojas-Bermúdez e equipe eram nossos terapeutas, professores, supervisores e colegas de profissão, portanto amados e odiados com toda nossa teletransferência (questiono essa superposição de papéis, muito frequente, até hoje, no psicodrama). Vocês podem imaginar o que significou toda aquela lavagem pública de roupa suja! Um grande mar transferencial e contratransferencial encobriu a todos. Até que entre mortos e feridos salvaram-se alguns para tocar a continuidade do movimento. Mas um bom número de pessoas desistiu do psicodrama.

Não diria que houve aliança dos brasileiros com os remanescentes da equipe argentina que se opunham ao seu chefe. Mas, claro, surgiram questionamentos à condução do movimento, a partir do que foi chamado de "grupo dos onze", constituído pelos representantes dos onze grupos que estavam em formação com a equipe argentina (grupos G, N e NN): Aníbal Mezher (G1), Haroldo Pedreira (G2), Miguel Perez Navarro (G3), Antonio Carlos de Godoy (G4), José Otávio Fagundes (G5), Antonio Carlos Eva (N1), Alcina Celidônio (N2), Maria de Jesus Albuquerque (N3), Evelise Souza Marra (NN1), Gabriela de Sanctis (NN2) e Içami Tiba (NN3). Esse grupo passou a discutir os rumos do movimento e a questionar algumas decisões autoritárias de Rojas-Bermúdez, como não promover eleições, durante três anos, em relação ao grupo coordenador do GEPSP (composto por seis colegas de formação).

Fundação da SOPSP e ABPS

FE: *O que aconteceu após o congresso do Masp?*

Fonseca: A parede começou a rachar lá em cima e foi rachando até embaixo! O Rojas-Bermúdez foi desligado do *World Center for Psychodrama*, dirigido pelos Moreno. O movimento rachou na Argentina e também no Brasil. Aqui, a coordenação do Grupo de Estudos de Psicodrama de São Paulo, composta por Pedro Paulo de Uzeda Moreira, Antonio Carlos Cesarino, Laércio de Almeida Lopes, Íris Soares de Azevedo, José Manoel D'Alessandro e Alfredo Correia Soeiro, dividiu-se em dois grupos que originaram a Sociedade de Psicodrama de São Paulo e a Associação Brasileira de Psicodrama, os três primeiros na SOPSP e os outros três na ABPS.

FE: *Como os grupos terapêuticos dirigidos pela equipe argentina ficaram depois do congresso?*

Fonseca: O projeto no meu grupo (G3) era concluir a formação no final de 1970. A última vez em que Rojas-Bermúdez entrou no grupo (creio que tenha sido outubro ou novembro de 1970) mostrou-se visivelmente abatido. Falou, em voz baixa, que já não havia condição de trabalho terapêutico. Foi um triste discurso de despedida e de fechamento de nosso trabalho de três anos. Quando houve a fundação da SOPSP e da ABPS, foi oferecido aos integrantes dos grupos N e NN continuar a formação com os brasileiros que tinham completado a formação nos grupos G. Alguns continuaram, outros abandonaram.

FE: *Tanto a SOPSP como a ABPS foram fundadas em dezembro de 1970 (a ABPS em 03/12/1970 e a SOPSP em 15/12/1970). Você foi o primeiro coordenador de ensino da SOPSP. Como foi isso?*

Fonseca: Vários fatores contribuíram para minha escolha. Eu era coordenador da residência em Psiquiatria no Hospital das Clínicas, estava lidando com o ensino. Fui indicado pelo primeiro presidente da SOPSP, Antônio Carlos Eva. Ele era originário dos grupos N e, portanto ainda estava concluindo a formação psicodramática, apesar de já ser um líder em nossa comunidade. Eu era originário dos grupos G, considerados formados. Ele necessitava de alguém que fizesse a ponte entre os didatas e a diretoria executiva.

FE: *Quem eram os didatas da SOPSP?*

Fonseca: Na SOPSP, como disse, as pessoas originárias dos chamados grupos G foram consideradas formadas. Algumas delas se tornaram didatas (não tenho certeza de todos os nomes): Antonio Carlos Cesarino, Julio Noto

ESSÊNCIA E PERSONALIDADE

(fez a formação na Argentina), Laércio de Almeida Lopes, Laís Machado, Pedro Paulo de Uzeda Moreira, Yvonne de Mattos Vieira, Anibal Mezher, Miguel Perez Navarro, eu e outros. Os didatas constituíam um dos poderes da jovem instituição que se chocava com o poder político da diretoria, que era composta, em parte, por elementos sem terem terminado a formação (originários dos grupos N e NN). A tensão diminuiu quando o presidente (grupo N) pediu demissão. O Cesarino, didata, foi eleito presidente e os "poderes" se unificaram. O terceiro presidente fui eu, o quarto foi o Plinio Montagna, o quinto Anibal Mezher, o sexto Miguel Perez Navarro, e assim a coisa foi indo.

É importante que se leve em conta que a SOPSP não dava somente formação em São Paulo. Com a expansão do movimento para outros estados a SOPSP passou a dar a parte teórica em Curitiba (junto com a ABPS), em Porto Alegre, Florianópolis, Rio de Janeiro e Salvador (para uma associação dissidente da pioneira). Eu fazia a parte terapêutica desses grupos e transferia à SOPSP a incumbência da formação teórica.

Rio de Janeiro, Belo Horizonte e Brasília: Pierre Weil

FE: *E o Pierre Weil?*

Fonseca: O Pierre Weil liderava o movimento psicodramático no Rio de Janeiro e em Belo Horizonte. Até 1970, ele não tinha fundado, oficialmente, nenhuma entidade. Quando, durante o congresso do Masp (1970), em São Paulo, assistiu àquela luta pelos territórios psicodramáticos, resolveu também fincar sua bandeira. Retornou a Belo Horizonte e fundou a Sociedade Brasileira de Psicoterapia, Dinâmica de Grupo e Psicodrama (regionais: Rio de Janeiro, Belo Horizonte e, depois de algum tempo, Juiz de Fora e Brasília). Anos mais tarde, outras instituições de psicodrama se formaram no Rio de Janeiro, em Belo Horizonte e em Brasília. As três cidades já sediaram o congresso brasileiro.

FE: *O Pierre Weil era ligado a Anne Ancelin Schützenberger. Ele se mantinha distante do movimento liderado pelo Bermúdez em São Paulo?*

Fonseca: Ele não tinha ligação com o movimento psicodramático paulista. Alguns anos depois, mantivemos uma relação estreita no sentido de fundar uma entidade nacional que congregasse os diferentes núcleos de psicodrama no Brasil, a Febrap[115]. Na verdade, Pierre iniciou seus primeiros trabalhos psicodramáticos bem antes do movimento paulista. Realizou treinamento profissional com a técnica psicodramática já na década de 1950, no Rio de Janeiro. Em 1966, junto com Anne Ancelin Schützenberger, promoveu seminários de psicodrama terapêutico em Belo Horizonte. Seu primeiro livro sobre psicodrama foi publicado em 1966.

FE: *E Brasília?*

Fonseca: Como disse anteriormente, a Sobrap, ligada ao Pierre Weil, chegou a ter uma regional em Brasília. Porém, um forte movimento foi criado no estado quando Maria Rita Seixas mudou-se de São Paulo para lá. Aí surgiu a Associação Brasiliense de Psicodrama e Sociodrama, que foi, inclusive, uma das subscritoras da fundação da Febrap.

Psicodrama pedagógico
(aplicado à educação ou socioeducacional)

FE: *Como foi a origem do grupo que se dedicou ao psicodrama pedagógico ou psicodrama aplicado à educação, ou psicodrama socioeducacional, como é denominado hoje?*

Fonseca: O grupo pioneiro teve origem no Grupo de Estudos de Psicodrama de São Paulo (GEPSP) por meio da equipe de Rojas-Bermúdez. Maria Alicia Romaña era responsável pelo setor. Com o racha de 1970 e com a SOPSP e a ABPS abrindo inicialmente espaço somente para o psicodrama terapêutico, criou-se uma lacuna. Marisa Nogueira Greeb, que era uma das alunas do curso, tomou a iniciativa de ir à Argentina e acertar com Maria Alicia Romaña a continuidade. Essa foi também a origem da escola Role-Playing Pesquisa e Aplicação, que Marisa dirigiu por muitos anos. Não só os cursos

---

115. Ver "A Pré-Febrap e o Rio de Janeiro", em "Reminiscências psicodramáticas" (Capítulo 14) deste livro.

interrompidos tiveram sequência, como novas turmas foram formadas. Maria Alicia (anos mais tarde radicou-se no Brasil) vinha periodicamente a São Paulo para dar os seminários especializados. Fui contratado para dirigir os *role-playings* semanais, para que os alunos internalizassem o método. Foi uma experiência importante, pois pude vivenciar um espaço fora do âmbito da psicoterapia e psiquiatria, ao qual estava habituado. Alguns anos depois, Maria Amalia Faller Vitale, Regina Teixeira da Silva, Vera Rolim e Maria Cortese organizaram um curso de formação em psicodrama para assistentes sociais na SOPSP. Ele funcionou durante vários anos e forneceu subsídios para um grupo de profissionais que trabalhava também na área da família.

A Febrap

FE: *A partir daí alguns psicodramatistas passaram a levar o psicodrama a outras partes do Brasil. Você foi uma das pessoas que viajaram bastante. Como surgiu a ideia de agrupar os psicodramatistas em uma entidade nacional? Você é considerado o pai da ideia e a pessoa que conseguiu a amarração final do projeto.*

Fonseca: Nos anos 1970, vivíamos o chamado "milagre (econômico) brasileiro" – que na verdade não se revelou milagroso (deixou o país endividado). O índice de desemprego era baixo e os segmentos médios ganharam poder aquisitivo. Creio que esse fator econômico contribuiu para a expansão do psicodrama em nosso país. Fui convidado inicialmente, por intermédio de Ronaldo Pamplona, a dirigir dois grupos em Curitiba. Logo depois se seguiram convites de Porto Alegre e do Rio de Janeiro. Mais tarde trabalhei também em Florianópolis e Salvador. O Soeiro, por sua vez, trabalhou em Campinas, Ribeirão Preto e Fortaleza. Começaram a surgir núcleos de psicodrama por todo o Brasil. As pessoas compartilhavam uma filosofia e uma técnica, mas nunca se encontravam. Leve-se em conta que o movimento era tão jovem que não apresentava diferenças teóricas ou técnicas, somente políticas. Em Curitiba, os grupos terapêuticos pioneiros eram dirigidos por dois psicodramatistas, um associado da ABPS (Sebastião de Mello) e o outro da SOPSP (eu). Resultado: SOPSP e ABPS uniram-se para ministrar os seminários teóricos aos paranaenses. Na ocasião, conversei com José Manuel D'Alessandro, então presidente da ABPS, sobre a ideia de fundarmos uma entidade nacional. Ele se mostrou entusiasmado. Nessa época, fui convidado para uma jornada de psicodrama no Rio. Lá conheci Ronald de Carvalho Filho e Pierre Weil. Eles também acreditaram na proposta. Como presidente da SOPSP, ofereci a entidade para receber o primeiro encontro com o objetivo de fundar uma entidade nacional de psicodrama. As reuniões com vistas à fundação se sucederam nas cidades que sediavam os núcleos fundadores. No final reunimos 14 núcleos, que se tornaram os fundadores da Febrap. A proposta era simples: fundar uma entidade que coordenasse um congresso nacional periódico, uma publicação que acolhesse a produção científica e um conselho que cuidasse de normas mínimas para a formação de psicodramatistas.

FE: *Como a proposta foi recebida?*
Fonseca: Em princípio muito bem, mas, é claro, também houve desconfianças silenciosas: "O que esse cara está querendo?"

FE: *Em relação a você?*
Fonseca: Sim. Anos depois, alguns companheiros contaram que foram se desarmando no decorrer das reuniões preparatórias para a fundação da Febrap. Outros imaginaram que eu desejasse ter o controle do movimento ou ser o primeiro presidente. Outros, ainda, que eu estivesse a favor ou contra os grupos polarizados pelos seguidores de Rojas-Bermúdez e de Bustos. Na verdade, meu desejo era dar força a uma organização nacional, livre das influências políticas internacionais. Eleito pelos meus pares para coordenar as reuniões preparatórias, procurei conciliar os diferentes pontos de vista, alguns difíceis de ser atingidos. Optei em discutir todos os pontos até que se chegasse a um consenso. Os seguidores de Rojas-Bermúdez, por exemplo, faziam questão de que constasse dos estatutos a obrigatoriedade do estudo da teoria do núcleo do Eu. Esse e outros tópicos foram contornados diplomaticamente. Pierre Weil, que era mais velho e experiente, foi de extrema importância na consecução da tarefa. Participou com humildade e bom senso de todo o projeto. Finalmente, chegamos a um estatuto que foi formalizado pelo advogado, psicodramatista e professor de teatro (da ECA-USP) Clovis Garcia.

ESSÊNCIA E PERSONALIDADE

Na ocasião de formar a chapa para a primeira eleição, optei em não participar da diretoria executiva. Preferi ficar no Conselho Normativo e Fiscal. O CNF era o espaço de decisões políticas da Febrap. Eu ainda temia que a ideia não vingasse e desejava estar próximo do centro político da nova instituição. Para ocupar o cargo de presidente executivo, foi escolhido Içami Tiba, associado da ABPS e da SOPSP, que cumpriu com eficiência sua tarefa de realizar, entre outras coisas, o I Congresso Brasileiro de Psicodrama, em 1978, em Serra Negra, São Paulo. Depois da primeira gestão, com a Febrap concretizada, encerrei minha participação política na instituição.

FE: *Inicialmente as escolas de psicodrama pedagógico, como eram chamadas, não participaram diretamente da fundação da Febrap?*
Fonseca: As 14 instituições fundadoras[116] da Febrap eram entidades sem fins lucrativos. Existiam duas escolas particulares de psicodrama pedagógico com fins lucrativos, uma no Paraná e outra em São Paulo. A opção foi considerar fundadoras, na ocasião, somente as entidades sem fins lucrativos. Claro que isso levantou sentimentos de rejeição que absolutamente não ocorreram do ponto de vista pessoal e profissional. Com o correr dos anos e mudanças de estatutos, a situação foi contornada.

A segunda fase do movimento: Dalmiro Bustos

FE: *Você foi o terceiro presidente da SOPSP. O que foi importante na sua gestão?*
Fonseca: Tínhamos perdido a equipe argentina do Rojas-Bermúdez num período em que vivíamos, por assim dizer, a adolescência psicodramática. Havia interesse em crescer psicodramaticamente, conhecer novas contri-

---

116. Associação Baiana de Psicodrama e Psicoterapia de Grupo, Associação Brasileira de Psicodrama e Sociodrama, Associação Brasiliense de Psicodrama e Sociodrama, Associação Campineira de Psicodrama e Sociodrama, Associação de Psicodrama do Instituto *"Sedes Sapientiae"*, Associação Sul-Riograndense de Psicodrama, Centro Paranaense de Estudos Psicodramáticos, Grupo de Estudos de Ribeirão Preto, Instituto Brasileiro de Psicodrama, Instituto de Psicodrama de Ribeirão Preto, Sociedade de Psicoterapia, Dinâmica de Grupo e Psicodrama – Regional Belo Horizonte, Sociedade de Psicoterapia, Dinâmica de Grupo e Psicodrama – Regional Rio de Janeiro, Sociedade de Psicodrama e Psicoterapia de Grupo de Campinas e Sociedade de Psicodrama de São Paulo.

buições. Trouxemos vários profissionais argentinos para dar cursos. Em 1975, a dra. Azair Terezinha Vicente, coordenadora do simpósio "Diagnóstico em Psiquiatria", a ser realizado no Instituto de Psiquiatria do Hospital das Clínicas, convidou-me para participar de uma mesa sobre o diagnóstico em psicodrama. Acrescentou que havia verba suficiente para trazer um psicodramatista estrangeiro para compor a mesa. Conversei com a argentina Maria Alícia Romaña, que vinha mensalmente a São Paulo. Ela sugeriu o Dalmiro Bustos, dizendo que ele trazia novas contribuições por influência de suas idas a Beacon. E assim ele veio. Terminada a mesa, convidei-o para um *happy hour*. Foram também alguns amigos – entre outros, Antônio Carlos Eva. Depois do encontro informal, escrevi a ele propondo um *workshop* na Sociedade de Psicodrama. Ao mesmo tempo, Antonio Carlos Eva, Anibal Mezher e Miguel Perez Navarro, líderes do consultório da Rua Pio XII, também fizeram proposta semelhante. Assim, Bustos foi contratado pelos dois grupos. Em seguida houve uma sequência do trabalho. Iniciamos com um grupo de psicodramatistas formados em busca de novos conhecimentos técnicos. Como houve interesse de alunos e de outros psicodramatistas, vários grupos foram formados. Bustos, apesar de ser um remanescente da Associação Argentina de Psicodrama, liderada por Rojas-Bermúdez, fizera uma segunda formação em Beacon. Trouxe, portanto, outro enfoque técnico ao psicodrama que conhecíamos. Bustos trabalhou na SOPSP até o final de minha gestão como presidente. Logo depois se radicou em São Paulo. Assim, constituiu-se uma nova fase da história do psicodrama em São Paulo e no Brasil.

FE: *Você esteve em Beacon?*
Fonseca: Sim, no verão de 1979 estive em Esalen (Califórnia) e em Beacon (Nova York). Foram experiências marcantes do ponto de vista pessoal e profissional[117]. J. L. Moreno tinha morrido cinco anos antes, mas seu espírito ainda pairava por lá.

---

117. Veja "Memórias de Beacon e outras memórias" (Capítulo II).

ESSÊNCIA E PERSONALIDADE

IAGP

FE: *E a IAGP?*

Fonseca: Participei do conselho diretor da IAGP – "Associação Internacional de Psicoterapia de Grupo e Processos Grupais" – de 1996 a 2003. Foi interessante participar de uma organização com representantes das mais variadas linhas de trabalho grupal, originários de diferentes países. O objetivo de Moreno, inspirador da IAGP, foi exatamente colocar todos os trabalhadores grupais juntos. As linhas predominantes eram – e creio que continuem sendo – de psicoterapia analítica de grupo e de psicodrama. As reuniões aconteciam a cada seis meses em um país diferente, mais frequentemente na Europa e Estados Unidos. Alguns brasileiros me antecederam no conselho diretor: Bernardo Blay Neto, um dos pioneiros da psicoterapia de grupo em São Paulo; Pierre Weil e Luís Alberto Py, grupo-analista do Rio de Janeiro. Depois de mim, sucederam os brasileiros: Içami Tiba, Luiz Cuschnir, Heloisa Fleury, Marlene Marra, Marcia Almeida Batista, Maria da Penha Nery. Conseguimos trazer para São Paulo, em 2006, o 16º Congresso Internacional de Psicoterapia de Grupo e Processos Grupais.

Finalizando

FE: *Você acha que a Febrap ainda atende aos objetivos do movimento psicodramático?*

Fonseca: Instituições são complicadas, especialmente quando crescem e suas estruturas se tornam complexas, mas necessárias. A prova da importância da Febrap é que ela está patrocinando esta entrevista sobre sua história e provavelmente a publicará em um de seus órgãos. Ela organiza congressos bienais, nos quais psicodramatistas de todo o país se encontram e trocam experiências. Ela publica uma revista semestral que reúne a produção intelectual do psicodrama brasileiro. Ela cuida dos critérios de ensino do psicodrama no Brasil. E, mais importante, ela congrega todas as entidades filiadas e não filiadas de psicodrama do Brasil, uma vez que os membros originários de ambas as categorias participam de seus congressos. Enfim, a

299

Febrap realiza tudo que os pioneiros idealizaram e eu, como um deles, sinto que a missão foi cumprida.

FE: *O que é o psicodrama para você hoje?*

Fonseca: Incorporei o psicodrama como uma filosofia de vida nomeando a psicologia relacional como eixo de meu trabalho. Estudei outros autores no sentido de alimentar minhas buscas por uma psicossociodinâmica e uma psicossociopatologia relacional. Propus novas práticas de ação inspiradas na técnica psicodramática clássica. Se por um lado fui heterodoxo, por outro fui ortodoxo em seguir o fluxo espontâneo-criativo moreniano. Como disse no início do Capítulo 1 deste livro ("Essência e personalidade: Linhas e entrelinhas de Moreno"), ser fiel a Moreno não significa simplesmente repeti-lo, mas também repensá-lo. Enfim, caminhando se faz o caminho[118]...

---

118. "Caminhante, não há caminho, se faz caminho ao andar", de Antonio Machado, poeta espanhol (1875-1939).

14. Reminiscências psicodramáticas

A Pré-Febrap e o Rio de Janeiro

Texto inspirado no prefácio ao livro *O palco da espontaneidade* (Baptista, 2012)

COMO SABEMOS, A CIDADE do Rio de Janeiro foi palco de boa parte da história do Brasil. Algo parecido ocorreu com a história do psicodrama brasileiro. As primeiras sessões de psicodrama em nosso país aconteceram nessa cidade, em meados dos anos 1940, e foram dirigidas pelo sociólogo baiano Guerreiro Ramos, recém-chegado dos Estados Unidos, onde tivera contato com a técnica. Poucos anos depois, o francês Pierre Weil, radicado inicialmente no Rio, e depois em Belo Horizonte e Brasília, introduziu a metodologia psicodramática na psicologia organizacional e clínica. Iniciou-se então um movimento que resultou, anos mais tarde, na fundação da Sociedade Brasileira de Psicoterapia, Dinâmica de Grupo e Psicodrama (Sobrap), com regionais no Rio, em Belo Horizonte e depois em Juiz de Fora.

No final dos anos 1960, São Paulo sediou outro polo do movimento psicodramático, com a vinda da equipe argentina liderada por Rojas-Bermúdez. A partir daí o movimento desceu em direção ao Sul – Curitiba, Porto Alegre e Florianópolis – e estendeu-se por Campinas, Ribeirão Preto e Fortaleza. A mesma equipe argentina, com a participação de Waldeck Barreto D'Almeida, foi também responsável pelo início do movimento psicodramático em Salvador. O movimento psicodramático expandia-se e um grande número de novas entidades surgia, cada uma seguindo suas próprias tendências. Fazia-se necessária a organização do movimento nacional.

Em dezembro de 1975, a Sobrap – Seção Rio, então dirigida por Ronald de Carvalho Filho, organizou sua IV Jornada Nacional, no Hotel Everest Rio, em Ipanema. Aproveitando a oportunidade da presença de líderes do psicodrama brasileiro na jornada, propus uma reunião para discutir o tema. Recordo que subimos ao apartamento de um colega que se hospedava no hotel, afastamos as camas individuais, sentamos no chão e chegamos ao consenso de que trabalharíamos por uma entidade que coordenasse: a) as normas mínimas de formação para as diferentes entidades; b) a edição de uma revista; c) a realização de um congresso bianual que permitisse o encontro de nossas semelhanças e diferenças.

Os representantes das instituições brasileiras passaram a se reunir em diferentes cidades – já como uma Pré-Febrap – até chegar aos estatutos que consolidaram a fundação da Federação Brasileira de Psicodrama, em 1976. Em 1978, tivemos nosso primeiro congresso nacional e, concomitantemente, o lançamento de nossa primeira revista.

O sociólogo francês Lapassade e o congresso do Masp (1970)

Trecho inspirado no prefácio do livro *Psicossociologia crítica: a intervenção psicodramática* (Contro, 2011)

AO LER O TRECHO em que Luiz Contro se refere a Georges Lapassade, importante sociólogo e analista institucional francês, fui transportado ao V Congresso Internacional de Psicodrama, realizado no Masp, em São Paulo, em 1970. Lá estava o francês fazendo minicomícios contra a ditadura militar, ora em curso no Brasil. Ele entrava nos *workshops*, independentemente do tema, e discursava sobre um conluio implícito, mesmo que ingênuo, da organização do congresso com o governo militar brasileiro. O congresso com cerca de 2500 pessoas vivia também uma crise política que envolvia o psicodrama mundial, argentino e brasileiro[119].

---

119. Veja o Capítulo 13 deste livro: "O movimento psicodramático em São Paulo e no Brasil: depoimento".

Os organizadores do congresso, sabedores de que havia policiais da Divisão de Ordem Política e Social[120] (Dops) infiltrados entre os congressistas, temeram que isso pudesse provocar uma interferência política no evento. Antonio Carlos Cesarino, coordenador da comissão científica, e, eu, seu colaborador, fomos incumbidos de conversar com Lapassade. Ele nos explicou, no mesmo tom inflamado de seus discursos, que sua proposta era causar um caos organizatório, que houvesse uma intervenção policial no evento e que ele pudesse até mesmo ser preso. Assim haveria um escândalo mundial mostrando a truculência da ditadura brasileira. Ponderamos que também éramos contra a ditadura, mas que para nós era importante que o congresso chegasse a bom termo. Ele perguntou em tom acalorado se desejávamos proibi-lo de fazer seus discursos. Respondemos que somente fazíamos um pedido. Ele avisou que continuaria fazendo os comícios. Porém, o impacto deles arrefeceu. Não sei se porque adaptou os discursos aos temas das apresentações, se os participantes absorveram seus apelos políticos, ou mesmo se suas palavras perdiam força pelo fato de a maioria do público não entender o idioma francês. Creio também que lhe faltou ser mais didático em termos da explicitação do motivo de seus discursos.

Na verdade, fui conhecer os detalhes de suas propostas de trabalho mais tarde. Entusiasmado pela revolução cultural de 1968/Paris, Lapassade, um estudioso dos agrupamentos humanos, passou a considerar que a dinâmica de grupo de Kurt Lewin e a sociometria de J. L. Moreno não bastavam para uma análise grupal. Os grupos conteriam em seu bojo uma política institucional a ser desvendada por intermédio de uma análise institucional. Por exemplo, numa sala de aula existe uma dinâmica grupal que está intrinsecamente ligada à figura do professor, que, por sua vez, representa a política institucional da escola e do Estado onde ela se situa.

Seus textos da época guardam o mesmo tom polêmico adotado no congresso. Segundo Guirado (2009), eles funcionavam quase como uma convocação à militância. A proposta era provocar rupturas na organização burocrática das relações instituídas. Anos mais tarde, ainda segundo Guirado (2009), Lapassade faz uma autocrítica de eventuais ineficácias da análise ins-

---

120. Órgão de repressão aos movimentos sociais e populares e centro de torturas, depois substituído pelo DOI-CODI, durante a ditadura militar de 1964 a 1985.

titucional, considerando que a análise poderia ser feita com os constituintes do grupo e das lideranças nascidas espontaneamente dentro dele.

Agora podemos entender que teoricamente Lapassade empregara uma estratégia política adequada aos seus fins durante o evento. O congresso não foi fechado e ele não foi preso, mas a política institucional da ditadura brasileira se fez sentir, pouco tempo depois. Julian Beck e Judith Malina, líderes do *Living Theater*[121], participantes do congresso, foram presos com sua trupe, em Ouro Preto, sob o pretexto de portarem maconha. O fato ganhou repercussão mundial e celebridades como John Lennon, Marlon Brando, Bob Dylan, Pier Paolo Pasolini, Umberto Eco e outros participaram de um abaixo-assinado exigindo a libertação do grupo. A pressão mundial funcionou: eles foram libertados, mas, lamentavelmente, expulsos do país. Ou seja, dá para entender que Lapassade, durante o congresso, tinha lá suas razões...

Um encontro inusitado

Texto publicado na *Revista Brasileira de Psicodrama*, v. 19, n. 1. (Fonseca e Maida, 2011)

UM ENCONTRO INESPERADO ACONTECEU durante o 55º Congresso da Sociedade Americana de Psicoterapia de Grupo e Psicodrama, em Nova York, no Crowne Plaza Hotel, em 1997. Lá estavam três psicodramatistas brasileiros: Paula Hermann, Marco Maida e José Fonseca. A jovem Paula vivia em Boston, tendo colaborado em algumas entrevistas relatadas abaixo. Anos depois, já de volta ao Brasil, faleceu precocemente, deixando muita saudade.

Um de nós, Marco, agendara contatos para realizar entrevistas com psicodramatistas históricos, especialmente os que conviveram diretamente com Moreno. As entrevistas visavam realizar um texto e um documentário (vídeo), que mais tarde se concretizou com direção de Marco Maida: *Jacob Levy Moreno, sua vida e suas musas*.

Zerka Toeman Moreno, terceira e última esposa de J. L. Moreno, participava alegremente do Congresso. Comemorou seus 80 anos em um al-

---

121. O *Living Theater*, de forma similar à proposta moreniana, buscava um momento de criação coletiva da comunidade. Pregava o fim do palco, dos limites entre a arte e a vida, e da diferença entre atores e espectadores.

ESSÊNCIA E PERSONALIDADE

moço tipicamente norte-americano com balões coloridos, apresentações de *Playback Theatre* e cantorias amorosas em sua homenagem.

Na manhã clara do dia 23 de fevereiro de 1997, Zerka concedeu a Paula e Marco duas horas de entrevista em seu apartamento, no hotel onde se realizava o encontro. Marco comentou depois: "Puxa, não fosse a hora de abrir a porta do quarto, jamais perceberia a falta de um dos braços da Zerka". Terminada a tarefa, os dois entrevistadores saíram eufóricos, pulando de alegria, literalmente.

Na tarde do mesmo dia, foi realizada a entrevista com Florence Guncher (antes Florence Bridge Moreno), segunda esposa de J. L. Moreno, uma senhorinha simpática, de bochechas rosadas e grandes óculos de armação vermelha. Chegou de táxi ao hotel dirigindo-se ao apartamento de Regina, sua filha com J. L. Moreno, onde já se encontravam os três entrevistadores. Fonseca estava particularmente interessado em conversar com Florence sobre o texto[122] a respeito da matriz de identidade que ela escrevera em coautoria com Moreno. Ela respondeu de forma animada e, às vezes, emocionada às perguntas, assinalando que desejava ser positiva naquele depoimento. Durante a entrevista era assistida atenciosamente pela filha quando esquecia algum dado.

Finalizada a entrevista, Florence expressou o desejo de ir ao local do congresso para cumprimentar um velho amigo. Regina comentou conosco que se preocupava que um eventual encontro da mãe com Zerka pudesse ser embaraçoso – Moreno separou-se de Florence para casar com Zerka. Florence sofreu muito com a separação. Regina, no entanto, ponderou que àquela hora dificilmente Zerka estaria no congresso.

Descemos pelo elevador em direção ao andar do congresso, por um lado com a sensação de missão cumprida e, por outro, com certa apreensão pelo possível encontro. Florence continuava falando sobre sua participação musical – tocava piano – em sua comunidade religiosa.

O elevador, finalmente, chegou ao andar do congresso. A porta se abriu, e, como se fosse um jogo psicodramático, lá estava Zerka Moreno parada. As duas se olharam, houve um breve silêncio, porém a tensão se diluiu em um breve abraço e em algumas palavras amáveis. "Quanto tempo?!" Duas mulhe-

---

122. "Princípios da espontaneidade", publicado respectivamente em 1944 (*Sociometry*, v. VII) e em 1946 (*Psychodrama – First volume*, Beacon House, Nova York).

Quem escreveu antes sobre o encontro: Moreno ou Buber?

Comentários ao texto de Robert Waldl, "J. L. Morenos influence on Martin Bubers dialogical philosophy", apresentado na *ASGPP Annual Psychodrama Conference* e publicado na *Revista Brasileira de Psicodrama,* v. 20, n. 2 (São Paulo, dez. 2012)

HÁ ANOS DEFENDI UMA tese de doutorado que versava sobre as correlações filosóficas entre Martin Buber e J. L. Moreno. As conclusões apontavam para o fato de que ambos teriam sido influenciados pelo hassidismo e pela cabala, apesar de a maioria dos autores consultados dar a Buber o pioneirismo desses conceitos.

Robert Waldl, psicólogo vienense, em uma tese de doutorado, resolve a questão provando que Moreno (*Einladung zu einer Begegnung*, 1914) escreveu antes de Buber sobre o conceito de encontro. Buber, inclusive, teria sido influenciado por Moreno não somente nos conceitos como até mesmo no estilo e na linguagem que utilizou em seu livro *Eu e Tu* (1923).

Waldl contou-me que quando Moreno emigrou para os Estados Unidos, em 1925, deixou uma caixa para que um irmão a levasse, posteriormente, para lá. O irmão levou, mas a caixa jamais foi entregue ou resgatada.

Em 2006, muito tempo depois da morte dos dois, a caixa foi encontrada e finalmente aberta por familiares. Entre outros papéis, encontrava-se a cópia de uma carta de Moreno a Buber, datada de 1919, atestando que enviara a revista *Daimon*, nº 4. Segundo Waldl, exatamente este número contém um artigo de Moreno que Buber teria utilizado "quase palavra por palavra" para escrever trechos sobre o encontro no livro *Eu e Tu*, poucos anos depois.

Esses dados desconstroem algumas verdades sobre a correlação conceitual entre os dois pensadores, abrem novas indagações a ser pesquisadas e dão destaque ao pioneirismo do criador do psicodrama.

Referências bibliográficas

AGUIAR, M. (org.). *O psicodramaturgo J. L. Moreno, 1889-1989*. São Paulo: Casa do Psicólogo, 1990.

ALEKSIÉVITCH, S. "O fim do homem soviético: relatos de morte e vida depois do comunismo". *Revista Piauí*, ed. 122, nov. 2016. Disponível em: <http://piaui.folha.uol.com.br/materia/o-fim-do-homem-sovietico/>. Acesso em: 30 nov. 2016.

ALTOÉ, A. *Referências bíblicas e religiosas da experiência vital e criações científicas de Jacob Levy Moreno*. Belo Horizonte: Instituto Mineiro de Psicodrama, 2005.

ANDRADE, C. *Lacan chinês*. Maceió: Edufal, 2015.

ATALAY, B. *A matemática e a Mona Lisa: a confluência da arte com a ciência*. São Paulo: Mercuryo, 2007.

AZEVEDO, L. G. N. G. "Ética da alegria e do encontro: elucidações espinoseanas e perspectivas psicodramáticas". *Revista Brasileira de Psicodrama*, São Paulo, v. 25, n. 1, São Paulo, jun. 2017.

BACHA, M. S. C. N. "Atenas e a gestação paterna". *Revista Educação*, v. 9, ano 2. São Paulo: Segmento, 2008, p. 30-39,.

BAPTISTA, M. C. V. D. (org.). *O palco da espontaneidade*. Rio de Janeiro: Roca, 2012.

BARRETO, G.; OLIVEIRA, M. G. de. *A arte secreta de Michelangelo: uma lição de anatomia na Capela Sistina*. São Paulo: ARX, 2004.

BENSION, A. *O Zohar: o livro do esplendor*. Trad. de Rosie Mehoudar. São Paulo: Polar, 2006.

BERGERET, J. *Psicopatologia: teoria e clínica*. Porto Alegre: Artmed, 2006.

BERTOLUCCI, E. *Psicologia do sagrado*. São Paulo: Ágora, 1991.

BION, W. R. *Experiência em grupos*. Rio de Janeiro: Imago, 1970.

BLATNER, A.; BLATNER, A. *Uma visão global do psicodrama*. São Paulo: Ágora, 1996.

BORGES, J. L. *O Aleph*. São Paulo: Companhia das Letras, 2008.

BOWLBY, J. *Loss: sadness and depression*. Attachment and loss, v. 3. Nova York: Penguin Books, 1981.

_____. *Formação e rompimento dos laços afetivos*. São Paulo: Martins Fontes, 1982.

BUBER, M. *The life of dialogue*. Chicago: Phoenix Edition, 1976.

_____. *Eu e Tu*. São Paulo: Centauro, 2001.

_____. *O caminho do homem: segundo o ensinamento chassídico*. São Paulo: Realizações, 2011.

BUENO, J. L. "Deus e liberdade: Espinosa no pensamento político contemporâneo". *Agnes: cadernos de pesquisa em teoria da religião*, n. 4, São Paulo, 2006, p. 107-25.

BUSTOS, D. M. *Psicoterapia psicodramática*. Buenos Aires: Paidós, 1975.

CALLIGARIS, C. *Introdução a uma clínica diferenciada das psicoses*. São Paulo: Zagodoni, 2013.

CAMUS, A. *O mito de Sísifo*. Rio de Janeiro: Record, 2014.

_____. *O estrangeiro*. Rio de Janeiro: Record, 2015.

CEPEDA, N. A.; MARTIN, M. A. F. *Masp 1970: o psicodrama*. São Paulo: Ágora, 2010.

CESARINO, A. C. Informação verbal sobre o sentido moreniano da palavra alemã "*Augenblick*" (momento).

CHAUI, M. "Sobre o medo". In: CARDOSO, S. *et al. Os sentidos da paixão*. São Paulo: Funarte/ Companhia das Letras, 1987, p. 35-75.

CHENG, F. "Lacan e o pensamento chinês". In: AUBERT, J. *et al. Lacan: o escrito, a imagem*. Belo Horizonte: Autêntica, 2016, p. 163-82.

COELHO DOS SANTOS, T. "Jacques Lacan pensava que é proibido proibir?" *Revista Educação*, v. 20. São Paulo: Segmento, 2008, p. 48-58.

COETZEE, J. M. *Infância*. São Paulo: Companhia das Letras, 2010.

_____. *A infância de Jesus*. São Paulo: Companhia das Letras, 2013a.

_____. *Juventude*. São Paulo: Companhia das Letras, 2013b.

CONTRO, L. *Psicossociologia crítica: a intervenção psicodramática*. Curitiba: CRV, 2011.

_____. "O psicodrama e o equilibrista: diálogos com a obra de Pessoa". *Revista Portuguesa de Psicodrama*, Porto, 2018 (no prelo).

CORRESPONDÊNCIA com Raymond Battegay, Juan Campos, Grete Leutz, Zerka Moreno, Malcolm Pines e Anne Ancelin Schützenberger.

COSTA, E. M. S. *Gerontodrama*. São Paulo: Ágora, 1998.

COSTA, R. P. (org.). *Um homem à frente do seu tempo*. São Paulo: Ágora, 2001.

DAMÁSIO, A. *O erro de Descartes*. São Paulo: Companhia das Letras, 2000.

_____. *Em busca de Espinosa: prazer e dor na ciência dos sentimentos*. São Paulo: Companhia das Letras, 2009.

_____. "Como o cérebro cria a mente". *Scientific American: Mente Cérebro: Consciência*, n. 46, São Paulo, 2014, p. 14-21.

DIAS, V. R. C. S. *Sonhos e psicodrama interno na análise psicodramática*. São Paulo: Ágora, 1996.

DOR, J. *O pai e sua função em psicanálise*. Rio de Janeiro: Jorge Zahar, 1991.

DRUMMOND DE ANDRADE, C. *Contos plausíveis*. São Paulo: Companhia das Letras, 2012.

DSM–5: *Manual diagnóstico e estatístico de transtornos mentais – American Psychiatric Association*. Porto Alegre: Artmed, 2014.

DUNKER, C. I. L. "Estruturas clínicas e constituição do sujeito". In: BERNADINO, L. M. F. (org.). *O que a psicanálise pode ensinar sobre a criança, sujeito em constituição*. São Paulo: Escuta, 2006, p. 121-39.

_____. *Mal-estar, sofrimento e sintoma*. São Paulo: Boitempo Editorial, 2015 (Estado de Sítio). Recurso digital.

ECO, U. (org.). *História da beleza*. Rio de Janeiro: Record, 2010.

ESPINOSA, B. de. *Ética*. São Paulo: Atena, 1957.

_____. "Ética". In: *Os Pensadores*, v. 17. São Paulo: Abril Cultural, 1973.

_____. *Ética*. São Paulo: Abril Cultural, 1983.

_____. *Tratado teológico-político*. São Paulo: Martins Fontes, 2008.

FAIRBAIRN, W. R. *Estudio psicanalítico de la personalidad*. Buenos Aires: Hormé, 1975.

FARIA, M. R. *Constituição do sujeito e estrutura familiar: o complexo de Édipo de Freud a Lacan*. Taubaté: Cabral, 2003.

FEO, M. "Ações socionômicas no resgate dos direitos humanos". Trabalho apresentado no XIV Congresso Brasileiro de Psicodrama, Belo Horizonte, 2004.

ESSÊNCIA E PERSONALIDADE

FERREIRA GULLAR. "Beleza ainda põe mesa". *Folha de São Paulo*, Ilustrada, E8, São Paulo, 21 jul. 2013. Disponível em: <http://www1.folha.uol.com.br/colunas/ferreiragullar/2013/07/1313789-beleza-ainda-poe-mesa.shtml>. Acesso em: 21 jul. 2013.

FIGUEIREDO, L. C. "Crenças, esperanças e fé" (apostila mimeografada). São Paulo: Pontifícia Universidade Católica de São Paulo, 2004.

FINK, B. *O sujeito lacaniano: entre a linguagem e o gozo*. Rio de Janeiro: Zahar, 1998.

FIORINI, H. J. *Estruturas e abordagens em psicoterapias psicanalíticas*. São Paulo: Martins Fontes, 2004.

FLECK, L. *Gênese e desenvolvimento de um fato científico*. Belo Horizonte: Fabrefactum, 2010.

FLUSSER, V. *Bodenlos: uma autobiografia filosófica*. São Paulo: Annablume, 2007.

FONSECA, J. "O psicodrama e a psiquiatria, Moreno e a anti-psiquiatria". III Encontro Psiquiátrico do Hospital das Clínicas, São Paulo, 1974.

_____. "Diagnóstico da personalidade e distúrbios de identidade". *Revista Brasileira de Psicodrama*, v. 3, fasc. 1, São Paulo, 1995, p. 21-30.

_____. "The beginnings of IAGP: an historical approach". *The International Forum of Group Psychotherapy*, v. 6, n. 2, 1997.

_____. *Contemporary psychodrama: new approaches to theory and technique*. Hove/Nova York: Brunner-Routledge, 2004.

_____. *Psicodrama da loucura: correlações entre Buber e Moreno*. São Paulo: Ágora, 2008.

_____. O olhar da psicologia relacional (entrevista). *Site Psicorama*, 2009. Disponível em: <http://www.psicorama.com.br/emfoco_detalhe.asp?ID=11>. Acesso em: 31 ago. 2017.

_____. "Interseções entre Moreno e Lacan: a triangulação e o reconhecimento do Ele". In: SALTINI, C.; FLORES, H. G. (orgs.). *Lacaneando: ideias, sensações e sentidos nos seminários de Lacan*. Rio de Janeiro: Wak, 2010a, p. 211-46.

_____. *Psicoterapia da relação*. São Paulo: Ágora, 2010b.

_____. "Onde está o reconhecimento do ele na matriz de identidade: intersecções entre Moreno e Lacan". *Revista Brasileira de Psicodrama*, v. 20, n. 1, São Paulo, 2012, p. 115-34.

FONSECA, J.; MAIDA, M. J. D. "Um encontro inusitado". *Revista Brasileira de Psicodrama*, v. 19, n. 1, São Paulo, 2011.

FRANCES A. "Panorama". *Revista Veja*, ed. 2394, ano 47, n. 41, São Paulo, 8 out. 2014, p. 58.

_____. *Voltando ao normal*. Rio de Janeiro: Versal, 2016.

FRANCO, S. G. "A transferência na histeria – Um estudo no 'caso Dora' de Freud". *Pulsional Revista de Psicanálise*, ano XIII, n. 132, São Paulo, 2000, p. 23-33.

FRANCO, V. F. "Por uma religião do encontro: aproximações entre Moreno e as tradições orientais". *Revista Brasileira de Psicodrama*, v. 20, n. 2, São Paulo, 2008, p. 25-42.

FREIRE, P. *Conscientização: teoria e prática da libertação, uma introdução ao pensamento de Paulo Freire*. São Paulo: Morais, 1980.

FREUD, S. Psicologia de las masas. In: *Obras completas*, v.I. Madri: Biblioteca Nueva, 1967.

_____. *Obras completas*, v. II. Madri: Biblioteca Nueva, 1968.

_____. *A psicogênese de um caso de homossexualismo numa mulher, psicanálise e telepatia e outros trabalhos*. Rio de Janeiro: Imago, 1976.

_____. *Análise de uma fobia em um menino de cinco anos – o pequeno Hans* (Pequena coleção das Obras de Freud, livro 34). Rio de Janeiro: Imago, 1977.

_____. Além do princípio do prazer. In: *Obras completas*, v. XVIII. Rio de Janeiro: Imago, 1988, p. 13-75.

_____. *Duas histórias clínicas (o "Pequeno Hans" e o "Homem dos ratos")* – Edição Standard Brasileira das Obras Completas de Sigmund Freud. Rio de Janeiro: Imago, 1996.

_____. *Novas conferências introdutórias sobre psicanálise e outros trabalhos (1932-1936)* – Edição Standard Brasileira das Obras Completas de Sigmund Freud. Rio de Janeiro: Imago, 2004.

_____. *Obras completas, volume 11: Totem e tabu, Contribuição à história do movimento psicanalítico e outros textos (1912-1914)*. São Paulo: Companhia das Letras, 2012.

_____. *Obras completas, volume 14: História de uma neurose infantil ("O homem dos lobos"), Além do princípio do prazer e outros textos (1917-1920)*. São Paulo: Companhia das Letras, 2014.

FUGH-BERMAN, A. "Entrevista: laboratórios vendem doenças". *Ser Médico – Cremesp*, n. 67, ano XVII, São Paulo, abr., mai., jun., 2014, p. 4-9. Disponível em: <http://www.cremesp.org.br/?siteAcao=NoticiasC&id=3267>. Acesso em: 5 jun. 2014.

GARRIDO MARTÍN, E. *J. L. Moreno: psicologia do encontro*. São Paulo: Livraria Duas Cidades, 1984.

GAY, P. *Freud, uma vida para o nosso tempo*. São Paulo: Companhia das Letras, 1989.

GLEISER, M. "O debate quântico". *Folha de São Paulo* [Ciência]. São Paulo, 19 out. 2003. Disponível em: <http://www1.folha.uol.com.br/fsp/ciencia/fe1910200302.htm>. Acesso em: 18 fev. 2013.

_____. "Matemática e futebol". *Folha de São Paulo*, Ciência, C11, São Paulo, 10 mar. 2013.

_____. *A simples beleza do inesperado*. Rio de Janeiro: Record, 2016.

GLEIZER, M. A. *Espinosa e a afetividade humana*. Rio de Janeiro: Jorge Zahar, 2005.

GODINO CABAS, A. *O sujeito na psicanálise de Freud a Lacan: da questão do sujeito ao sujeito da questão*. Rio de Janeiro: Zahar, 2009.

GOLEMAN, D. *Inteligência social: o poder das relações humanas*. Rio de Janeiro: Elsevier, 2006.

GOMES, P. "Psicanálise relacional contemporânea: uma nova maneira de trabalhar em psicanálise". *Revista Brasileira de Psicanálise*, v. 41, n. 4, São Paulo, 2007, p. 113-23.

GONDAR, J. "Winnicott, Bergson, Lacan: tempo e psicanálise". *Revista Agora*, v. 9, n. 1, Rio de Janeiro, jun. 2006, p. 103-17.

GREENE, B. *O Universo elegante*. São Paulo: Companhia das Letras, 2001.

GREENSON, R. *Investigações em psicanálise*. Rio de Janeiro: Imago, 1982.

GUIRADO, M. "Psicologia institucional: o exercício da psicologia como instituição". *Interação em psicologia*, v. 13, Curitiba, jul/dez. 2009, p. 323-33.

HADDEN, S. B. "International Association of Group Psychotherapy". *Group Psychotherapy and Psychodrama*, v. XXVII, n. 1-4, 1974, p. 240.

HELLER, A. *Teoria de los sentimientos*. México: Fontamara, 1987.

HORVATIN, T. E SCHREIBER, E. (orgs) *A quintessência de Zerka*. São Paulo: Ágora, 2008.

HOUAISS, A. VILLAR; A., MAURO. S. *Dicionário Houaiss da língua portuguesa*. Rio de Janeiro: Objetiva, 2001.

HYCNER, R. *De pessoa a pessoa: psicoterapia dialógica*. São Paulo: Summus, 1995.

IOANNIDIS, J. "A maior parte da pesquisa médica não é confiável. Entrevista a Marcela Buscato". *Revista Época*, ed. 944, São Paulo, 18 jul. 2016, p. 62-64.

JULIEN, P. *A psicanálise e o religioso*. Rio de Janeiro: Zahar, 2010.

JUNG, C. G. *Fundamentos da psicologia analítica: as conferências de Tavistock*. Petrópolis: Vozes, 1972.

KAUFMANN, P. *Dicionário enciclopédico de psicanálise: o legado de Freud e Lacan*. Rio de Janeiro: Zahar, 1996.

KELEMAN, S. *Anatomia emocional*. São Paulo: Summus, 1992.

KNOBEL, A. M. *Moreno em ato: a construção do psicodrama a partir das práticas*. São Paulo: Ágora, 2004.

KOHUT, H. *Self e narcisismo*. Rio de Janeiro: Zahar, 1984.

LACAN, J. *O seminário, livro 4: a relação de objeto (1956-1957)*. Rio de Janeiro: Zahar, 1995.

_____. *Escritos/Jacques Lacan*. Rio de Janeiro: Zahar, 1998a.

_____. "O estado do espelho como formador da função do eu". In: *Escritos*. Rio de Janeiro: Jorge Zahar, 1998b, p. 96-103.

_____. *O seminário, livro 5: as formações do inconsciente (1957-1958)*. Rio de Janeiro: Zahar, 1999.

_____. *O seminário, livro 3: as psicoses (1956-1957)*. Rio de Janeiro: Zahar, 2002.

_____. *A identificação* (Seminário 1961-1962). Recife: Centro de Estudos Freudianos do Recife, 2003a.

_____. "Televisão". In: *Outros escritos*. Rio de Janeiro: Jorge Zahar, 2003b, p. 508-43.

_____. *O seminário, livro 10: a angústia (1962-1963)*. Rio de Janeiro: Zahar, 2005a.

_____. *O seminário: o sinthoma, Livro 23*. Rio de Janeiro: Zahar, 2005b.

_____. *Escritos*. Rio de Janeiro: Jorge Zahar, 2008a.

_____. *O mito individual do neurótico ou poesia e verdade na neurose*. Rio de Janeiro: Jorge Zahar, 2008b.

LAING, R.; COOPER, D. *Razón y violencia*. Buenos Aires: Paidós, 1972.

LANDINI, J. C. *Do animal ao humano: uma leitura psicodramática*. São Paulo: Ágora, 1998.

LAZLO, E. *Evolution: the grand synthesis*. Boston: Shambala, 1987.

LAZNIK, M. C. "Breve relato das ideias de Lacan sobre a histeria". *Reverso*, ano 30, n. 55, Belo Horizonte, 2008, p. 15-34.

LOPES B. L. A. *A teoria do jogo e a psicanálise*. 2007. Disponível em: <http://docplayer.com.br/5217780-A-teoria-do-jogo-e-a-psicanalise-benita-losada-a-lopes.html>. Acesso em: 15 set. 2017.

MACHADO, A. *Antologia poética*. Lisboa: Cotovia, 1999.

MALAQUIAS, M. C. *Revisitando a africanidade brasileira: do Teatro Experimental do Negro, de Abdias Nascimento, ao protocolo Problema Negro-Branco, de Moreno*. Trabalho apresentado para a obtenção do título de professor supervisor pela Sociedade de Psicodrama de São Paulo, 2004.

_____. "Percurso do psicodrama no Brasil: década de 40 – o pioneirismo de Guerreiro Ramos". *Revista Brasileira de Psicodrama*, v. 15, n. 1, São Paulo, 2007, p. 33-39.

MALPIQUE, C. *Fernando Pessoa: novelo embrulhado para o lado de dentro*. Porto: Livraria Ofir, 1967.

MÁRAI, S. *De verdade*. São Paulo: Companhia das Letras, 2013.

MARCONDES, D. *Textos básicos de filosofia: dos pré-socráticos a Wittgenstein*. Rio de Janeiro: Zahar, 2007.

MARDEGAN, L. A. *Um estudo das origens conceitual e matemática do princípio da mínima ação*. Dissertação (Mestrado em Física) – Instituto de Física e Faculdade de Educação, Universidade de São Paulo, São Paulo, 1991.

MARINEAU, R. F. *Jacob Levy Moreno 1889-1974*. Londres/Nova York: Tavistock/Routledge, 1989.

_____. *Jacob Levy Moreno 1889-1974*. São Paulo: Ágora, 1992.

MASLOW, A. H. *Religion, values and peak-experiences*. Nova York: Penguin Books, 2014.

MASSON, J. M. (ed.). *Correspondência Sigmund Freud-Wilhem Fliess*. Rio de Janeiro: Imago, 1986.

MERENGUÉ, D. "O estar fora de si protagônico: algumas anotações". In: PETRILLI, S. R. A. (coord.). *Rosa dos ventos da teoria do psicodrama*. São Paulo: Ágora, 1994.

_____. "Passageiros da impermanência: a construção do sujeito". In: GOTLIEB, L.; PERAZZO, S. (orgs.). *Psicodrama: apontamentos e criação*. São Paulo: Filoczar, 2016, p. 19-32.

MORENO, J. D. *Impromptu man: J. L. Moreno e as origens do Psicodrama, da cultura do encontro e das redes sociais*. São Paulo: Febrap, 2016.

MORENO, J. L. *Psychodrama*. Vol. II. Beacon: Beacon House, 1959.

_____. *The first psychodramatic family*. Beacon: Beacon House, 1964.

_____. "La tercera revolución psiquiátrica y el alcance del psicodrama". *Cuadernos de Psicoterapia*, v. I, n. I. Buenos Aires: Genitor, 1966, p. 5-28.

_____. *Las bases de la psicoterapia*. Buenos Aires: Paidós, 1967.

_____. "Open letter to the members of the International Council of Group Psychotherapy". *Group Psychotherapy*, v. XXI, n. 2-3, Nova York, jun./set. 1968, p. 89.

_____. "Open letter from J. L. Moreno in behalf of the International Association of Group Psychotherapy". *Group Psychotherapy and Psychodrama*, v. XXVI, n. 3-4, Beacon House, 1973, p. 131.

_____. *Psicoterapia de grupo e psicodrama*. São Paulo: Mestre Jou, 1974.

_____. *J. L. Moreno y las palabras del Padre*. Buenos Aires: Editorial Vancu, 1976a.

_____. *Psicodrama*. São Paulo: Cultrix, 1976b.

_____. *Psychodrama Volume I*. Beacon: Beacon House, 1977.

_____. *Psychodrama – first volume*. Beacon/Nova York: Beacon House, 1977.

_____. *Who shall survive?: foundations of sociometry, group psychotherapy and sociodrama*. Beacon/Nova York: Beacon House, 1978.

_____. *The essential Moreno: writings on psychodrama, group method and spontaneity*. Editor: Jonathan Fox. Nova York: Springer, 1987.

_____. "The autobiography of J. L. Moreno, MD". *Journal of Group Psychotherapy, Psychodrama & Sociometry*. v. 42, n. I e 2, American Society of Group Psychotherapy and Psychodrama, Moreno Archives, Harvard University, Boston, 1989.

_____. *Psicodrama*. São Paulo: Cultrix, 1991.

_____. *As palavras do Pai*. Campinas: Editorial Psy, 1992.

_____. *Quem sobreviverá?: fundamentos da sociometria, psicoterapia de grupo e sociodrama*. v. I. Goiânia: Dimensão, 1994.

_____. *J. L. Moreno: autobiografia*. São Paulo: Saraiva, 1997.

_____. *Psicodrama: terapia de ação e princípios da prática*. São Paulo: Daimon, 2006.

_____. *Quem sobreviverá?: fundamentos da sociometria, da psicoterapia de grupo e do sociodrama, edição do estudante*. São Paulo: Daimon, 2008.

_____. *O teatro da espontaneidade*. São Paulo: Ágora-Daimon, 2012.

_____. *Fundamentos do psicodrama*. São Paulo: Ágora-Daimon, 2014a.

_____. *Autobiografia: J. L. Moreno*. São Paulo: Ágora-Daimon, 2014b.

MORENO, J. L. *et al. International Handbook of Group Psychotherapy*. Nova York: Philosophical Library, 1966.

MORENO, J. L.; MORENO, F. B. "Spontaneity theory of child development". *Sociometry*, Beacon, v. VII, Beacon House, 1944.

MORENO, J. L.; MORENO, Z. T. *Psychodrama – third volume: action therapy and principles of practice*. Beacon/Nova York: Beacon House, 1975.

MORENO, Z. T. "International Committee on Group Psychotherapy and the First International Congress on Group Psychotherapy". *Group Psychotherapy*, v. 7, n. I, 1954, p. 91.

MORENO, Z. T.; RUTZEL, T.; BLOMKVIST, D. *A realidade suplementar e a arte de curar*. São Paulo: Ágora, 2001.

_____. *To dream again: a memoir*. Catskill/Nova York: MHR, 2012.

MORIN, E. *Introdução ao pensamento complexo*. Lisboa: Instituto Piaget, 2003.

_____. *O método: a natureza da natureza*. Porto Alegre: Sulina, 2013.

MURAKAMI, H. *1Q84*. Rio de Janeiro: Objetiva, 2012.

NADLER, S. *Um livro forjado no inferno: o tratado escandaloso de Espinosa e o nascimento da era secular*. São Paulo: Três Estrelas, 2013.

NAFFAH NETO, A. *Paixões e questões de um terapeuta*. São Paulo: Ágora, 1989.

NASIO, J. D. *A histeria: teoria e clínica psicanalítica*. Rio de Janeiro: Zahar, 1991.

_____. *5 Lições sobre a teoria de Jacques Lacan*. Rio de Janeiro: Zahar, 1993.

NEGRI, A. *A anomalia selvagem: poder e potência em Spinoza*. Rio de Janeiro: Editora 34, 1993.

NICOLL, M. *Comentarios psicológicos sobre las enseñanzas de Gurdjieff y Ouspensky*. Buenos Aires: Editorial Kier, 1982.

OLIVEIRA, C. S.; LOTUFO NETO, F. "Suicídio entre povos indígenas: um panorama estatístico brasileiro". *Revista de Psiquiatria Clínica*, v. 30, n. 1, São Paulo, 2003, p. 4-10.

ORGANIZAÇÃO Mundial de Saúde. *CID-10: Classificação estatística de doenças e problemas relacionados à saúde*. 2008.

PESSOA, F. *Livro do desassossego*. São Paulo: Companhia de Bolso, 2009.

_____. *Obra poética de Fernando Pessoa*. v. 1 (versão eletrônica). Rio de Janeiro: Nova Fronteira, 2016.

_____. *Arquivo Pessoa*. Disponível em: <http://arquivopessoa.net/textos/>. Acesso em: 22 set. 2017.

PETIT, C.; PREVOST, G. *Genética e evolução*. São Paulo: Edgard Blücher, Ed. da Universidade de São Paulo, 1973.

PETRILLI, J. A. *Revisão sistemática de estudos de eficácia da psicoterapia para a depressão na infância e adolescência*. Dissertação (Mestrado em Psicologia Médica e Ciências da Saúde) – Escola Paulista de Medicina, Universidade Federal de São Paulo, São Paulo, 2016.

POSSAN, A. "Mergulhar na totalidade da vida: a relação entre ciência e religião no psicodrama de Moreno". *Revista Brasileira de Psicodrama*, v. 16, n. 2, São Paulo, 2008, p. 15-24.

PY DE MELLO E SILVA, L. A. "Contribuições de Bion a psicoterapia de grupo". In: MARTINS, C. *et al. Grupoterapia hoje*. Porto Alegre: Artes Médicas, 1986, p. 57-63.

RAMOND, C. *Vocabulário de Espinosa*. São Paulo: WMF Martins Fontes, 2010.

REÑONES, A. "Ciência, crença e religião: um psicodrama pronto?" *Revista Brasileira de Psicodrama*, v. 16, n. 2, São Paulo, 2008, p. 43-54.

RIBEIRO, S. "Entrevista: Neuropicaretagem". *Folha de São Paulo*, Caderno Especial – Pós-graduação, São Paulo, 29 jan. 2017, p. 10.

RODRIGUÉ, E. *Sigmund Freud. O século da psicanálise: 1895-1995*. São Paulo: Escuta, 1995.

ROJAS-BERMÚDEZ, J. G. *Introdução ao psicodrama*. São Paulo: Mestre Jou, 1977.

_____. *Núcleo do Eu*. São Paulo: Natura, 1978.

_____. *Que és el psicodrama?* Buenos Aires: Celsius, 1984.

_____. *Introdução ao psicodrama*. São Paulo: Ágora, 2006.

ROUDINESCO, E. *Jacques Lacan: esboço de uma vida, história de um sistema de pensamento*. São Paulo: Companhia das Letras, 2001.

SAFATLE, W. *O circuito dos afetos: corpos políticos, desamparo e o fim do indivíduo*. São Paulo: Cosac Naify, 2015.

SARAMAGO, J. *Ensaio sobre a cegueira*. São Paulo: Companhia das Letras, 1995.

SAWAYA, B. B. "O sofrimento ético-político como categoria de análise da dialética exclusão/inclusão". In: SAWAYA, B. (org.). *As artimanhas da exclusão*. Petrópolis: Vozes, 1999, p. 97-118.

_____. "Família e afetividade: a configuração de uma práxis ético-política, perigos e oportunidades". In: ACOSTA, A. R.; VITALE, M. A. F. (orgs.). *Família: redes, laços e políticas públicas*. São Paulo: IEE/PUCSP, 2003, p. 39-50.

Sem autor. "Announcements". *Group Psychotherapy*, v. IV, n. 1-2, abr.-ago. 1951, p. 126.

SCHUTZ, W. *Todos somos uno*. Buenos Aires: Amorrortu, 1973.

SOCIEDADE BÍBLICA DO BRASIL. *A bíblia sagrada: antigo e novo testamento*. Trad. João Ferreira de Almeida. 2. ed. São Paulo: Sociedade Bíblica do Brasil, 1993.

SONENREICH, C.; FILHO, A. S.; ESTEVÃO, G. "Ensaio sobre os modos de conceber a patologia mental". *Temas – Teoria e Prática da Psiquiatria*, v. 34, n. 66-67, São Paulo, jan./dez. 2004, p. 60-115.

SPITZ, R. A. *O primeiro ano de vida*. São Paulo: Martins Fontes, 1998.

STEKETEE, G.; PIGOTT, T. *Transtorno obsessivo-compulsivo*. Porto Alegre: Artmed, 2009.

TEIXEIRA, T. M. "Assim é (se lhes parece)". *Revista Melhor: gestão de pessoas*, ano 23, n. 329, 9 abr. 2015. Disponível em: <http://www.revistamelhor.com.br/assim-e-se-lhes-parece/> Acesso em: 10 abri. 2015.

TOM ZÉ. Entrevista "Urgência libidinática". *Carta Capital*, São Paulo, ano XXII, n. 921, 5 out. 2016, p. 48-50

TORRES-GODOY, P. *Sangra la escena: psicodramaterapia del trauma y del duelo*. Santiago do Chile: Edras, 2007.

TRUB, H. In: FRIEDMANN, M. S. *The healing dialogue in psychotherapy*. Nova York: Jason Aronson, 1985.

UCHTENHAGEN, A.; BATTEGAY, R.; FRIEDEMANN, A. "Group therapy and social environment". *Proceedings of the 5th International Congress for Group Psychotherapy*, Bern/Stuttgart/Wien, Hans Huber Publishers, 1975.

VANIER, A. *Lacan*. São Paulo: Estação Liberdade, 2005.

VERÍSSIMO, E. *Solo de clarineta*. v. 2. Porto Alegre: Globo, 1986.

VIEIRA, C. L; VIDEIRA, A. A. P. "A trilogia de Bohr: os cem anos da teoria que mudou a física". *Folha de São Paulo*, Ilustríssima, São Paulo, 2 jun. 2013.

VIGOTSKI, L. *A formação social da mente*. São Paulo: Martins Fontes, 2002.

VITALE, M. A. F. *Mitos familiares: uma abordagem da experiência terapêutica com famílias*. Dissertação (Mestrado em Serviço Social) – Serviço de Pós-Graduação em Serviço Social, Pontifícia Universidade Católica de São Paulo, São Paulo, 1977.

_____. *Vergonha: um estudo em três gerações*. São Paulo. Tese (Doutorado em Serviço Social) – Serviço de Pós-Graduação em Serviço Social, Pontifícia Universidade Católica de São Paulo, São Paulo, 1994.

WALDL, R. "Raízes do encontro na psicoterapia: a influência de J. L. Moreno na filosofia dialógica de Martin Buber". *Revista Brasileira de Psicodrama*, v. 20, n. 2, São Paulo, 2012, p. 69-93.

WEIL, P. "Apresentação – Moreno: da mística à terapia". In: MORENO, J. L. *Psicoterapia de grupo e psicodrama*. São Paulo: Mestre Jou, 1974, p. 15-18.

_____. "Comunicação verbal". In: XI Congresso Brasileiro de Psicodrama, Campos do Jordão, São Paulo, 1998.

WEISZÄCKER, V. "Doctor and patient". In: FRIEDMANN, M. S. *The worlds of existencialism: a critical reader*. Chicago: University of Chicago Press, 1964. p. 405-09.

WILBER, K. *Uma breve história do Universo: de Buda a Freud, religião e psicologia unidas pela primeira vez*. Rio de Janeiro: Nova Era, 2001.

_____. *Psicologia integral: consciência, espírito, psicologia, terapia*. São Paulo: Cultrix, 2007.

WINNICOTT, D. W. *O brincar e a realidade*. Rio de Janeiro: Imago, 1975.

_____. "Birth memories, birth trauma and anxiety". In: *Through paediatrics to psychoanalysis*. Londres: The Hogarth Press, 1987, p. 278-94.

YALOM, I. D. *O enigma de Espinosa*. Rio de Janeiro: Agir, 2013.

Outras obras consultadas

ALMEIDA, W. C. *A clínica da psicose depois de Lacan*. São Paulo: edição do autor, 2012.

____. *Elogio a Jacques Lacan*. São Paulo: Summus, 2017.

BARROSO, A. F. "Sobre a concepção de sujeito em Freud e Lacan". *Barabarói*, n. 36, Santa Cruz do Sul, jan./jun. 2012, p. 149-59.

CAMPOS, J. "Interview with Zerka Moreno". *The International Forum of Group Psychotherapy*, v. 7, n. 1, 1999.

CARREIRA, A. F. "O mito individual como estrutura subjetiva básica". *Psicologia, Ciência e Profissão*, v. 21, n. 3, Brasília, set. 2001. Disponível em: <http://dx.doi.org/10.1590/S1414-98932001000300008>. Acesso em: 30 set. 2001.

CHAUI, M. *Política em Espinosa*. São Paulo: Companhia das Letras, 2003.

DANTAS, R. "Das paixões à liberdade em Spinoza". Disponível em: <http://www.webartigos. com/artigos/daspaixoes-a-liberdade-em-spinoza/5369> Acesso em: 23 jan. 2014.

DELEUZE, G. *Espinosa: filosofia prática*. São Paulo: Escuta, 2002.

DIAS, V. R. C. S. *Psicopatologia e psicodinâmica na análise psicodramática, vol. I*. São Paulo: Ágora, 2006.

____. (org.) *Psicopatologia e psicodinâmica na análise psicodramática, vol. III*. São Paulo: Ágora, 2010.

____. *Psicopatologia e psicodinâmica na análise psicodramática, vol. IV*. São Paulo: Ágora, 2012.

DIAS, V. R. C. S.; SILVA, V. A. *Psicopatologia e psicodinâmica na análise psicodramática, vol. II*. São Paulo: Ágora, 2008.

DUNKER, C. I. L. *Estrutura e constituição da clínica psicanalítica: uma arqueologia das práticas de cura, psicoterapia e tratamento*. São Paulo: Annablume, 2011.

EY; H.; BERNARD, P.; BRISSET, C. *Manual de psiquiatria*. Rio de Janeiro: Masson-Atheneu, s/d.

FREIRE, P. *Conscientização: teoria e prática da libertação, uma introdução ao pensamento de Paulo Freire*. São Paulo: Morais, 1980.

GAY, P. *Freud, uma vida para o nosso tempo*. São Paulo: Companhia das Letras, 1989.

GLEIZER, M. A. *Espinosa & a afetividade humana*. Filosofia passo a passo, 53. Rio de Janeiro: Jorge Zahar, 2005.

LAURITI, T. "A estética do absurdo em 'O estrangeiro' de Albert Camus". *Saber Acadêmico – Revista multidisciplinar da Uniesp*, n. 8, Presidente Prudente, dez. 2009, p. 27-34.

LEUTZ, G. In: FONSECA, J. *Contemporary psychodrama: new approaches to theory and technique*. Hove/Nova York: Brunner-Routledge, 2004.

LEVY, L. *Integrando diferenças: possíveis caminhos da vivência terapêutica*. São Paulo: Ágora, 2000.

MACKINNON, R.; MICHELS, R.; BUCKLEY, P. J. *A entrevista psiquiátrica na prática clínica*. Porto Alegre: Artmed, 2008.

MARINEAU, R. F. *Jacob Levy Moreno 1889-1974. Father of Psychodrama, Sociometry and Group Psychotherapy*. Londres/Nova York: Tavistock/Routledge, 1989.

MARTINS, J. S. "Para compreender e temer a exclusão social". *Vida Pastoral*, ano XLV, n. 239, São Paulo, nov.-dez. 2004, p. 3-9.

MASSON, J. M. (ed.). *Correspondência Sigmund Freud-Wilhem Fliess*. Rio de Janeiro: Imago,1986.

MENICUCCI, J. G.; SANTIAGO, J. "A metáfora enquanto ponto de basta: uma articulação possível entre a noção de metáfora e a teoria dos nós". *Mental*, v. 10, n. 19, Barbacena, dez. 2013, p. 203-20.

MIGUEL, E. C.; GENTIL, V.; GATTAZ, W. F. *Clínica psiquiátrica*. Barueri/São Paulo: Manole, 2011.

MORENO, Z. T. "Evolution and dynamics of the group psychotherapy movement". In: *The International Handbook of Group Psychotherapy*. Nova York: Philosophical Library, 1966, p. 27-125.

NICOLL, M. *Comentarios psicológicos sobre las enseñanzas de Gurdjieff y Ouspensky*. Buenos Aires: Kier, 1979.

PIZUTTI, J. M. "A constituição do sujeito na psicanálise". Monografia: Universidade do Noroeste do Estado do Rio Grande do Sul (Unijui), 2012.

QUINET, A. *A descoberta do inconsciente do desejo: do desejo ao sintoma*. Rio de Janeiro: Jorge Zahar, 2000.

_____. *Psicose e laço social: esquizofrenia, paranoia e melancolia*. Rio de Janeiro: Zahar, 2013.

RODRIGUÉ, E. *Sigmund Freud: o século da psicanálise: 1895-1995*. São Paulo: Escuta, 1995.

RODRIGUES, D. (org.). *Perspectivas sobre a inclusão: da educação à sociedade*. Porto: Porto, 2003.

ROUANET, L. P. "Análise do texto 'Tempo lógico e tempo histórico na interpretação dos sistemas filosóficos', de Victor Goldshmidt". Curso de filosofia, disciplina de metodologia do trabalho científico. Pontifícia Universidade Católica de Campinas, 2008.

SALTINI, C.; FLORES, H. G. (orgs.) *Lacaneando: ideias, sensações e sentidos nos seminários de Lacan*. Rio de Janeiro: Wak, 2010.

SCHÜTZENBERGER, A. A. "Breve histórico do psicodrama na França". In: *O teatro da vida: psicodrama*. São Paulo: Livraria Duas Cidades, 1970ª, p. 217-23.

_____. *Introducción al psicodrama*. Madri: Aguilar, 1970b.

_____. *Introdução à dramatização*. Belo Horizonte: Interlivros, 1978.

SOUZA, J. "Da Verwerfung de Freud à foraclusão de Lacan". Blog Saber sobre Si. Disponível em: <http://sabersobresi.blogspot.com.br/2013/02/da-verwerfung-de-freud-foraclusao-de.html>. Acesso em: 31 ago. 2017.

STOER, S. A.; RODRIGUES, D.; MAGALHÃES, A. M. *Theories of social exclusion*. Frankfurt am Main: Peter Lang, 2003.

Referências de filmes

ENIGMA DE KASPAR HAUSER. Jeder für sich und Gott gegen alle. Direção de Werner Herzog. Filmverlag der Autoren, Werner Herzog Filmproduktion, Zweites Deutches Fernsehen (ZDF). Alemanha Ocidental, 1974. São Paulo: Versátil Home Vídeo, 2014. DVD (107 minutos), color.

NOVE E MEIA SEMANAS DE AMOR. Nine 1/2 weeks. Direção de Adrian Lyne. MGM, Galatic Films, Jonesfilm, Producers Sales Organization, Triple Ajaxxx. Estados Unidos, 1986. São Paulo: Fox Film do Brasil, 2002. DVD (112 minutos), color.

TIROS EM COLUMBINE. Bowling for Columbine. Direção de Michael Moore. Alliance Atlantis Communications, Dog Eat Dog Films, Iconolatry Productions Inc., Salter Street Films International, Time Film – und TV – Produktions Gmbh, United Broadcasting Inc., Vif Babelsberger Filmproduktion Gmbh & Co. Zweite. Estados Unidos, 2002. Barueri: Alpha Filmes, Europa Filmes, 2002. DVD (120 minutos), color.

Agradecimentos

A participação direta de pessoas e grupos foi imprescindível para a realização e finalização deste livro:

Os integrantes do Grupo de Estudos de Psicodinâmica (GEP) – Daimon, do Grupo de Estudos de Moreno (GEM) – Daimon e do Grupo de Estudos Delphos – Rio contribuíram com discussões e valiosas sugestões a muitos capítulos deste livro.

Os participantes do Grupo de Estudos de Filosofia (GEF) e do curso sobre Cabala – Daimon, os professores Emilio Terron, Rosie Mehoudar, Monica Fuchs e Adailton Altoé e dr. Edson Miyahara brindaram-me com excelentes observações ao texto que ousei escrever sobre "Moreno e Espinosa: aproximações cabalísticas" (Capítulo 2).

Michele Roman Faria, psicanalista lacaniana e cocoordenadora do GEP – Daimon, acima mencionado, sugeriu, com competência e carinho, ajustes aos capítulos 7 e 8: "Onde está o reconhecimento do Ele na matriz de Identidade? Interseções entre Moreno e Lacan" e "Matriz de identidade, triangulação e estruturas clínicas".

As professoras Ana Maria de Niemeyer, Maria Amália Faller Vitale e Marilia Pontes Sposito ofereceram-me importantes subsídios para a redação do Capítulo 9, "Medo e esperança: indivíduo, grupo e sociedade".

A cultura e o bom senso dos doutores Antonio Carlos Cesarino e Wilson Castello de Almeida, que cocoordenaram comigo, em diferentes períodos, o grupo de estudos GEM – Daimon, acima mencionado, e foram fundamentais para repensar a obra moreniana à luz da modernidade. Ambos estão presentes nas entrelinhas do Capítulo 1, "Essência e personalidade: linhas e entrelinhas de Moreno".

A psicóloga Mariana Kawazoe, mais uma vez, como já fizera em outras publicações, trabalhou com competência e amizade na estruturação do livro: diagramação, desenhos e gráficos.

Os antigos e novos colegas do consultório (Daimon) foram e são sempre presentes afetivamente nestes longos anos de trabalho em que compartilhamos sucessos e insucessos, alegrias e tristezas de nossas vidas.

Agradeço a todos de coração. A convivência com eles transcendeu o cumprimento do dever, transformou-se no prazer da convivência.

O professor, poeta e escritor Daniel Levy Candeias, que realizou a revisão ortográfica com competência e amizade.

Por fim, agradeço a Maria, é claro, minha companheira de tantos anos, que, com seu talento e carinho, realizou, como sempre, uma valiosa leitura crítica do texto. Sem ela este livro não seria o mesmo, e nem eu.

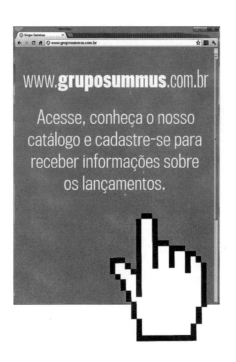

www.gruposummus.com.br

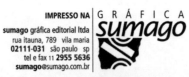

IMPRESSO NA
sumago gráfica editorial ltda
rua itauna, 789 vila maria
02111-031 são paulo sp
tel e fax 11 **2955 5636**
sumago@sumago.com.br